# 临床肿瘤诊疗技巧及经验解读

主编◎王文廉　李　鹏　任　桥　米合日古丽·米吉提

西北大学出版社
·西安·

**图书在版编目（CIP）数据**

临床肿瘤诊疗技巧及经验解读 / 王文廉等主编 . 西安 ：西北大学出版社， 2025. 5. -- ISBN 978-7-5604-5681-2

Ⅰ . R73

中国国家版本馆 CIP 数据核字第 2025SV3608 号

**临床肿瘤诊疗技巧及经验解读**

LINCHUANG ZHONGLIU ZHENLIAO JIQIAO JI JINGYAN JIEDU

主　　编　王文廉　李　鹏　任　桥　米合日古丽·米吉提
出版发行　西北大学出版社
地　　址　西安市太白北路 229 号
邮　　编　710069
电　　话　029-88303310
网　　址　http：//nwupress.nwu.edu.cn
电子邮箱　xdpress@nwu.edu.cn
经　　销　全国新华书店
印　　刷　陕西瑞升印务有限公司
开　　本　787mm×1092mm　1/16
印　　张　17.25
字　　数　330 千字
版　　次　2025 年 5 月第 1 版　2025 年 5 月第 1 次印刷
书　　号　ISBN 978-7-5604-5681-2
定　　价　98.00 元

如有印装质量问题，请与西北大学出版社联系调换，电话 029-88302966。

# 编委会


**主　编**　王文廉　南阳市中心医院

李　鹏　北华大学附属医院

任　桥　潍坊市人民医院

米合日古丽·米吉提　哈密市中心医院

**副主编**　范　燕　连云港市第一人民医院

唐安珏　深圳市第三人民医院

杨二江　十堰市太和医院（湖北医药学院附属医院）

李春兴　新疆医科大学第一附属医院

曹雷雨　新疆医科大学第一附属医院

# 主编简介

## 王文廉

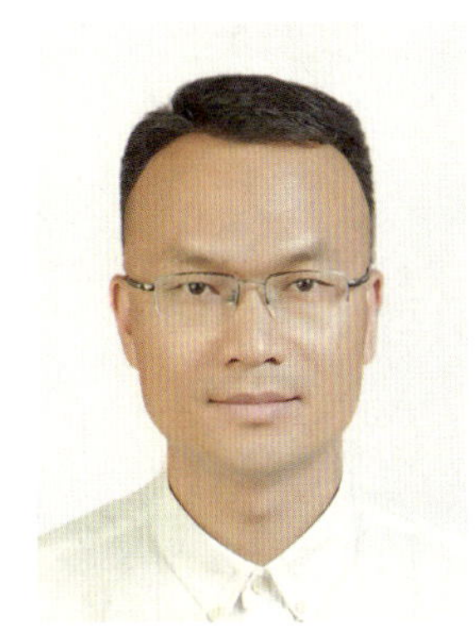

毕业于河北医科大学，硕士学历，现就职于南阳市中心医院肺部肿瘤科，副主任医师。在肿瘤的微创综合治疗方面具有丰富的经验，擅长肺癌、乳腺癌、消化道肿瘤、泌尿系统肿瘤等综合治疗。熟练掌握肿瘤穿刺、消融、中心静脉置管、输液港植入等技术。现任河南省抗癌协会肿瘤微创治疗专业委员会委员、河南省医院协会微创治疗管理分会委员、河南省抗癌协会肿瘤光动力治疗委员会委员、河南省医院协会会员、南阳市医学会肿瘤医学专业委员会委员、南阳市抗癌协会理事会理事。发表论文 20 余篇。

## 李　鹏

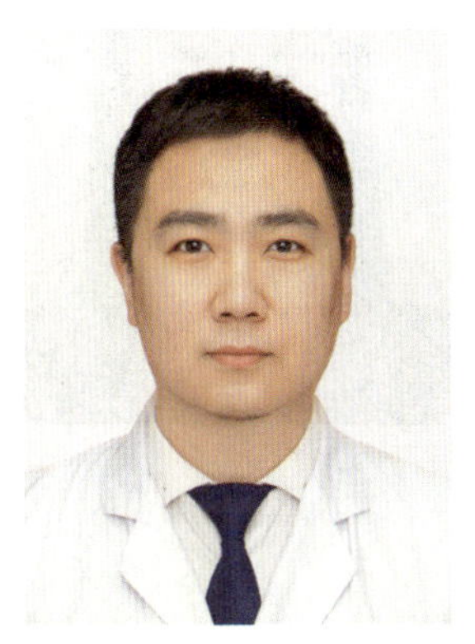

毕业于北华大学，硕士学历，现就职于北华大学附属医院肝胆胰外科，副主任医师。从事肝胆胰外科临床工作 16 年，擅长肝脏、胆道、胰腺、门静脉高压等常见疾病的外科诊治。现任吉林省健康管理学会肝胆胰外科专业委员会委员、吉林省健康管理学会胃结直肠外科专业委员会委员、吉林省健康管理学会腹腔镜与微创外科专业委员会委员。发表论文 7 篇，其中 SCI 论文 2 篇，参编著作 4 部。

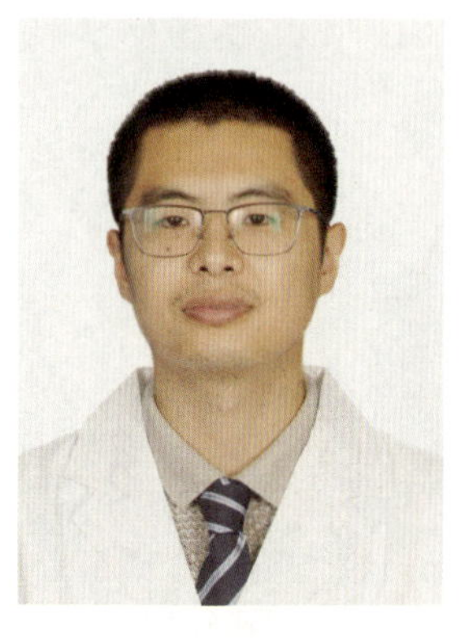

## 任　桥

毕业于潍坊医学院，硕士学历，现就职于潍坊市人民医院呼吸内科医学中心，主治医师。擅长呼吸内镜、呼吸系统肿瘤、呼吸系统常见病及多发病的诊治。现任中国设备管理协会医疗行业分会呼吸与危重症医学专业委员会委员。发表论文 4 篇。

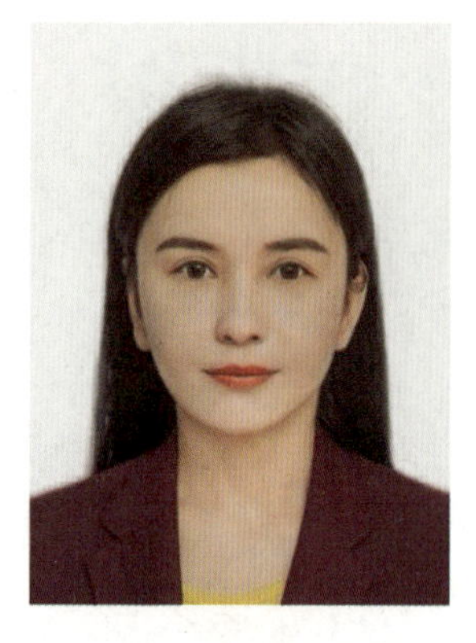

## 米合日古丽 · 米吉提

毕业于石河子大学，本科学历，现就职于哈密市中心医院心血管内科，主治医师。在心血管内科常见病及疑难杂症等方面具有丰富经验，擅长冠状动脉粥样硬化性心脏病、急性心肌梗死、各种心肌炎、急慢性心力衰竭、各种心律失常、高血压等疾病的诊治。

# 前　言

在医学发展的长河中，临床肿瘤学始终处于人类对抗疾病的最前沿。恶性肿瘤的复杂性与异质性，使其成为现代医学最具挑战性的领域之一。随着分子生物学、基因组学与人工智能技术的突破，肿瘤诊疗模式正经历从经验医学到精准医学的转变。在此背景下，本书立足于临床肿瘤学的最新进展，结合循证医学证据与真实实践经验，旨在为肿瘤科医师、研究者及医学生提供兼具理论深度与实践价值的学术参考。

本书构建了从基础到临床、从理论到实践的知识体系。第一至四章聚焦临床常见肿瘤的诊疗技巧，涵盖呼吸系统肿瘤、消化系统肿瘤、泌尿系统肿瘤及肿瘤心血管并发症等内容。第五章阐述了肿瘤用药相关的理论知识。第六章围绕临床经典案例展开讨论，力求将理论机制与临床决策进行可视化呈现。

在本书编写过程中，编者深感临床肿瘤学发展日新月异。虽参阅了大量文献资料，但受限于学识水平和时间精力，书中难免存在疏漏与不足，希望读者在阅读过程中，能够不吝赐教，提出宝贵意见和建议，以便我们不断修正完善。最后，衷心祝愿本书能够成为广大读者学习临床肿瘤学、应用诊疗技巧的良师益友，在肿瘤诊疗迈向“精准化”与“智能化”的今天，共同推动临床肿瘤学的进步。

编　者

# 目　录

# 第一章 呼吸系统肿瘤

## 第一节 肺癌

原发性支气管肺癌简称肺癌，肿瘤细胞源于支气管黏膜或腺体，常有区域性淋巴结和血行转移，早期常有刺激性咳嗽、痰中带血等呼吸道症状，病情进展速度与细胞的生物特性有关。在美国，肺癌是引起死亡的主要癌症类型之一。

### 一、病理分类

肺癌的大体形态按肿瘤发生部位可分为 3 型。①中央型：肿瘤发生在主支气管、叶支气管和段支气管。②周围型：肿瘤发生在段支气管以下的小支气管和细支气管。③弥漫型：肿瘤发生在细支气管和肺泡，弥漫分布在肺内。

由于小细胞癌的生物学行为与其他类型肺癌显著不同，即前者临床上表现为高度恶性，早期发生广泛转移，对化疗和放疗敏感，因而治疗也不同于其他类型的肺癌。所以从临床角度考虑，目前国内外都将这两类生物学行为完全不同的肺癌分为两大类：小细胞肺癌（small cell lung cancer，SCLC）和非小细胞肺癌（non-small cell lung cancer，NSCLC）。

### 二、分期

1. 非小细胞肺癌

目前非小细胞肺癌的 TNM 分期采用美国癌症联合委员会（AJCC）第 8 版分期标

准。肺癌 TNM 分期中 T、N、M 的定义如下：

（1）原发肿瘤（T）

$T_x$：原发肿瘤不能评估，或在痰、支气管灌洗液中找到癌细胞，但影像学或支气管镜检查没有可见的肿瘤。

$T_0$：没有原发肿瘤的证据。

$T_{is}$：原位癌。

$T_1$：肿瘤最大径≤ 3 cm，周围被肺或脏层胸膜包绕，支气管镜下肿瘤侵犯没有超出叶支气管（没有累及主支气管）。

$T_{1a}$：肿瘤最大径≤ 1 cm。

$T_{1b}$：肿瘤最大径＞ 1 cm 且≤ 2 cm。

$T_{1c}$：肿瘤最大径＞ 2 cm 且≤ 3 cm。

$T_2$：肿瘤大小或范围符合以下任何一项。肿瘤最大径＞ 3 cm，但不超过 7 cm；累及主支气管，但距隆突≥ 2 cm；累及脏层胸膜；扩展到肺门的肺不张或阻塞性肺炎，但不累及全肺。

$T_{2a}$：肿瘤最大径≤ 5 cm 且符合以下任一点。肿瘤最大径＞ 3 cm；累及主支气管，但距隆突≥ 2 cm；累及脏层胸膜；扩展到肺门的肺不张或阻塞性肺炎，但不累及全肺。

$T_{2b}$：肿瘤最大径＞ 5 cm 且≤ 7 cm。

$T_3$：任何大小的肿瘤已直接侵犯下述结构之一者，胸壁（包括肺上沟瘤）、膈肌、纵隔胸膜、心包；或肿瘤位于距隆突 2 cm 以内的主支气管，但尚未累及隆突；或全肺肺不张或阻塞性肺炎；肿瘤最大径＞ 7 cm；与原发灶同叶的单个或多个卫星病灶。

$T_4$：任何大小的肿瘤已直接侵犯了下述结构之一者，纵隔、心脏、大血管、气管、食管、喉返神经、椎体、隆突；或与原发灶不同叶的单发或多发的病灶。

（2）区域淋巴结（N）

$N_x$：区域淋巴结不能评估。

$N_0$：无区域淋巴结转移。

$N_1$：转移至同侧支气管旁淋巴结和（或）同侧肺门淋巴结，以及肺内淋巴结，包括原发肿瘤的直接侵犯。

$N_2$：转移至同侧纵隔和（或）隆突下淋巴结。

$N_3$：转移至对侧纵隔、对侧肺门淋巴结、同侧或对侧斜角肌或锁骨上淋巴结。

（3）远处转移（M）

$M_x$：远处转移不能评估。

$M_0$：无远处转移。

$M_1$：有远处转移。

$M_{1a}$：胸膜播散（包括恶性胸腔积液、恶性心包积液、胸膜转移结节）；对侧肺叶的转移结节。

$M_{1b}$ 和 $M_{1c}$：具体定义可能因版本和临床情境而有所差异，但通常 $M_{1b}$ 表示远处器官的单发转移，而 $M_{1c}$ 表示多个或单个器官的多处转移。

大部分肺癌患者的胸腔积液（或心包积液）是由肿瘤所引起的。但如果胸腔积液（或心包积液）的多次细胞学检查未能找到癌细胞，胸腔积液（或心包积液）又是非血性或非渗出性的，临床判断该胸腔积液（或心包积液）与肿瘤无关，这种类型的胸腔积液（或心包积液）不影响分期。

2．小细胞肺癌

小细胞肺癌分期：对于接受非手术治疗的患者采用局限期和广泛期分期方法，对于接受外科手术的患者采用 AJCC 制订的第 8 版分期标准。目前国内对局限期的定义为病变局限于一侧胸腔、纵隔、前斜角肌及锁骨上淋巴结，但不能有明显的上腔静脉压迫、声带麻痹和胸腔积液。超过局限期的病变即定义为广泛期。

## 三、临床表现

近 5% 的肺癌患者无症状，仅在胸部 X 线检查时被发现。绝大多数患者可表现出或多或少与肺癌有关的症状和体征，可按部位分为支气管 – 肺局部、肺外胸内扩展、胸外转移和非转移性胸外表现 4 类。

### （一）支气管 – 肺局部表现

1．咳嗽

咳嗽为常见的早期症状，肿瘤在气管内可有刺激性干咳或咳少量黏液痰。细支气管肺泡癌可有大量黏液痰。肿瘤引起支气管狭窄，咳嗽加重，多为持续性且呈高调金属音，是一种特征性的阻塞性咳嗽。当有继发感染时，痰量增加且呈黏液脓性。

2．咯血

由于癌肿组织的血管丰富，局部组织坏死常引起咯血，以中央型肺癌多见。多为痰中带血或间断血痰，常不易引起患者的重视而延误早期诊断。如侵蚀大血管，则可引起大咯血。

3. 喘鸣

由于肿瘤引起支气管部分阻塞，约 2% 的患者可引起局限性喘鸣。

4. 胸闷、气短

当有下述情况时，可出现胸闷、气短：①肿瘤引起支气管狭窄，特别是中央型肺癌。②肿瘤转移到肺门淋巴结，肿大的淋巴结压迫主支气管或隆突。③转移至胸膜，产生大量胸腔积液。④转移至心包，产生心包积液。⑤有膈麻痹、上腔静脉阻塞及肺部广泛受累时，也可出现胸闷、气急。如果原有慢性阻塞性肺疾病或并发自发性气胸，则胸闷、气急更为严重。

5. 体重下降

消瘦为恶性肿瘤的常见症状之一。肿瘤发展到晚期，由于肿瘤毒素和消耗的原因，并有感染、疼痛所致的食欲减退，可表现为消瘦或恶病质。

6. 发热

肿瘤组织坏死可引起发热。多数发热的原因是肿瘤引起的继发性肺炎，抗菌药物治疗效果不佳。

### （二）肺外胸内扩展表现

1. 胸痛

约 30% 的肿瘤直接侵犯胸膜、肋骨和胸壁，可引起不同程度的胸痛。若肿瘤位于胸膜附近，则会产生不规则的钝痛或隐痛，疼痛于呼吸、咳嗽时加重。肋骨、脊柱受侵犯时则有压痛点，且与呼吸、咳嗽无关。肿瘤压迫肋间神经，胸痛可累及肋间神经的分布区。

2. 呼吸困难

肿瘤压迫大气道，患者出现呼吸困难。

3. 咽下困难

癌肿侵犯或压迫食管，可引起咽下困难，尚可引起气管食管瘘，导致肺部感染。

4. 声音嘶哑

癌肿直接压迫或转移至纵隔淋巴结压迫喉返神经（多见于左侧），可发生声音嘶哑。

5. 上腔静脉综合征

肿瘤压迫或侵犯上腔静脉，静脉回流受阻，产生头面、颈、上肢水肿，胸前部静脉曲张并淤血，伴头晕、胸闷、气急等症状。

### （三）胸外转移表现

3% ~ 10% 的患者可见胸外转移的症状、体征。以小细胞肺癌居多，其次为未分化大细胞肺癌、腺癌、鳞癌。

1. 转移至中枢神经系统

可发生头痛、呕吐、眩晕、复视、共济失调、脑神经麻痹、一侧肢体无力，甚至偏瘫等神经系统表现，严重时可出现颅内高压的症状。

2. 转移至骨骼

特别是转移至肋骨、脊椎、骨盆时，可有局部疼痛和压痛。

3. 转移至肝脏

转移至肝脏时可出现畏食、肝区疼痛、肝大、黄疸和腹水等表现。

4. 转移至淋巴结

锁骨上淋巴结是肺癌转移的常见部位，可毫无症状。典型的多位于前斜角肌区，固定而坚硬，逐渐增大、增多，可以融合，多无痛感。淋巴结的大小不一定反映病程的早晚。

### （四）非转移性胸外表现

非转移性胸外表现称为副癌综合征。近 2% 肺癌患者的初诊是因为全身症状或一些与肿瘤远处转移无关的症状和体征，缺乏特异性，主要表现为以下几个方面：

1. 库欣综合征

库欣综合征最常见于小细胞肺癌或支气管类癌。

2. 抗利尿激素分泌

抗利尿激素分泌过多可引起稀释性低钠血症，出现畏食、恶心、呕吐等水中毒症状，以及逐渐加重的神经并发症。

3. 类癌综合征

类癌综合征主要表现为面部、上肢、躯干的潮红或水肿，胃肠蠕动增强，腹泻，心动过速，喘息，瘙痒，感觉异常。

4. 异位促性腺激素

异位促性腺激素可引起男性轻度乳房发育和增生性骨关节病，常见于大细胞肺癌。

5. 低血糖

低血糖见于鳞状细胞癌，切除肿瘤后可减轻。

6. 高钙血症

高钙血症可由骨转移或肿瘤分泌过多的甲状旁腺激素相关蛋白引起，常见于鳞状细胞癌。

7. 神经肌肉表现

神经肌肉表现是肺癌最常见的非转移性胸外表现，发生率近15%。主要异常有：①小脑退行性病变；②运动神经病变；③多神经炎合并运动和感觉障碍；④感觉性神经病变；⑤神经异常；⑥肌病；⑦多发性肌炎；⑧自主神经系统异常；⑨骨骼表现，其最常见的末梢体征是杵状指，有时合并肥大性骨关节病。

## 四、辅助检查

### （一）痰液细胞学检查

痰液细胞学检查（简称痰检）已被广泛应用于肺癌的诊断。痰检简便易行，患者无痛苦，适用范围广。但痰检也有缺点和局限性：①有一定的假阴性率，一般报道为15% ~ 25%。特别是周围型肺癌，因远离大的支气管，肿瘤细胞不易排出。②假阳性率为0.5% ~ 2.5%。痰液中含有多种细胞成分，其中一些形态异常的细胞有时被误认为是恶性细胞。因此国外有研究者强调，痰检必须由有经验的病理医师进行，且至少有两次阳性结果才能做出肺癌的诊断。③痰检作为肺癌病理类型分型不够确切，痰检分型的符合率为70% ~ 85%。

### （二）影像学检查

1. 胸部X线检查

胸部X线检查是早期发现肺癌的一个重要手段，也是术后随访的方法之一。

2. 胸部CT检查

胸部CT可进一步验证病变所在的部位和累及范围，也可大致区分其良、恶性，是目前诊断肺癌的重要手段。低剂量螺旋胸部CT可有效地发现早期肺癌，而CT引导下经胸肺肿物穿刺活检是重要的获取细胞学、组织学诊断的技术。

（1）中央型肺癌的CT表现

1）支气管改变：支气管管壁增厚，支气管管腔狭窄。

2）肺门肿块：是中央型肺癌最主要的影像学表现。肺门肿块表现为结节状，边缘不规则，可有分叶征，同时可见阻塞性肺炎、肺不张。

3）支气管阻塞：早期表现为局限性阻塞性肺气肿，随着病变发展，支气管引流不畅，发生阻塞性肺炎，最后支气管完全阻塞引起肺不张。

4）阻塞性肺气肿：由于肿块生长使支气管狭窄后形成活瓣样作用，吸气时气体可通过，而呼气时气体受阻，导致气体在肺泡内滞留，形成呼气性局限性肺气肿。

5）阻塞性肺炎：是中央型肺癌中最常见的征象之一，常伴部分性肺实变、肺不张。部分阻塞性肺炎经有效抗感染治疗后可完全吸收，但癌组织仍然存在，应注意对原发病变进行进一步检查。

6）阻塞性肺不张：平扫时，不张的肺呈高密度，肺体积缩小。肺不张时常见到叶间胸膜向肺中央凹陷。

7）其他征象：①黏液嵌塞为支气管内肿瘤占位，其阻塞远端支气管内黏液滞留，形成支气管铸型，常提示肺癌存在的可能；②手指状改变，肿瘤侵犯段支气管引起管壁增厚，管腔狭窄；③肺血管改变，表现为癌组织直接侵犯邻近血管，或肿块对肺血管的压迫，使其变形、狭窄、不规则甚至中断；④胸膜腔积液；⑤肺门、纵隔淋巴结肿大。

（2）周围型肺癌的 CT 表现

1）瘤体内部的 CT 表现。①空泡征：多见于直径≤ 3 cm 的周围型肺癌。CT 表现为瘤体中央区和少数近边缘处呈点状低密度影，多见于腺鳞癌、细支气管肺泡癌和高分化腺癌。②结节征：为肿瘤组织所形成的致密结节影，大小不等，可相互融合，为癌组织实变区。③支气管充气征：表现为管状低密度影，常见于细支气管肺泡癌和淋巴瘤，也可见于腺癌、鳞癌和腺鳞癌，有时炎性病变，尤其是局灶性机化性肺炎也可见到此征象。④肺癌的强化：CT 表现可分为均匀增强型、外周增强型及不均匀增强型 3 种。⑤肺癌的钙化：表现为细沙粒状，分布较弥散，或偏向瘤体一侧。⑥癌性空洞：发生率为 2% ~ 10%，鳞癌最多，其次为腺癌和大细胞癌。典型的癌性空洞表现为空洞壁呈厚壁或厚薄不均，内壁凹凸不平或呈结节状。周围型肺癌的典型 CT 表现见图 1-1。

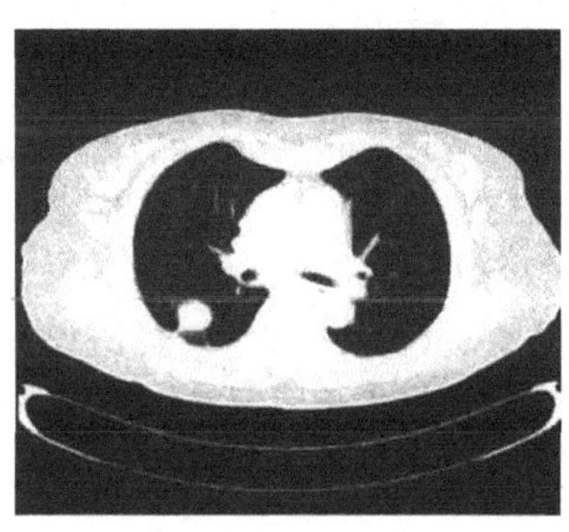

图 1-1 周围型肺癌的 CT 表现（悬窗）

2）瘤－肺交界面的 CT 表现。①毛刺征：表现为自瘤体边缘向周围肺伸展的放射性无分支的细线条影。鳞癌可表现为长毛刺，而腺癌以细短直毛刺为多见。②分叶征：表现为肿瘤边缘凹凸不平，呈花瓣状突出，两个凸起间为凹入切迹。

3）肿瘤邻近结构的 CT 表现。①胸膜改变：最常见为胸膜凹陷征，其次为胸膜浸润和播散。②邻近血管、支气管改变：周围型肺癌周围血管、支气管相互聚拢。

3. MRI 检查

目前 CT 仍然是肺癌的首选检查方法，尤其是对早期周围型肺癌的诊断，但有以下指征时，可应用 MRI：①对碘过敏患者，或者 CT 检查后仍难以诊断的特殊病例。②对肺上沟瘤（Pancoast 瘤），需要显示胸壁侵犯及臂丛神经受累情况。③需要判断纵隔中的心包及大血管有无受侵，或有上腔静脉综合征的病例。④需要鉴别手术或放疗后肿瘤复发抑或纤维化的病例。

4. B 超检查

B 超检查主要用于发现腹部重要器官以及腹腔、腹膜后淋巴结有无转移，也用于双锁骨上窝淋巴结的检查；对于邻近胸壁的肺内病变或胸壁病变，可鉴别其囊、实性及进行超声引导下穿刺活检；还常用于胸腔积液抽取定位。

5. 骨扫描检查

骨扫描检查是用于判断肺癌骨转移的常规检查。当骨扫描检查提示骨可疑转移时，可对可疑部位进行 MRI 检查验证。

6. PET/CT 检查

不推荐常规使用。在诊断肺癌纵隔淋巴结转移时较 CT 的敏感性、特异性高。

### （三）内镜检查

1. 纤维支气管镜检查

纤维支气管镜（简称纤支镜）检查技术是诊断肺癌最常用的方法，包括纤支镜直视下刷检、活检及支气管灌洗获取细胞学和组织学诊断。上述几种方法联合应用可提高检出率。

2. 经纤维支气管镜引导透壁穿刺纵隔淋巴结活检术（TBNA）和经纤维超声支气管镜引导透壁淋巴结穿刺活检术（EBUS-TBNA）

经纤维支气管镜引导透壁穿刺纵隔淋巴结活检术有助于治疗前肺癌 TNM 分期的 $N_2$ 分期。有条件的医院应当积极开展此项检查，但不作为常规推荐的检查方法。经纤维超声支气管镜引导透壁淋巴结穿刺活检术更能为肺癌 $N_1$ 和 $N_2$ 的精确病理诊断提供安全可靠的支持。

3. 纵隔镜检查

纵隔镜检查作为确诊肺癌和评估 N 分期的有效方法，是目前临床评价肺癌纵隔淋巴结状态的金标准。尽管 CT、MRI 及近年应用于临床的 PET/CT 能够对肺癌治疗前的 N 分期提供极有价值的证据，但仍然不能取代纵隔镜的诊断价值。

4. 胸腔镜检查

胸腔镜检查可准确地进行肺癌诊断和分期。对于经纤维支气管镜和经胸壁肺内肿物穿刺针吸活检术（TTNA）等检查方法无法取得病理标本的早期肺癌，尤其是肺部微、小结节病变，行胸腔镜下病灶切除并活检，即可明确诊断。对于中晚期肺癌，胸腔镜下可行淋巴结、胸膜和心包的活检，胸腔积液及心包积液的细胞学检查，为制订全面治疗方案提供可靠依据。

### （四）其他检查技术

1. 经胸壁肺内肿物穿刺针吸活检术（TTNA）

TTNA 可在 CT 或 B 超引导下进行，诊断周围型肺癌的敏感性和特异性均较高。

2. 胸腔穿刺术

当胸腔积液原因不清时，可以进行胸腔穿刺，以进一步获得细胞学诊断，并明确肺癌的分期。

3. 胸膜活检术

当胸腔积液穿刺活检未发现细胞学阳性结果时，胸膜活检可以提高阳性检出率。

4. 浅表淋巴结活检术

对于肺部占位病变或已明确诊断为肺癌的患者，如果伴有浅表淋巴结肿大，应当常规进行浅表淋巴结活检，以获得病理学诊断，进一步判断肺癌的分期，指导临床治疗。

### （五）血液免疫生化检查

1. 血液生化检查

对于原发性肺癌，目前无特异性血液生化检查。肺癌患者血浆碱性磷酸酶或血钙升高考虑骨转移的可能，血浆碱性磷酸酶、谷草转氨酶、乳酸脱氢酶或胆红素升高考虑肝转移的可能。

2. 血液肿瘤标志物检查

目前尚无特异性肺癌标志物应用于临床诊断，故不作为常规检查项目，但有条件的医院可以酌情进行如下检查，作为肺癌评估的参考。

（1）癌胚抗原（CEA）：目前血清中 CEA 的检查主要用于判断肺癌预后以及对治

疗过程的监测。

（2）神经元特异性烯醇化酶（NSE）：小细胞肺癌的首选标志物，用于小细胞肺癌的诊断和治疗反应监测。

（3）细胞角蛋白片段 19（CYFRA21-1）：对肺鳞癌诊断的敏感性、特异性有一定参考意义。

（4）鳞状细胞癌抗原（SCC）：对肺鳞状细胞癌的疗效监测和预后判断有一定价值。

## 五、治疗

应当采取综合治疗的原则，即根据患者的机体状况，肿瘤的细胞学、病理学类型，侵及范围（临床分期）和发展趋向，采取多学科诊疗（MDT）模式，有计划、合理地应用手术、化疗、放疗和生物靶向等治疗手段，以期达到根治或最大限度控制肿瘤，提高治愈率，改善患者的生活质量，延长患者生存期的目的。目前肺癌的治疗仍以外科治疗、放射治疗（简称放疗）和药物治疗为主。

### （一）外科治疗

1．手术治疗

手术切除是肺癌的主要治疗手段，也是目前临床治愈肺癌的唯一方法。肺癌手术分为根治性手术与姑息性手术，应当力争根治性切除，以期达到最佳、彻底地切除肿瘤，减少肿瘤转移和复发，并且进行最终的病理 TNM 分期，指导术后综合治疗。

2．手术适应证

（1）Ⅰ、Ⅱ期和部分ⅢA 期（$T_3N_{1\sim2}M_0$；$T_{1\sim2}N_2M_0$；$T_4N_{0\sim1}M_0$ 可完全性切除）非小细胞肺癌和部分小细胞肺癌（$T_{1\sim2}N_{0\sim1}M_0$）。

（2）经新辅助治疗（化疗或化疗加放疗）后有效的 $N_2$ 期非小细胞肺癌。

（3）部分ⅢB 期非小细胞肺癌（$T_4N_{0\sim1}M_0$）如能局部完全切除肿瘤者，包括侵犯上腔静脉、其他毗邻大血管、心房、隆突等。

（4）部分Ⅳ期非小细胞肺癌，有单发对侧肺转移，单发脑或肾上腺转移者。

（5）临床高度怀疑肺癌的肺内结节，经各种检查无法定性诊断，可考虑手术探查。

### （二）放射治疗

肺癌放疗包括根治性放疗、姑息性放疗、辅助放疗和预防性放疗等。

1．放疗的原则

（1）根治性放疗：适用于 KPS 评分≥ 70 分的患者，包括因医源性和（或）个人因素不能手术的早期非小细胞肺癌、不可切除的局部晚期非小细胞肺癌，以及局限期小细胞肺癌。

（2）姑息性放疗：适用于晚期肺癌原发灶和转移灶的减症治疗。对于非小细胞肺癌单发脑转移灶手术切除的患者可以进行全脑放疗。

（3）辅助放疗：适用于术前放疗、术后切缘阳性的患者。对于术后病理手术切缘阴性而纵隔淋巴结阳性（$pN_2$）的患者，鼓励其参加临床研究。

（4）术后放疗：设计应当参考患者手术病理报告和手术记录。

（5）预防性放疗：预防性头部放疗主要用于小细胞肺癌患者，目的是降低脑转移风险。

（6）放疗通常联合化疗治疗肺癌，因分期、治疗目的和患者一般情况的不同，联合方案可选择同步放化疗、序贯放化疗。建议同步放化疗方案为 EP 和含紫杉类方案。

（7）接受放化疗的患者，潜在不良反应会增大，治疗前应当告知患者；放疗设计和实施时，应当注意对肺、心脏、食管和脊髓的保护；治疗过程中应当尽可能避免因不良反应处理不当导致的放疗非计划性中断。

（8）建议采用三维适形放疗（3D-CRT）与调强适形放疗技术（IMRT）等先进的放疗技术。

（9）接受放疗或放化疗的患者，治疗休息期间应当予以充分的监测和支持治疗。

2．非小细胞肺癌（NSCLC）放疗的适应证

放疗可用于因身体原因不能手术治疗的早期 NSCLC 患者的根治性治疗，可手术患者的术前、术后辅助治疗，局部晚期病灶无法切除患者的局部治疗，以及晚期不可治愈患者的重要姑息性治疗。

Ⅰ期不能接受手术治疗的 NSCLC 患者，放射治疗是有效的局部控制病灶的手段之一。对于接受手术治疗的 NSCLC 患者，除了常规接受术后辅助化疗外，也建议加用术后放疗。对于切缘阳性的 $pN_2$ 肿瘤，如果患者身体许可，建议采用术后同步放化疗。对切缘阳性的患者，放疗应当尽早开始。

对于因身体原因不能接受手术的Ⅱ～Ⅲ期 NSCLC 患者，如果身体条件许可，应当给予适形放疗结合同步化疗。有治愈希望的患者，在接受放疗或同步放化疗时，通过更为适宜的放疗计划和更为积极的支持治疗，尽量减少治疗时间的中断或治疗剂量的降低。

对于有广泛转移的Ⅳ期 NSCLC 患者，部分患者可以接受原发灶和转移灶的放射治疗以达到姑息减症的目的。

3．小细胞肺癌（SCLC）放疗的适应证

局限期 SCLC 经全身化疗后部分患者可以达到完全缓解，但是如果不加用胸部放疗，胸内复发的风险很高，加用胸部放疗不仅可以显著降低局部复发率，而且死亡风险也显著降低。

对广泛期 SCLC 患者，远处转移灶经化疗控制后加用胸部放疗也可以提高肿瘤控制率，延长生存期。如果病情许可，小细胞肺癌的放射治疗应当尽早开始，可以考虑与化疗同步进行。如果病灶巨大，放射治疗导致肺损伤的风险过高的话，也可以考虑先采用 2 ~ 3 周期的化疗，然后尽快开始放疗。

4．预防性脑照射

局限期小细胞肺癌患者，在胸内病灶经治疗达到完全缓解后推荐加用预防性脑照射。广泛期小细胞肺癌在化疗有效的情况下，加用预防性脑照射也可降低小细胞肺癌脑转移发生的风险。注意，非小细胞肺癌全脑预防照射应由医患双方充分讨论，根据患者的情况权衡利弊后确定。

5．晚期肺癌患者的姑息放疗

晚期肺癌患者的姑息放疗主要目的是解决因原发灶或转移灶导致的局部压迫症状、骨转移导致的疼痛，以及脑转移导致的神经症状等。对于此类患者可以考虑采用低分割照射技术，使患者更方便得到治疗，同时可以更迅速地缓解症状。

### （三）药物治疗

肺癌的药物治疗包括化学药物治疗（简称化疗）和分子靶向药物治疗（EGFR–TKI 治疗）。化疗分为姑息化疗、辅助化疗和新辅助化疗，应当严格掌握临床适应证，并在肿瘤内科医师的指导下施行。化疗应当充分考虑患者病期、体力状况、不良反应、生活质量及意愿，避免治疗过度或治疗不足。应当及时评估化疗疗效，密切监测并防止不良反应，并酌情调整药物和（或）剂量。

化疗的适应证为 PS 评分 ≤ 2 分，重要脏器功能可耐受化疗，对于 SCLC 的化疗 PS 评分可放宽到 3 分。鼓励患者参加临床试验。

1．小细胞肺癌（SCLC）的化疗

（1）一线方案

1）局限期。① PE（一线）：顺铂 75 mg/m$^2$，静脉滴注，第 1 天 + 依托泊苷（VP–16）120 mg/m$^2$，静脉滴注，第 1 ~ 3 天。3 周重复 4 次。② CE（一线）：顺铂 AUC5/6+

依托泊苷 100 mg/m$^2$，静脉滴注，第 1 ～ 3 天。4 周重复 4 次。

2）广泛期。① PE（一线）：顺铂 75 mg/m$^2$，第 1 天 + 依托泊苷 100 mg/m$^2$，第 1 ～ 3 天。3 周重复 4 ～ 6 次。② CE（一线）：顺铂 AUC5/6+ 依托泊苷 100 mg/m$^2$，第 1 ～ 3 天。4 周重复 4 ～ 6 次。③伊立替康 + 顺铂（一线）：最新资料显示，该方案并不优于 PE 方案。伊立替康 60 mg/m$^2$，第 1、8、15 天 + 顺铂 80 mg/m$^2$，第 2 天。4 周重复 4 ～ 6 次。

（2）二线（目前尚无标准二线方案）。①复发＜ 3 个月，PS 评分 0 ～ 2 分：异环磷酰胺，紫杉醇，多西紫杉醇，吉西他滨。② 3 个月＜复发＜ 6 个月：拓扑替康，伊立替康，环磷酰胺 / 阿霉素 / 长春新碱（CAV），吉西他滨，紫杉烷，口服依托泊苷，长春瑞滨。③复发＞ 6 个月：可用原方案。④参加临床试验。

（3）其他 SCLC 化疗参考方案。① CEV：环磷酰胺（CTX）1000 mg/m$^2$，静脉滴注，第 1 天；表柔比星（EPI）70 mg/m$^2$，静脉滴注，第 1 天；长春新碱（VCR）2 mg，静脉滴注，第 1 天。3 周重复。② CAE：环磷酰胺（CTX）1000 mg/m$^2$，静脉滴注，第 1 天；阿霉素（ADM）40 ～ 50 mg/m$^2$，静脉滴注，第 1 天；依托泊苷（VP-16）100 ～ 120 mg/m$^2$，静脉滴注（1 小时），第 1 ～ 3 天。3 周重复。③ VIP：依托泊苷（VP-16）75 mg/m$^2$，静脉滴注，第 1 ～ 4 天；异环磷酰胺（IFO）1200 mg/m$^2$，静脉滴注（Mesna 保护），第 1 ～ 4 天；顺铂（DDP）20 mg/m$^2$，静脉滴注，第 1 ～ 4 天。3周重复。④紫杉醇 + 卡铂：紫杉醇（Paclitaxel）175 mg/m$^2$，静脉滴注（3 小时），第 1 天；卡铂（CBP）AUC=6，静脉滴注（30 min），第 1 天，3 周重复。⑤ PE：顺铂 80 mg/m$^2$，第 1 天 + 依托泊苷 80 mg/m$^2$，第 1 ～ 3 天。3 周重复。或顺铂 25 mg/m$^2$，第 1，2，3 天 + 依托泊苷 100 mg/m$^2$，第 1 ～ 3 天。3 周重复。⑥环磷酰胺+阿霉素 + 长春新碱：环磷酰胺 1000 mg/m$^2$，第 1 天 + 阿霉素 45 mg/m$^2$，第 1 天 + 长春新碱 1.4 mg/m$^2$，第 1 天。⑦环磷酰胺 + 阿霉素 + 依托泊苷：环磷酰胺 1000 mg/m$^2$，第 1 天 + 阿霉素 45 mg/m$^2$，第 1 天 + 依托泊苷 100 mg/m$^2$，第 1 ～ 3 天。⑧异环磷酰胺 + 依托泊苷 + 顺铂：异环磷酰胺 5000 mg/m$^2$，第 1 天（连续输注，Mesna 保护）+ 依托泊苷 75 mg/m$^2$，第 1 ～ 4 天 + 顺铂 400 mg/m$^2$，第 1 天。

（4）同步放化疗常用方案：VP-16 100 mg/m$^2$，第 1 ～ 4、29 ～ 32 天；DDP 50 mg/m$^2$，静脉滴注，第 1、8、29、36 天（或 CBP，AUC4，第 1 天）。

2. 非小细胞肺癌（NSCLC）的化疗

PS 评分 0 ～ 2 分推荐化疗，2 分（或老年人）考虑单药化疗，3 分或 4 分不推荐化疗（不排斥分子靶向治疗，如 IRESSA）。

（1）一线方案

1）NP（第2或3代）：长春瑞滨（NVB）25 mg/m$^2$，静脉滴注，第1、8或15天。顺铂（DDP）80 mg/m$^2$，静脉滴注，第1天。3周或4周重复。

2）紫杉醇+顺铂：紫杉醇（paclitaxel）150 ~ 175 mg/m$^2$，静脉滴注3小时，第1天。顺铂（DDP）80 mg/m$^2$，静脉滴注1小时，第1天，3周重复。

3）紫杉醇+卡铂：紫杉醇（paclitaxel）175 mg/m$^2$，静脉滴注3小时，第1天。卡铂（CBP）AUC=5，静脉滴注，第1天。3周重复。

4）多西紫杉醇+顺铂：多西他赛（DXL/TXT）75 mg/m$^2$，静脉滴注，第1天。顺铂（DDP）75 mg/m$^2$，静脉滴注，第1天。3周重复。

5）吉西他滨+顺铂：吉西他滨（健择）1000 ~ 1250 mg/m$^2$，静脉滴注30 ~ 60分钟，第1、8天。顺铂（DDP）80 mg/m$^2$，静脉滴注30 ~ 60分钟，第1天。3周重复。

6）EP（第一代方案）：顺铂（DDP）100 mg/m$^2$，静脉滴注30 ~ 60分钟，第1天。依托泊苷（VP-16）100 mg/m$^2$，静脉滴注2小时，第1 ~ 3天。3周重复。

7）TI（非铂方案）：紫杉醇（paclitaxel）175 mg/m$^2$，静脉滴注3小时，第1天。异环磷酰胺（IFO）1200 mg/m$^2$，静脉滴注（Mesna保护），第1 ~ 4天。3周重复。

8）MIC（第二代方案，欧洲多用）：丝裂霉素6 mg/m$^2$，第1天+IFO 3 g/m$^2$，静脉滴注3小时（Mesna保护），第1天。DDP 50 mg/m$^2$，静脉滴注，第1天。3周重复。

9）CAP方案（价廉）：CTX 400 mg/m$^2$，静脉滴注，第1天。DDP 40 mg/m$^2$，静脉滴注，第1天。ADM 40 mg/m$^2$，静脉滴注，第1天。4周重复。

10）MVP：长春地辛3 mg/m$^2$，第1、8天。DDP 80 mg/m$^2$，静脉滴注，第1天。MMC 8 mg/m$^2$，静脉滴注，第1天。3周重复。

11）多西紫杉醇+GEM（豪华方案）：多西紫杉醇/紫杉特尔（DXL/TXT）75 mg/m$^2$，静脉滴注，第1天。吉西他滨（健择）1000 mg/m$^2$，静脉滴注30 ~ 60分钟，第1、8天。3周重复4个周期。

（2）二线方案

1）多西紫杉醇单药（预处理：地塞米松8 mg，每日2次，用药前一天开始连用3天，周方案用药前12小时首剂8 mg）。多西紫杉醇/紫杉特尔（DXL/TXT）：75 mg/m$^2$，静脉滴注1小时，第1天。3周重复（周方案：TXT 35 mg/m$^2$，第1、8天，每21天1次或35 mg/m$^2$；第1、8、15天，每28天1次）。

2）培美曲塞（培美曲塞二钠）：培美曲塞500 mg/m$^2$，静脉滴注，第1天。3周重复（培美曲塞 500 mg/m$^2$+DDP 25 mg/m$^2$，静脉滴注，第 2 ～ 3 天。2 周重复）。培美曲塞的用法：生理盐水稀释静脉滴注不少于 10 分钟，用药前 1 周服用叶酸 0.4 mg/d，维生素 $B_1$ 1 mg，每 9 周 1 次，一直到化疗结束后 1 个月，用药前一天服用地塞米松 4 mg，每日 2 次，用 3 天。

3）厄洛替尼：150 mg，静脉滴注，每日 1 次，也可作为三线方案。

4）易瑞沙（吉非替尼片）：适用于腺癌，250 mg，静脉滴注，每日 1 次，也可作为三线方案。

（3）老年人化疗

1）多西他赛（DXL/TXT）75 mg/m$^2$，静脉滴注 1 小时，第 1 天，3 周重复 4 个周期。

2）吉西他滨（健择）1000 mg/m$^2$，静脉滴注 30 ～ 60 分钟，第 1、8、15 天，4 周重复 4 个周期。

3）长春瑞滨（NVB）25 mg/m$^2$，静脉滴注，第 1、8、15 天，4 周重复 4 个周期。

4）CBP（AUC 4 ～ 5）+ 依托泊苷 50 mg，口服，每日 2 次，第 1 ～ 14 天，3 周重复 4 个周期。

（4）同步放化疗：TAXOL 135 mg/m$^2$ 或 TAXOL 50 mg/（m$^2$·w）总量相当于 2 个周期量。

（唐安珏）

## 第二节　支气管类癌

支气管类癌是一种低度恶性的来源于支气管上皮的神经内分泌肿瘤，占肺原发肿瘤的 1% ～ 2%。支气管类癌可向周围组织浸润生长，并经淋巴和血液转移，是一种生长缓慢的恶性肿瘤。支气管类癌分为典型支气管类癌和不典型支气管类癌 2 种。典型支气管类癌占所有支气管类癌的 90%，其恶性程度较低，仅 5% 左右发生转移。不典型支气管类癌恶性程度较高，约 60% 可发生转移。男女发病率几乎相等，发病年龄高峰为 45 岁。

## 一、病理

支气管类癌好发于主支气管及其远端支气管和肺实质内，倾向发生于右肺。国外报道肺实质内 10% ~ 15%，国内报道 40% ~ 50%，肿瘤直径 1.2 ~ 4 cm，呈圆形，边界清楚，切面为棕褐色、白色或黄色，质地韧。肿瘤为实性，结缔组织横穿瘤内，形成条索样，使肿瘤形成小岛状。在结缔组织内有显著的淋巴、浆细胞浸润，偶尔形成小的生发滤泡。在一些瘤组织中，纤维化成分缺乏，而被具有丰富血管的基质替代，显示了肿瘤为神经内分泌瘤的特点。有些病例有灶性的腺样小囊泡，并有乳头状结构存在。瘤细胞有丰富的胞质及颗粒。颗粒内 PAS 染色弱阳性，对淀粉酶有抵抗作用。细胞核小，呈圆形，位于细胞中心。有时核偏移到周边，呈戒指状，并有有丝分裂现象。肿瘤可侵入邻近的肺泡腔。免疫组化显示低分子角蛋白（CAM 5.2）阳性。有时淀粉酶染色呈阳性。

超微结构显示细胞内有与胞膜连接的致密的圆形颗粒，直径 225 ~ 950 nm，胞质内含有不同量粗内质网，偶有高尔基体及小的线粒体。细胞表面有短的微绒毛。研究证实类癌的瘤细胞内含有神经分泌颗粒，与 Kulchitsky 细胞结构相似，因此其可能来源于支气管黏膜上皮及腺体的嗜银细胞，属于胺前体摄取脱羧（APUD）细胞肿瘤。神经分泌颗粒具有内分泌功能，可分泌激素及生物活性物质，如 5- 羟色胺、组胺和促肾上腺皮质激素 20 余种肽类激素，因此部分类癌患者伴有类癌综合征及库欣综合征等。

1972 年 Arrigoni 按支气管类癌的超微结构研究，将其分为典型和不典型两类，不典型类癌仅占 10%。不典型类癌既不同于类癌，又异于小细胞癌，其恶性程度介于类癌和小细胞癌之间。从组织发生学上，不典型类癌可向小细胞癌分化发展，故光镜下易误诊为小细胞癌。凡类癌镜下检查具有下列一项或几项特征，为不典型类癌：①肿瘤细胞有丝分裂增多；②瘤细胞核具有不规则多形性，核大，胞质与胞核的比例失常；③部分区域瘤细胞数量增多，排列不规则；④肿瘤内见到有坏死区。嗜铬粒蛋白 A 是鉴别不典型类癌与小细胞肺癌的一个重要标志。

支气管类癌还有一种罕见的亚型，即肺嗜酸粒细胞性类癌。它是由胞质具有嗜酸性颗粒的细胞组成的支气管肿瘤。它有一些特征性的内分泌症状，如腹泻、流泪及低血压等。鉴别诊断依靠病理活检。

## 二、临床表现

一般发病年龄较高，平均 56 岁，无明显性别差异。多数患者可无临床症状，仅在查体胸部 X 线检查时发现，无典型的类癌综合征表现，且很多确诊患者出现肝转移。临床症状与肿瘤发生部位、大小有关。若肿瘤位于气管及主支气管，常因呼吸道不全梗阻而出现呼吸困难、气喘及喘鸣，常被误诊为哮喘；也有表现为反复咳血丝痰或咯血，少数可出现大咯血，反复肺部感染。少数类癌伴有类癌综合征及库欣综合征，前者主要表现为皮肤潮红、腹泻、哮喘、心动过速、心脏瓣膜病和烟酸缺乏症。

## 三、辅助检查

1. 实验室检查

具有类癌综合征的患者可测定血清素产物、24 小时尿 5- 羟基吲哚乙酸（5-HIAA）、尿 5- 羟色胺（5-HT）、血小板 5-HT 及嗜铬粒蛋白 A，对诊断或术后的复发均有一定的意义。约 84% 的类癌患者血液中的 5- 羟色胺含量升高，但因活性胺在肿瘤和肝脏中迅速降解，故只有 18% 的患者才表现出典型的类癌综合征。

2. 其他检查

（1）X 线检查：周围型类癌胸部 X 线检查缺乏特征性表现，常表现为肺圆形或类圆形孤立结节，直径 1.5 ~ 2 cm，密度均一，边缘清晰。位于支气管腔内的肿瘤，常引起远端肺组织阻塞性炎症。气管正侧位体层、气管分叉或支气管斜位体层可清晰显示肿瘤的轮廓、位置。不典型类癌可出现边缘不清晰或毛糙，甚至出现浅分叶，偶有钙化，需与肺癌、结核球等相鉴别。

（2）胸部 CT：能更好地显示肿瘤的密度、大小、位置及其与周围组织的关系，有无纵隔淋巴结转移等。典型表现为肺内规则的软组织肿块影，边界清晰，分界明显，密度均匀，无毛刺，直径 3 ~ 5 cm，CT 值平均为（35 ± 7）HU。肺门及纵隔淋巴结常无肿大。但也有报道，经手术证实 10% ~ 20% 可出现区域淋巴结转移，尤其是直径大于 3 cm 的肿瘤，淋巴结转移更常见。

（3）纤支镜检查：纤支镜检查可明确肿瘤的部位，通过内镜活检提供病理诊断。因 Kulchitsky 细胞分布在支气管黏膜上皮的基底层，向腔内生长的肿瘤表面常覆盖有完整的支气管黏膜上皮，因此活检时仅能取到肿瘤的表浅组织，常不能获得类癌的阳性病理结果，确诊率仅为 50%。

## 四、诊断

支气管类癌的诊断常较困难，主要依靠影像学检查及纤维支气管镜检查，病理活检可确诊。一般来说，支气管类癌患者行嗜银染色镜检，80% 的病例可明确诊断；而电镜检查可见嗜银细胞，免疫组化神经特异性烯醇化酶（NSE）阳性可确诊。

由于肺类癌缺乏典型的影像学特征，痰瘤细胞检查阳性率低，纤维支气管镜检查病理活检阳性率也低，故当出现下述情况时，可作为诊断肺类癌的参考依据：①肺内单发边界清楚的类圆形肿块，经长时间追踪观察，病灶大小进展缓慢者；②当患者有咳嗽、胸痛、血痰并伴有类癌综合征及异位 ACTH 综合征，经拍片发现肺内占位性病灶者；③肺内孤立性病灶有浅分叶，不伴肺不张、阻塞性肺炎、胸腔积液及肺门淋巴结转移者；④尿中 5- 羟吲哚醋酸测定值明显升高及 X 线检查可疑者。

## 五、治疗

目前已认为类癌为支气管低度恶性的疾病，术后可复发，发生近处、远处转移，因此对于支气管类癌应尽可能切除肿瘤，保存尽可能多的正常肺组织。位于主支气管、中间及叶支气管的肿瘤，如远端肺组织无明显不可逆的病变，可争取做袖状切除或支气管成形术，并清扫肺门转移的淋巴结。如远端肺组织因反复感染已发展为不可逆病变，需做肺叶或全肺切除术，术后 5 年生存率在 90% 左右。不典型类癌预后较差，平均生存时间为 27 个月，患者往往死于远处转移。

支气管类癌对放疗有一定的敏感性，因此术后也可辅以放射治疗。

化疗对支气管类癌的治疗作用仍有争议。有文献报道，链佐星联合多柔比星可使肿瘤缩小 69% 左右，但神经毒性严重影响患者生活质量。1998 年 Bajetta 报道氟尿嘧啶、达卡巴嗪及表柔比星对神经内分泌瘤有一定疗效。可试用氟尿嘧啶 500 mg/m$^2$ 静脉滴注，第 1 ~ 5 天；链佐星 500 mg/m$^2$ 静脉滴注，第 1 ~ 5 天；每间隔 6 ~ 10 周为 1 个疗程。

类癌综合征患者由于激素等的分泌而产生一系列症状，甚至成为其死亡原因之一。因类癌的发展相对较其他恶性肿瘤缓慢，即使发生转移，5 年生存率仍可达 20% 左右，因此如何减少胺的分泌，改善患者的生活质量和延长生存时间是临床研究的关注问题之一。Rewbi 研究证实类癌的原发肿瘤及转移灶普遍存在生长抑素受体，奥曲肽（octreotide）为生长抑素类似物，能抑制激素分泌和（或）阻止肿瘤生长。奥曲肽的治疗方案为 150 ~ 300 μg/d，分 3 次皮下注射，约 70% 的患者有主观症状改善；如每日剂量达 1500 μg，似乎能抑制肿瘤生长，对转移类癌病灶也有抑制作用。该药的治疗耐受性较好，仅注射部位有疼痛、红斑及肿胀反应。部分患者有腹泻、脂肪泻、轻度高脂血症。如长期应用，促使胆囊活动能力降低，约 1% 的患者有产生胆结石的危险。有报道称，当奥曲肽控制类癌症状失败时，可加用干扰素，对症状控制有帮助。

## 六、预后

支气管类癌相对于其他肺部肿瘤的预后较好，经适当的外科手术后，5 年生存率为 87% ~ 92%，10 年生存率为 77% ~ 90%。

（唐安珏）

# 第三节　胸膜肿瘤

## 一、胸膜间皮瘤

间皮瘤为一种少见的软组织肿瘤，来源于浆膜腔的间皮组织。它保留了多向分化能力，可以分化为上皮样细胞形态，也可分化为纤维细胞样形态。间皮瘤可发生于全身多处浆膜，其发生率从高到低依次为胸膜、腹膜、心包膜、睾丸鞘膜等。其中胸膜间皮瘤最常见，约占间皮瘤的 50%。

胸膜间皮瘤（pleural mesothelioma）为一种少见的胸膜原发性肿瘤，来源于胸膜脏层、壁层、纵隔及横膈 4 部分胸膜，占胸膜肿瘤的 5%，其余 95% 的胸膜肿瘤均为转移性。国内发病率为 0.02% ~ 0.04%，国外发病率为 0.07% ~ 0.11%。胸膜间皮瘤根据肿瘤生长方式和大体形态分为局限型和弥漫型两种，其发病机制、良恶性程度、治疗方法和预后等有所不同，将分别进行阐述。

胸膜间皮瘤虽为少见肿瘤，但近年来资料显示发病率有上升趋势，具有进展迅猛、误诊率高、早期诊断困难、无特殊有效治疗方法、预后差的特点。

### （一）局限型胸膜间皮瘤

局限型胸膜间皮瘤（localized pleural mesothelioma）表现为胸膜局限性生长的孤立性肿块，常为单发，生长缓慢，病程数年至数十年。70% ~ 80% 起源于脏层胸膜，20% ~ 30% 起源于壁层胸膜。病理上分为纤维型、上皮型和混合型，多数属良性，仅 13% ~ 20% 为恶性。良性间皮瘤又称“胸膜局限性纤维瘤”或“胸膜单发性纤维瘤”。临床上局限型胸膜间皮瘤较弥漫型胸膜间皮瘤更为少见，手术切除预后良好，但易复发，少数可从良性转为恶性。任何年龄均可发病，以 40 ～ 50 岁男性多见。

1．病因

局限型胸膜间皮瘤的发病机制不明，其发生与石棉接触无关，但可能与下列因素有关：结核病引起的胸膜瘢痕、慢性炎症、病毒感染、放射线，以及与铍、钍、人造矿物纤维、有机化合物、非特异性工业化合物接触等。

2．临床表现

无特异性，约 50% 的患者无症状，仅在 X 线检查时发现。当肿瘤增大或伴有胸腔积液时可有咳嗽、胸痛、气急等症状。

（1）咳嗽：为最多见症状，占 54%，大多数表现为干咳。

（2）胸痛：占 51%，主要由肿块直接侵犯胸膜引起。

（3）气急：约占 49%，当肿瘤明显增大或伴有胸腔积液时出现。

（4）发热：约占 25%，而无任何感染证据。

（5）肺性骨关节病和杵状指：约占 22%，大多见于肿块较大的纤维型，当肿瘤切除后症状明显减轻。

（6）其他表现：约 25% 的患者可出现咯血、盗汗、乏力、消瘦、胸闷、上腔静脉阻塞综合征、心律失常、低血糖等。

（7）胸腔积液：极少见，这一点与弥漫型胸膜间皮瘤不同，仅有小于 15% 的良性间皮瘤伴有胸腔积液，多为浆液性。

3．辅助检查

（1）胸部 X 线：肿块位于肺外周，呈孤立的圆形或椭圆形阴影，密度均匀一致，边缘贴近胸膜，光滑清楚，偶有轻度分叶，其内一般无空洞和钙化。瘤体很大时可见肿块占据一侧胸腔，将气管、心脏及纵隔推向健侧。发生于叶间胸膜的间皮瘤，肿块长轴与叶间裂走向一致。发生于脏层胸膜且有蒂的间皮瘤在 X 线透视下可见阴影随呼吸而运动，与肋骨的相对位置可有明显变化，具有诊断价值。胸腔积液极少见。

（2）胸部 CT：形态同 X 线表现，肺门、纵隔淋巴结无肿大。CT 检查有助于更清楚地了解肿块的部位、形态、大小和肿块与周围组织的关系。

（3）经皮穿刺活检：在 CT 或 B 超定位下经皮穿刺活检，有助于确诊。但因标本相对较少，难以定型。

（4）胸膜及胸腔镜活检：是确诊的重要手段，确诊率为 80% ～ 90%。有报道术中肉眼判断符合率仅 50%，冷冻切片符合率也不高，需联合免疫组化和电镜检查以提高确诊率。

（5）开胸活检：为最可靠的确诊手段，但并发症多。

（6）纤维支气管镜检查：常无异常发现，有时可见支气管呈外压性狭窄。但有利于鉴别诊断，可排除支气管肺癌。

4．鉴别诊断

根据临床表现及辅助检查诊断并不困难。需与周围型肺癌、包裹性胸腔积液、结核球等疾病相鉴别。鉴别诊断如下。

（1）周围型肺癌：位于肺外周，邻近胸膜者肿块与胸膜关系密切，但肿块边缘不光滑，有毛刺，呈分叶状，邻近肺野可有癌性浸润征象。经皮肺穿刺针吸或活检找到癌细胞而确诊，也可通过纤维支气管镜抽吸或结合 X 线透视下穿刺、刷检、钳取而确诊。而局限型胸膜间皮瘤表面光滑，边缘无毛刺，瘤体有蒂为重要的鉴别点。

（2）包裹性胸腔积液：在临床表现和 X 线上与局限型胸膜间皮瘤不易鉴别。胸部 CT 提示阴影的 CT 值低，则有利于包裹性胸腔积液的诊断；在 CT 或 B 超定位下经皮穿刺抽吸活检有利于鉴别诊断。

（3）结核球：常为孤立的结节影，边缘一般清楚光滑，周围可有卫星病灶，临床上常有结核病史。经皮穿刺活检或胸腔镜活检或剖胸探查手术活检确诊。

5．治疗

外科手术切除为治疗局限型胸膜间皮瘤的首选方法，原则是切除范围务求彻底，并尽早为宜。本病绝大多数为良性，良性者切除后预后良好，治愈率超过 90%；仅有 5% ~ 12% 的术后复发率，复发多在 5 ~ 10 年或更长时间后，复发瘤的病理表现一般与原发瘤相同，再次切除预后仍良好。恶性局限型胸膜间皮瘤占少数，也应争取包括受累组织在内的彻底手术切除，术后辅以化疗或放疗；有报道行单纯切除术治愈率可达 45%。偶见良性局限型胸膜间皮瘤在多次复发后变为恶性；或恶性局限型胸膜间皮瘤本身为弥漫型间皮瘤的初期表现，而后出现弥漫型变化，局部多处原发及淋巴血行转移，这两种情况手术切除预后差。局限型胸膜间皮瘤切除范围的确定：除切除瘤体本身外，若肿瘤起源于脏层，则需切除肺实质；若起源于壁层，则需行胸壁切除。术后应每年复查胸部 X 线，以便早期发现复发，并及时治疗。

### （二）弥漫型胸膜间皮瘤

弥漫型恶性间皮瘤非常少见，但现在已逐渐被认识。它起源于胸膜、心包、腹膜或睾丸鞘膜的间皮细胞，有报道显示少数间皮瘤起源于纵隔间皮囊肿。临床上较局限型胸膜间皮瘤更为常见。男性多于女性（2 ∶ 1），通常发病年龄在 40 ~ 70 岁。

1．病因

（1）石棉：1960 年 Wagner 等报道了石棉接触史与本病的关系，石棉是南非石棉矿工人发生弥漫性胸膜间皮瘤的主要致病因素。此后许多报道及动物实验结果证实了石棉纤维在胸膜间皮瘤发病中的作用。目前，研究表明，所有石棉纤维均可致病，但石棉纤维的形状和类型不同起重要作用，接触青石棉危险性最大，而黄石棉危险性最小；直径小于 0.25 mm，长度大于 5 mm 的石棉纤维危险性大于较短粗的石棉纤维。接触石棉纤维到发病的潜伏期通常为 20 ～ 40 年，因此本病为成年性疾病。研究发现，大气中毛沸石粉末（硅酸盐石）含量增加，亚硝胺、玻璃纤维、氧化钍、铍、放射线等也是胸膜间皮瘤的致病因素。

（2）其他因素：其他纤维材料，像纤维性的沸石和毛沸石，与间皮瘤的发生有很强的相关性，特别是在土耳其中部。早期辐射、慢性炎症（比如结核）、猿猴 SV40 病毒也会增加发生间皮瘤的风险。在 20 世纪 50 年代末至 60 年代初，这种病毒通过被污染的脊髓灰质炎病毒传播给人类。据估计，10% ～ 20% 的间皮瘤由 SV40 病毒引起，在 80% 的间皮瘤患者中发现该病毒。有仓鼠实验证实矿物纤维和 SV40 为致癌物质，这也就可以解释为什么接触少量石棉或感染 SV40 病毒的患者会患间皮瘤。接触石棉及毛沸石的个人会有间皮瘤的家族史，在一些村庄，间皮瘤的死亡率达到 50%。然而吸烟和石棉在支气管肺癌的发病中具有协同作用，现在尚无证据证明烟草是间皮瘤的致病源。

2．病理

脏层和壁层胸膜上弥漫性多发白色或灰白色颗粒、结节及大小不等的肿物，伴大量胸腔积液，胸膜增厚呈板状，包裹肺脏，使其容积越来越小，牵拉胸壁使之塌陷；晚期肿瘤可浸润肋间肌、心包、膈肌及纵隔器官。

3．分型

组织学表现为多种多样的上皮成分，与肉瘤样成分混合；每个外观相同的肿瘤细节也可以表现为不同的组织类型，通常可分为 4 型。

（1）上皮型：肿瘤团块由乳头样、小管样、腺泡样或实体组织构成。立方形肿瘤细胞形成铺路石样外观，混有数量不一的基质。上皮型恶性间皮瘤应注意与肺腺癌胸膜转移相区别，后者可被黏蛋白卡红和 CEA 染色，而前者不被染色。

（2）肉瘤样型：肿瘤团块由梭形细胞构成，排列成有序的束状，也可有“人”字形和形状不一的肿瘤细胞存在。

（3）结缔组织型：肿瘤团块由许多结缔组织成分构成，细胞数量不一，有多形性，不存在上皮结构。

（4）混合型：由上述各型混合而成，最为常见。

4. 临床表现

间皮瘤的发病通常比较隐匿。最常见的早期症状为呼吸困难和胸部疼痛。胸部疼痛症状经常不明显，可以放射到肩部。约 1/3 患者可表现为单侧胸腔积液。患者可无症状，但体检时胸部 X 线检查可偶然发现胸腔积液。在出现明显症状之前，胸腔积液复发并持续超过 3 年。自发性气胸是非常少见的症状，1956 年报道首例间皮瘤引起自发性气胸。在最近的一组研究中，大约 10%（9/92）的患者表现为自发性气胸。随着病程的进展，患者可表现为干咳、发热、疲劳和体重减轻。体检可以发现杵状指，胸部叩诊呈浊音。患者可以逐渐适应仅单侧肺有功能，在几个月甚至几年内无症状；但是肿瘤最终会侵犯到胸壁、肋间神经、纵隔、脊柱或腹部引起剧烈的疼痛。晚期表现为腹水和胸壁畸形。从出现症状开始的中位生存时间约 1 年，生存时间取决于最初的肿瘤分期和各种预后因素。肿瘤对胸壁及周围结构的局部侵犯会引起逐渐加重的疼痛且疼痛很难缓解，并伴有吞咽困难、上腔静脉综合征、Horner 综合征、声带麻痹和膈肌麻痹等功能异常。随着恶性病变的进展，患者大多死于全身感染或呼吸衰竭，转移性疾病本身很少导致死亡。

5. 诊断

有石棉接触史和临床胸部症状，经胸部 X 线检查和 CT 检查发现胸膜增厚、结节和肿块，有胸腔积液，一般典型病例的临床诊断并不困难。但是，当临床表现主要为胸腔积液而无明显胸膜肿块时，诊断有一定困难，不易与腺癌胸膜转移或炎症性疾病相鉴别，此时需行闭式胸膜活检，胸腔积液细胞组化染色检查，必要时做胸腔镜检查或开胸探查胸膜活检。

由于胸膜间皮瘤病理组织类型的复杂多样性，胸腔镜胸膜活检仅 60% 可以确诊，即使开胸探查活检也有 10% 的病例不能做出明确诊断。此时应对活检标本进行特殊染色和电镜检查，以协助做出病理诊断。

（1）高碘酸 - 希夫组化染色（PAS）：鉴别胸膜间皮瘤和转移性腺癌，如出现 PAS 染色强阳性空泡，即可诊断为腺癌。

（2）癌胚抗原（CEA）免疫过氧化物染色：腺癌细胞 CEA 染色呈强阳性。

（3）电子显微镜：可显示出细胞内更细微的差别，以鉴别来自肺、乳腺、胃肠等部位的转移性腺癌。

6. 治疗

目前，对弥漫性恶性胸膜间皮瘤尚无有效的治疗方法，应用各种治疗后，仅有少数患者生存期超过 5 年。

Butchart 将恶性胸膜间皮瘤分为 4 期。

（1）Ⅰ期：肿瘤局限于壁层胸膜，只累及同侧胸膜、肺、心包和纵隔。

（2）Ⅱ期：侵犯胸壁、纵隔器官和对侧胸膜，仅胸内淋巴结转移。

（3）Ⅲ期：肿瘤穿透膈肌、对侧胸部、胸外淋巴结转移。

（4）Ⅳ期：远处血行转移。

建议对Ⅰ期患者行根治性胸膜肺切除术，Ⅱ、Ⅲ、Ⅳ期患者无论何种方法生存期基本相同，平均为 18 个月。

根治性胸膜肺切除术及扩大切除术（包括受侵的心包、膈肌、纵隔组织等），手术范围大，出血多，手术死亡率高（10% ~ 25%），远期效果并不好，不宜推广应用。对于一部分患者，一般情况良好可行姑息性胸膜切除术，即切除受侵的壁层胸膜和部分脏层胸膜，可以控制胸腔积液，减轻胸痛，术后配合放疗和化疗，可适当延长生存期，提高生活质量。

化疗采用顺铂加多柔比星或紫杉醇，以及应用力比泰，可获得一定疗效。放疗对控制胸腔积液、缓解疼痛有一定效果，但随着病情发展，反复应用化疗和放疗，疗效明显降低，甚或无效。临床上常用其他姑息性治疗措施，如胸腔穿刺抽液、注药、引流及胸膜固定术，各种镇痛术支持治疗等，以减轻患者痛苦，延长生存期。

## 二、胸膜转移性肿瘤

胸膜转移性肿瘤主要表现为恶性胸腔积液，其中肺癌胸膜转移占 30% 以上，其次为乳腺癌、淋巴瘤、卵巢肿瘤等。对原发肿瘤来讲，已为晚期（Ⅳ期），预后极差。

肺癌患者的胸膜转移是由于肿瘤栓子通过肺动脉系统转移至同侧脏层胸膜，再通过脏壁两层胸膜间的侧支循环，转移至壁层胸膜。如果双侧胸膜转移，说明肿瘤细胞也有全身性血行转移。肺癌侵犯脏层胸膜，种植转移至胸膜腔也是胸膜转移的途径之一。肺外肿瘤的胸膜转移为血行转移所致。

胸膜转移可导致胸膜通透性增加，胸膜淋巴管阻塞，胸膜腔液体回吸收受阻，加上其他全身和局部因素如低蛋白血症、肺不张、胸膜腔负压增加、肺组织微循环障碍、液体渗出增加等即可造成恶性胸腔积液。

1．诊断

恶性胸腔积液属渗出液，胸腔积液与血清中蛋白比值大于 0.5，乳酸脱氢酶比值大于 0.6。但胸腔积液中葡萄糖含量低于 0.6 g/L（60 mg/dL）。胸腔积液细胞学检查发现肿瘤细胞有重要诊断意义。如能对细胞做出分类，尤其明确为腺癌细胞，胸膜转移诊断即可确定。由于多种因素影响，胸腔积液细胞学检查诊断准确率为 40% ~ 87%。因此，对于恶性胸腔积液患者尚需行胸膜活检或胸腔镜胸膜活检，针吸胸膜活检确诊率为 40% ~ 75%。胸腔镜可以观察胸膜腔的病变情况，有针对性地取胸膜进行活检，准确率较高，并可同时放置引流管引流胸腔积液，注射药物或施行胸膜固定术，目前开始广泛应用。

2. 治疗

根据原发肿瘤的种类和全身情况选择合适的化疗方案，并可应用免疫治疗、支持治疗等综合治疗。

（1）胸膜固定术：适用于胸腔积液引起症状，经胸腔引流排空胸腔积液，肺可良好膨胀的患者。将抗肿瘤药物与硬化剂注入胸膜腔，引起炎症反应，造成脏壁两层胸膜广泛粘连及闭锁，以达到控制胸腔积液、缓解症状的目的。目前应用的硬化剂种类很多，如抗癌药（博来霉素、喜树碱）、滑石粉、四环素、小棒状杆菌、白介素、榄香烯、香菇多糖等。

（2）胸膜切除术：很少应用，仅在特殊情况下考虑。如高度怀疑恶性胸腔积液，各种方法诊断不清，剖胸探查时发现胸膜病变尚早或较局限；原发肿瘤已控制或发展缓慢；胸腔积液引起症状；一般情况允许；为防止胸腔积液复发，才在剖胸探查的同时考虑行壁层胸膜剥脱术。

胸膜转移性肿瘤预后很差，6 个月死亡率为 24%，有待于寻找更有效延长生存期的方法。

（唐安珏）

## 第四节　纵隔肿瘤

纵隔位于胸腔的中部，两侧为纵隔胸膜，上为胸腔的入口，下为膈肌，前为胸骨，后为胸壁。纵隔可被分为前、中及后纵隔，每区均从胸腔入口延伸至膈肌为止。前纵隔的前界为胸骨内板，后为心脏及大血管前缘；中纵隔为心脏、心包、大血管和中央气道等所在空间；后纵隔的前界为中纵隔后壁，后界为后胸壁及两侧肋脊沟。

纵隔肿瘤是一组起源于纵隔的肿瘤，包括胸腺瘤、胸内甲状腺肿、支气管囊肿、皮样囊肿、畸胎样肿瘤、淋巴管肉瘤、恶性淋巴瘤、心包囊肿、脂肪瘤、神经源性肿瘤、食管囊肿等，以良性者居多。本病除了淋巴管肉瘤和恶性淋巴瘤外，其余肿瘤多数预后良好。其中以神经源性肿瘤和畸胎样肿瘤最多见，其次为胸腺瘤、胸内甲状腺肿、支气管囊肿、心包囊肿等。纵隔肿瘤有原发性和继发性之分，纵隔肿瘤最常见的是转移瘤，其次是原发性良性肿瘤，而原发性恶性肿瘤则少见。原发性纵隔肿瘤可来自纵隔内任何器官和组织，继发性纵隔肿瘤远较原发性常见，最常见的为转移的淋巴结，其原发病灶以肺和膈下器官，如胰腺、胃、食管等为常见。前纵隔肿瘤以胸腺肿瘤为最多见，其次为淋巴瘤、胚胎细胞性肿瘤。中纵隔中以肠源性和心包源性囊肿为多见，其次为淋巴瘤、间质组织来源肿瘤。后纵隔中以神经源性肿瘤为最常见，其次为肠源性囊肿、间质组织来源性肿瘤和内分泌组织来源性肿瘤等。

## 一、胸腺瘤

胸腺瘤（thymoma）是最常见的纵隔肿瘤之一，是一组来源于不同胸腺上皮细胞，具有独特临床病理特点和伴有多种副肿瘤症状的疾病。据一些学者对大宗原发性纵隔肿瘤的分析，胸腺肿瘤居所有纵隔肿瘤及囊肿的第二位，仅次于纵隔原发性神经源性肿瘤。而有统计表明，老年人群中胸腺瘤的发病率已超过纵隔原发性神经源性肿瘤的发病率。胸腺瘤多位于前上纵隔，约占前纵隔肿瘤的 47%，极少数位于后纵隔以及纵隔以外的部位，如颈部、肺门和肺实质内。

### （一）分型

所有胸腺瘤均起源于胸腺上皮细胞，但仅有 4% 的胸腺瘤是由单一的胸腺上皮细胞组成，绝大多数胸腺瘤是由胸腺上皮细胞和淋巴细胞混合组成的。

根据胸腺瘤组织中的细胞成分所占比例，胸腺瘤可大致分为以下 4 种类型。

（1）淋巴细胞型：淋巴细胞成分超过 66%。

（2）上皮细胞型：上皮细胞成分超过 66%。

（3）淋巴、上皮细胞混合型：淋巴细胞和上皮细胞所占的比例均未超过 66%。

（4）梭形细胞型：为上皮细胞型的一个亚型。胸腺瘤的各种组织类型中，淋巴细胞型约占 22%，上皮细胞型约占 27%，淋巴、上皮细胞混合型约占 50%，梭形细胞型所占比例最少。

根据 WHO 胸腺瘤组织学分类标准，胸腺瘤可分为以下 6 型：A 型由梭形或椭圆形上皮细胞组成，缺乏核异型性，不含典型或肿瘤淋巴细胞；B 型由圆形上皮样细胞组成，按照淋巴细胞比例的增加情况又进一步分为 $B_1$ 型、$B_2$ 型和 $B_3$ 型；AB 型为前两者的混合表现，与 A 型类似，但含有肿瘤淋巴细胞；C 型表现为明显的恶性肿瘤细胞学特征，也称为胸腺癌。A 型、AB 型为良性肿瘤，$B_1$ 型为低度恶性，$B_2$ 型为中度恶性，$B_3$ 型、C 型为高度恶性。

### （二）病理

肉眼看，胸腺瘤呈圆形或椭圆形，体积大小不一。肿瘤质地软，颜色为深褐色或灰红色。肿瘤可有分叶，其间有明显的灰白色纤维组织间隔。除了整个胸腺组织已被胸腺瘤组织所取代外，绝大多数胸腺瘤与正常胸腺组织相接壤。胸腺瘤中，经常可见到各种退行性变，如出血、钙化和囊性变等。

胸腺瘤的良恶性鉴别比较困难，不能仅依靠病理，而术中观察胸腺瘤的浸润情况更加重要。胸腺瘤的大体形态特征中，最重要的是肿瘤的包膜是否完整，以及肿瘤是否侵及邻近的正常器官。所有胸腺瘤中，良性胸腺瘤，即包膜完整的非浸润型胸腺瘤所占的比例为 40% ~ 70%。偶尔，这些术中观察包膜完整的非浸润型胸腺瘤，显微镜下却发现肿瘤细胞已经浸润到包膜或包膜外，这类胸腺瘤应归为恶性浸润型胸腺瘤。包膜完整的胸腺瘤，甚至显微镜下包膜无肿瘤细胞浸润的胸腺瘤也有较低的术后肿瘤局部复发率。因此，即使是非浸润型的良性胸腺瘤也具有潜在的恶性特征。

胸腺瘤周围浸润生长的比例为 30% ~ 60%。不管瘤组织在显微镜下表现如何及细胞结构如何，只要肿瘤出现浸润性生长，就应归为恶性肿瘤。事实上，在浸润型胸腺瘤中，除个别病例胸腺上皮细胞非典型外，绝大多数肿瘤细胞均为良性表现。胸腺瘤浸润到纵隔胸膜、心包、肺、淋巴结、大血管、神经及胸壁中，必须在显微镜下得到证实，才能肯定为恶性。

少数胸腺瘤从肉眼观察与邻近器官发生粘连，但显微镜下却没有恶性浸润表现，这种情况应归为良性非浸润型胸腺瘤。然而，这类胸腺瘤同包膜完整且与邻近器官无粘连的胸腺瘤相比较，其长期生存率要差。绝大多数胸腺瘤都是向邻近器官浸润，但也有向胸腔内远处转移者。浸润到膈肌的胸腺瘤也可以穿透膈肌到更远的区域。胸腔以外的远处转移，如骨骼、肝脏、中枢神经系统、腋窝和锁骨上淋巴结等，其发生率为 3% ~ 7%。

### （三）分期

胸腺瘤的临床病理分期有多种方案，其中 1981 年 Masaoka 的方案最有价值，曾被国内外学者广泛接受。1995 年，Kornstein 综合了几家的意见，提出了新方案并被普遍采用。胸腺瘤的分期标准如下：

Ⅰ期：有完整的包膜且显微镜下包膜无肿瘤细胞浸润。

Ⅱ A 期：镜下肿瘤侵及包膜及周围的纵隔脂肪组织。

Ⅱ B 期：肉眼或镜下见肿瘤侵及周围脂肪、神经或心包。

Ⅲ期：浸润邻近器官（大血管、肺等）。

Ⅳ A 期：胸膜、心包有转移。

Ⅳ B 期：淋巴系统和血液系统转移。

胸腺瘤的病理组织类型与分期无直接关系。然而，梭形细胞型或髓质型大多包膜内生长，而上皮细胞型或皮质型易包膜外浸润生长，因此上皮细胞型或皮质型胸腺瘤以Ⅱ期、Ⅲ期多见。

胸腺瘤各分期所占的比例：2/3 的胸腺瘤为Ⅰ期，不到 1/3 的胸腺瘤为Ⅱ ~ Ⅲ期，仅有少数病例为Ⅳ A 或Ⅳ B 期。

### （四）临床表现

同任何纵隔肿瘤一样，胸腺瘤的临床症状产生于对周围器官的压迫和肿瘤本身特有的症状——合并综合征。小的胸腺瘤多无临床主诉，也不易被发现。肿瘤生长到一定体积时，常有的症状是胸痛、胸闷、咳嗽及前胸部不适。胸痛的性质无特征性，程度不等，部位也不具体，一般比较轻，常给予对症处理，未做进一步检查。症状迁延时久，部分患者行胸部 X 线检查，或某些患者在做胸部 X 线透视或胸部 X 线检查时发现纵隔肿物阴影。被忽略诊断的胸腺瘤此时常生长到相当大的体积，压迫无名静脉或上腔静脉出现上腔静脉阻塞综合征的症状。剧烈胸痛，短期内症状迅速加重，严重的刺激性咳嗽，胸腔积液所致的呼吸困难，心包积液引起的心悸气短，周身关节骨骼疼痛，均提示恶性胸腺瘤或胸腺癌的可能。

### （五）辅助检查

1. 标准胸部正侧位片

能发现大多数胸腺瘤。在胸部正位片上，胸腺瘤常位于心脏影的上部，靠近心脏和大血管的交界处。胸腺瘤呈圆形或浅分叶状，可位于胸廓的正中间，但大多数是偏向一侧的。一般情况下，气管很少移位。10% 的胸腺瘤在影像检查中可以看到钙化。如果是周边曲线钙化影，提示肿瘤为良性；如果是不规则的散在钙化影，则可能为良性，也可能为恶性。在侧位胸部 X 线检查时，肿瘤多位于前纵隔。当胸腺瘤较小时，侧位片上仅能提示前纵隔中有病变。

2. CT 扫描

有助于确定胸腺瘤的范围，而且还能发现普通胸部 X 线检查不能发现的胸腺瘤。对于判断胸腺瘤的良恶性，CT 扫描没有多大帮助，但在某些特殊情况下，如出现气管或上腔静脉狭窄、胸腔积液和心包积液、肺内转移结节，CT 扫描则有价值。所有伴有膈肌浸润的胸腺瘤患者，均应行腹上区 CT 检查，以便及早发现肿瘤有无膈下浸润。

3. 磁共振检查

对于胸腺瘤的评估没有多大临床意义。然而有学者报道，如果出现不均匀的高强信号及分叶状的内部结构，则提示为恶性浸润型胸腺瘤。

4. 纵隔镜

可进入中纵隔，但主动脉弓及左无名静脉妨碍其检查前纵隔。但如果临床怀疑霍奇金病，可应用纵隔镜检查纵隔淋巴结。

5. 其他辅助诊断方法

重症肌无力对诊断胸腺瘤有决定性的意义。年轻的前纵隔肿瘤患者，应检查血清 AFP 和 β－绒毛膜促性腺激素（β-HCG），前纵隔的恶性生殖细胞肿瘤除外。

### （六）治疗

1. 放射治疗

放疗的目的是降低局部复发风险，术后辅助放疗的推荐剂量为 60 ～ 65 Gy，采用三维适形调强照射可以减少对周围组织的损伤。Ⅰ期胸腺瘤术后放疗无益，目前不推荐锁骨上淋巴结预防性照射。对于不能手术或局部晚期胸腺瘤患者（Masaoka 分期Ⅲ期和Ⅳ A 期），放疗可使肿块缩小，从而获得手术机会。

2. 化学药物治疗

对于不能切除的Ⅲ期肿瘤或有远处转移的Ⅳ期肿瘤可行化疗。目前认为比较有效的单药是顺铂（DDP）和异环磷酰胺（IFO），但化疗多选择以铂类为基础的方案，常用的有 CAP（CTX+ADM+DDP）、ADOC（CTX+VCR+ADM+DDP）等。

具体化疗方案如下：

（1）CAP 方案：环磷酰胺 500 mg/m$^2$，静脉冲入，第 1 天。多柔比星 50 mg/m$^2$，静脉冲入，第 1 天。顺铂 50 mg/m$^2$，静脉滴注，第 1 天（正规水化、利尿）。21 天为 1 个周期。

（2）CAPP 方案：环磷酰胺 500 mg/m$^2$，静脉冲入，第 1 天。多柔比星 20 mg/m$^2$，静脉冲入，每日 1 次，第 1 ～ 3 天。顺铂 30 mg/m$^2$，静脉滴注，每日 1 次，第 1 ～ 3 天（适当水化、利尿）。泼尼松 100 mg，口服，每日 1 次，第 1 ～ 5 天。21 天为 1 个周期。

（3）ADOC 方案：顺铂 50 mg/m$^2$，静脉滴注，第 1 天（正规水化、利尿）。多柔比星 40 mg/m$^2$，静脉冲入，第 1 天。长春新碱 0.6 mg/m$^2$，静脉冲入，第 3 天。环磷酰胺 700 mg/m$^2$，静脉冲入，第 4 天。28 天为 1 个周期。

（4）PE 方案：顺铂 60 mg/m$^2$，静脉滴注，第 1 天（正规水化、利尿）。依托泊苷 120 mg/m$^2$，静脉滴注，每日 1 次，第 1 ~ 3 天。21 天为 1 个周期。

（5）VIP 方案：顺铂 20 mg/m$^2$，静脉滴注，每日 1 次，第 1 ~ 4 天。依托泊苷 75 mg/m$^2$，静脉滴注，每日 1 次，第 1 ~ 4 天。异环磷酰胺 1200 mg/m$^2$，静脉滴注，每日 1 次，第 1 ~ 4 天。21 天为 1 个周期。

（6）CP 方案：卡铂 AUC6，静脉滴注，第 1 天。紫杉醇 225 mg/m$^2$，静脉滴注，第 2 天。21 天为 1 个周期。

## 二、畸胎样肿瘤

畸胎样肿瘤指含有所在部位所没有的多种组织形态的肿瘤，纵隔尤其是前上纵隔是最常见的部位之一。可发生于任何年龄，但半数病例症状出现在 20 ~ 40 岁。组织学上均是胚胎发生的异常或畸形。

### （一）病因

畸胎样肿瘤是由与其所在部位组织不相符的其他多种组织成分构成的肿瘤，可发生于身体多个部位。纵隔内畸胎样肿瘤发生的原因可能是：①原始生殖细胞未能完成从泌尿生殖嵴迁徙的全程，而最终停留在纵隔，因为是从全能性胚胎细胞而来，常发生在原线区域，因此，倾向于发生于中线和旁中线部位；②胚胎时期部分鳃裂组织（第 3 对）随着膈肌下降而入纵隔，来自胚胎期的多能干细胞在身体发育过程中，增生发展而成畸胎样肿瘤。

### （二）分类

纵隔畸胎样肿瘤含有 3 个胚层的多种组织成分。

（1）外胚层组织：占大多数（约 70%），包括皮肤、毛发、毛囊、汗腺、皮脂样物质、神经胶质、牙齿等。

（2）中胚层组织：包括脂肪结缔组织、骨组织、软骨、肌肉、淋巴组织等。

（3）内胚层组织：包括呼吸道上皮、消化道上皮和胰腺组织。另外，畸胎样肿瘤内的某些组织成分兼有内分泌和外分泌两种功能。其中的某些消化酶可以导致肿瘤周围组织产生炎症、出血和坏死，从而增加鉴别良恶性肿瘤的困难，并增加手术的危险性。

从组织发生学上可分为两类：

（1）皮样囊肿：含有外、中两个胚层的组织，不含内胚层组织；囊内有鳞状上皮性衬里且含有会形成毛发及皮脂性物质的皮肤附件成分。

（2）类上皮囊肿：只含有外胚层组织，不含有中、内胚层组织；囊内衬以单层鳞状细胞上皮。另外，从临床上可分为两类，即囊性和实性畸胎样肿瘤。以囊性多见，多为良性；实性畸胎样肿瘤以恶性居多。

### （三）病理

纵隔内畸胎样肿瘤可分为良性和恶性两类。

1．良性畸胎样肿瘤

良性畸胎样肿瘤占畸胎样肿瘤的一半以上，成人多见。主要由成熟的上皮细胞、内皮细胞和间皮细胞组成，但也可见有分化不成熟或分化不良的组织。

2．恶性畸胎样肿瘤

恶性畸胎样肿瘤可分为癌（来源于上皮组织）和肉瘤（来源于间叶组织）两类，以儿童多见。以往的文献将恶性精原多细胞肿瘤和恶性非精原细胞肿瘤也归类于畸胎样肿瘤，故恶性肿瘤比例偏高。

### （四）临床表现

畸胎样肿瘤可发生于各种年龄，但多数为40岁以下的成人和儿童，男、女均可患病。成年患者多无症状，儿童患者多有症状。症状多为肿瘤压迫邻近组织所致，可有咳嗽、声音嘶哑、上腔静脉综合征、继发性右心室增大等。囊性肿瘤感染时，可波及邻近组织。若肿瘤穿破支气管，可咳出毛发、油脂等物质，还可能引起支气管哮喘反复发作；穿入胸膜腔，可发生脓胸；穿入心包，可致心脏压塞。以心包积液为主要表现者也有报道，少数患者可伴小睾丸综合征。

### （五）辅助检查

临床上诊断纵隔内畸胎类肿瘤，除依靠上述症状和体征外，主要依靠以下辅助检查。

1．胸部X线

胸部X线是一个重要的筛选手段，多在前纵隔见肿物影，呈圆形或椭圆形，轮廓清晰但内部密度不均匀，可以向左或向右突出，肿瘤长轴多与身体长轴平行。特征是肿瘤内可有钙化、骨化或牙齿。

2．胸部 CT

胸部 CT 是目前临床上最常用的诊断方法，可进一步确定肿瘤的位置，并判定肿瘤与周围组织器官的关系，以指导手术方式的术前评估。

3．超声检查

超声检查可以用于鉴别肿瘤的囊性或实性。

### （六）鉴别诊断

与纵隔内畸胎类肿瘤相鉴别的疾病很多，包括纵隔内其他原发肿瘤，纵隔型肺癌，来自肺、乳腺、宫颈或其他器官癌症的纵隔转移灶、纵隔淋巴结结核等。

### （七）分期

Ⅰ期：包膜完整，无论胸膜、心包是否有粘连，镜下无外侵。

Ⅱ期：包膜不完整，与胸膜、心包粘连但局限于纵隔内，无论镜下有无外侵。

Ⅲ期：肿瘤转移。A 期转移至胸内组织，如肺、淋巴结；B 期转移至胸膜外。

### （八）放射治疗和化学药物治疗

有学者认为纵隔内畸胎类恶性肿瘤可以先进行放化疗，化疗后待患者的甲胎蛋白和癌胚抗原水平降至接近正常时，再行外科治疗，可以延长生存时间。

### （九）预后

良性肿瘤预后良好，一般无复发；恶性肿瘤预后不佳。

## 三、神经源性肿瘤

### （一）概述

神经源性肿瘤（neurogenic tumor）在成人原发性纵隔肿瘤中约占 20%，在儿童中约占 35%，绝大多数发生于脊柱旁沟（传统上称为后纵隔），约占原发后纵隔肿瘤的 75%，其中 70% ~ 80% 为良性，约半数患者无症状，偶尔可引起压迫症状或神经症状。因为肿瘤分化的程度各不相同及组成肿瘤的细胞多种多样，所以神经源性肿瘤的分类方法甚多。临床上，神经鞘瘤、神经纤维瘤、节细胞神经瘤最为常见；在儿童中，多是神经母细胞瘤。

### （二）病理

根据组织起源通常将神经源性肿瘤分为 3 类：①起源于神经鞘细胞的，有神经鞘瘤、神经纤维瘤、恶性神经鞘瘤；②起源于神经细胞的，如神经节瘤、神经节母细胞瘤及神经母细胞瘤；③起源于副神经节细胞的，如副神经节细胞瘤。

多数神经源性肿瘤位于后纵隔，少数可发生在前纵隔。良性神经源性肿瘤主要来自周围神经，如神经鞘瘤和神经纤维瘤；恶性者少见，主要为神经母细胞瘤和神经纤维肉瘤；但老年人神经源性肿瘤恶性率远较儿童低。

### （三）临床表现

大多数成人神经源性肿瘤患者没有症状，肿瘤是在常规 X 线检查时发现的。有症状者，常主诉咳嗽、气短、胸痛、声音嘶哑或有 Horner 综合征。少数患者（3% ~ 6%）有脊髓压迫的表现。儿童神经源性肿瘤，不论是良性或恶性，其症状均明显，如胸痛、咳嗽、气短、吞咽困难等。Horner 综合征、截瘫、发热等常是恶性肿瘤的表现。

### （四）诊断

成人神经源性肿瘤在 X 线片上的表现为脊柱旁的块影，侧位相上与脊柱重叠，可呈圆形、半圆形，有的为分叶状，密度均匀一致，但可有钙化。肿瘤邻近的骨质会有改变，如肋骨或椎体受侵，椎间孔扩大。骨质改变并不意味着肿瘤为恶性，而是肿瘤生长过程中压迫局部所致。放射学技术专门用来确定肿瘤的位置和范围，对于脊柱旁沟的肿瘤，胸部 X 线可确定原发肿瘤部位。脊神经孔斜位像便于观察肿瘤在脊髓的侵犯情况。

CT 扫描和 MRI 技术能更清晰地显示肿瘤的位置、大小及范围，并能清楚显示位于前纵隔、内脏纵隔、臂丛和胸壁的神经源性肿瘤。所有神经源性肿瘤患者，无论有无症状，均应行 CT 检查，以确定肿瘤是否侵入到椎管内。有报道，10% 的患者有椎管内侵犯，并且椎管内有侵犯的患者中，40% 临床上无症状。磁共振检查不仅可以确定椎管内有无受侵，还能了解受侵的程度。另外，磁共振检查还可以鉴别神经纤维瘤、神经鞘瘤和神经节细胞神经母细胞瘤。增强脊髓造影在诊断椎管内有无受侵上是有价值的。

### （五）治疗

神经源性肿瘤可通过手术切除、放射治疗、化学治疗、靶向治疗、免疫治疗等方式治疗。手术切除是神经源性肿瘤的主要治疗方式，适用于局限性肿瘤。放射治疗适用于无法手术切除或术后复发的神经源性肿瘤；常用放射治疗技术包括三维适形放疗、调强放疗等；放射治疗可控制肿瘤生长，缓解症状。化学治疗适用于恶性神经源性肿瘤或转移性肿瘤；常用化疗药物包括顺铂注射液、多西他赛注射液、依托泊苷注射液等。靶向治疗适用于特定基因突变的神经源性肿瘤；常用靶向药物包括伊马替尼片、舒尼替尼胶囊等；靶向治疗需进行基因检测，选择合适药物。免疫治疗适用于晚期或难治性神经源性肿瘤；常用免疫治疗药物包括帕博利珠单抗注射液、纳武利尤单抗注射液等；免疫治疗可激活机体免疫系统，抑制肿瘤生长。

## 四、胸内甲状腺肿

### （一）概述

本病的发生率占纵隔肿瘤的 5% ~ 7%，包括先天性迷走甲状腺和后天性胸骨后甲状腺。前者少见，为胚胎期残留在纵隔内的甲状腺组织，发育成甲状腺瘤，完全位于胸内；位置不固定，血供来自胸内。后者为颈部甲状腺沿胸骨后坠入前上纵隔，多数位于气管旁前方，少数在气管后方。胸内甲状腺肿大多数为良性，个别病例可为腺癌。

### （二）临床表现

肿块牵拉或压迫气管时可有刺激性咳嗽、气急等症状，可在仰卧或头颈转向侧位时加重。肿瘤向胸骨或脊柱方向压迫可出现胸闷、背痛，伴有甲状腺功能亢进症状者很少。出现剧烈咳嗽、咯血、声音嘶哑时，应考虑恶性甲状腺肿的可能。约有 50% 的患者可在颈部扪及结节样甲状腺肿。

### （三）辅助检查

X 线检查可见上纵隔有圆形或呈分叶状致密阴影，随吞咽上下移动，向胸内一侧或双侧突出，部分病例有钙化。胸部 CT 可准确地显示胸内甲状腺肿的部位、大小及与周围脏器的关系。放射性 $^{131}I$ 扫描可显示甲状腺肿的轮廓及确定肿块的性质，$T_3$、$T_4$ 的测定可判断甲状腺功能，对合并甲状腺功能亢进者有一定的价值。

### （四）诊断

胸骨后甲状腺肿的临床表现取决于肿块的大小及部位，主要症状为颈部肿物压迫气管而致的呼吸困难。多数患者颈部可扪及肿块，而下缘扪不清。胸部 X 线和 CT 检查具有重要价值。胸部 X 线可见上纵隔阴影增宽或前上纵隔椭圆形阴影，上缘与颈部相连，气管移向对侧或受压变窄，有些可见钙化影。CT 检查最具有诊断意义，可见上纵隔肿物，边界清晰与颈部甲状腺相连，其 CT 值高于周围肌肉组织且密度不均，部分有钙化斑或伴气管移位。同时 CT 检查还可明确肿物与气管、食管和大血管的毗邻关系及与周围组织的粘连情况。B 超和放射性核素扫描对本病的诊断意义不大。

### （五）治疗

胸内甲状腺肿的治疗方式包括一般治疗、药物治疗、手术治疗。患者有胸内甲状腺肿的情况时，甲状腺功能可能存在异常，患者需适当摄入蛋白质、维生素等营养物质，以促进提高机体功能；此时患者还需注意避免剧烈运动，以免身体过于疲劳，导致机能运行异常。药物治疗对于胸内甲状腺肿有很好的改善作用，药物治疗通常是针对甲状腺功能亢进或甲状腺肿大引起的症状进行控制。常用的药物包括抗甲状腺药物，如甲巯咪唑和丙硫氧嘧啶等，这些药物能够有效抑制甲状腺激素的合成，减轻患者的症状；β-adrenergicblockers 也可以用于缓解心悸、焦虑等症状；药物治疗的优点在于其非侵入性，适合于病情较轻的患者，且可以根据患者的反应进行调整；如果患者有甲状腺激素缺乏的情况，也需要口服左甲状腺素钠片来补充甲状腺激素。放射性碘治疗是一种针对甲状腺功能亢进的有效方法，适用于某些类型的甲状腺肿。通过口服放射性碘，能够选择性地破坏过度活跃的甲状腺细胞，从而降低甲状腺激素的分泌。此方法具有较高的安全性和有效性，但需要定期监测甲状腺功能，以防止出现甲状腺功能减退的情况。当胸内甲状腺肿较大，影响到周围器官的功能，或者药物治疗效果不佳时，则需进行手术治疗。

（王文廉）

# 第二章

# 消化系统肿瘤

## 第一节　胃癌

胃癌是常见消化道恶性肿瘤之一，据统计，全世界每年约有 90 万人新发胃癌，其发病率仅次于肺癌而居第二位。从不满 1 周岁的婴儿到 85 岁以上老人均可发生胃癌，但其高发年龄为 50 ~ 59 岁，其次为 40 ~ 49 岁；男性多于女性，在我国，男女之比为（2 ~ 3）：1。按 Lauren 分型，胃癌可分为肠型和弥漫型两大类，前者多见于高发区，以老年人为主，恶性程度较低，术后预后较好；后者在高发区、低发区基本一致，患病年龄前移，恶性程度较高，预后不良。

### 一、扩散与转移

#### （一）直接蔓延

当胃黏膜某一处或几处发生癌变之后，癌细胞就不断增生扩大，与此同时，癌细胞可沿着胃壁组织的组织间隙、淋巴管、血管或神经束依次侵入并破坏癌灶周围的组织，使癌灶在胃壁组织内逐渐增大，严重者可穿透胃壁侵入毗邻器官，使癌灶与相邻器官粘连融合在一起。据全国胃癌病理协作组 360 例胃癌尸检材料统计，侵犯周围脏器者占 60.7%，以大网膜最常见，其次是肝、胰及横结肠等。直接蔓延与癌瘤的发生部位有关，贲门胃底癌以侵犯食管、肝及胰为主，但胃窦癌侵犯十二指肠的情况较其他部位明显为更多。

1．胃壁内癌组织扩散的方向和范围

胃癌细胞在胃壁内的直接扩散具有一定的方向和范围，可沿水平与垂直方向向胃壁各层扩散。癌水平扩散使胃壁内的癌灶逐渐增大，其范围又与癌的生长方式有关，一般弥漫浸润生长的癌范围最广，如革囊胃癌向胃壁深部的垂直方向扩散要比水平扩散显得重要。

大量实践证明，胃癌预后的好坏不是取决于癌的面积，而是取决于癌的浸润深度，不同浸润深度的胃癌的预后、淋巴结转移等特性都不同。癌组织浸润越深，其淋巴结转移、腹膜种植转移、器官转移越多，预后越差。有学者把溃疡型胃癌向深部浸润的形式分为4型：Ⅰ型是和黏膜内癌相比，向深部浸润的范围狭窄，呈倒三角形；Ⅱ型是黏膜层癌和向深层浸润几乎相等，呈矩形；Ⅲ型是和黏膜层癌相比，越向深层浸润范围越宽，呈正三角形或梯形；Ⅳ型是与黏膜层癌的大小无关，在深层呈广泛浸润。其中，以Ⅲ型多见。

2．胃壁内癌组织的生长方式

主要看癌组织向胃壁浸润的前沿状态，根据癌细胞排列的结构形态与间质的关系，有学者将肿瘤的生长方式分为3类，即团块状浸润、弥漫性浸润和巢状浸润。这种分型不但能反映出胃癌的生长浸润和转移的特点，而且有利于临床治疗。

### （二）淋巴转移

胃壁各层均存在淋巴管网，特别是黏膜下及浆膜下层的淋巴管网尤为丰富，这为胃癌的淋巴道转移提供了条件。经对胃癌切除标本及转移淋巴结的研究结果证实，胃癌淋巴道转移的具体过程为：①癌细胞侵入淋巴管，从癌组织中释出的癌细胞通过一定的方式侵入癌灶附近的毛细淋巴管。②癌细胞在淋巴管内运行，癌细胞进入淋巴管后，随流动的淋巴液运行。癌栓运行的方式有两种，一种是癌细胞在淋巴管内呈连续性增生和蔓延的连续性癌栓；另一种是癌细胞以分散的漂浮的栓子形式转移的漂浮性癌栓。所以呈现不同的癌栓，可能与癌细胞本身的特性有关，即前者的癌细胞间黏着性较强，而后者的黏着性较弱，易于分离，也易于转移。癌细胞的不同形式的淋巴管癌栓形成也与胃癌癌肿本身的生长浸润方式有关，连续性癌栓主要见于单生型及团生型胃癌，而漂浮性癌栓主要见于弥生型胃癌，即印戒细胞癌及分化较低的腺癌。③癌细胞在淋巴结内形成转移灶，在淋巴管内运行的癌栓到达局部淋巴结，先聚集于边缘窦，然后生长繁殖并破坏淋巴结结构，形成淋巴结内转移癌灶。胃癌的淋巴道转移，多按淋巴引流顺序，由近及远，由浅及深。有时可因淋巴道受阻出现逆行转移，有时还可以出现跳跃式转移，即近处淋巴结尚未出现转移灶时，远处淋巴结已发现有转移，因此临床医师在手术时加强对淋巴结的检查和确定清除的范围有重要意义。

### （三）血管转移

胃癌的血管转移较淋巴管转移为少，而且大多发生在胃癌晚期。据全国胃癌病理协作组 360 例胃癌尸检材料统计，器官转移率为 62.4%（其中淋巴转移率 86.7%），以肝脏（38.1%）、肺脏（32.2%）最多，其次为胰、肾上腺、骨、肾等部位。胃癌的血道转移过程与淋巴转移相类似，即胃癌细胞首先从癌瘤上脱落下来，浸润和破坏癌瘤旁的小血管（通常是小静脉或毛细血管）并侵入血管。癌细胞侵入血管后或者被血流带到别处，或者留在所浸润的血管部位增生并不断释出微小的癌栓至循环中。进入循环中的癌细胞并非都能存活，因此在血循环中出现癌细胞并不意味着一定有转移发生，但血液中循环着的癌细胞栓当达到一定的部位可在血管内停滞，然后浸润至血管外，癌细胞继续增生生长形成转移灶。癌细胞进入血循环中的运行途径与一般血栓栓子运行途径一样，侵入体循环静脉的癌细胞经由心到达肺的毛细血管，于肺内被阻塞而不断增生形成转移灶；侵入门静脉系统的癌细胞，首先到达肝脏的毛细血管，于肝内继续增生形成肝转移灶；侵入肺静脉的癌细胞或肺内转移癌通过肺毛细血管而进入肺静脉的癌细胞，可经左心随主动脉血流到达全身各器官，如脑、骨、肾等处。胃癌的血道转移之所以肝、肺最多，其原因就是癌细胞易于侵入门静脉系统和体循环静脉系统。胃癌的血道转移中，常见到肝转移同时也有肺转移。肺转移也多伴有肝转移。据全国胃癌病理协作组统计，胃癌肺转移伴肝转移者为 70.6%，不伴肝转移者为 29.4%。

### （四）种植性转移

当胃癌组织浸出浆膜或浸润至相连的腹膜或转移淋巴结破裂时，胃肠的不断蠕动以及与其他脏器的互相摩擦，会使癌细胞脱落至腹腔或在腹膜或胃下方的腹腔脏器浆膜形成种植性转移癌灶。常见有以下几种：

1. 腹膜种植性转移

腹膜种植性转移也称腹膜播种，其发生频率国外文献报道为 30.5% ~ 40%。如癌在腹腔内广泛播散，临床上则称之为癌性腹膜炎，常伴有大量血性腹水。

2. 卵巢种植性转移

在女性胃癌患者中，发生卵巢转移较多见。据我国统计，其发生率为 15.6%，占女性胃癌患者的 43.6%。临床表现多为两侧卵巢同时受累，镜下多为卵巢印戒细胞癌，也称卵巢克鲁肯贝格（Krukenberg）瘤。胃癌转移至卵巢的途径尚不完全清楚。

3. 盆腔种植性转移

在胃癌组织浸出浆膜或有腹膜播种时，由于重力的原因，腹膜腔的癌细胞易下沉到盆腔内，于直肠膀胱陷窝或直肠子宫陷窝内发生种植性转移。我国统计，胃癌的盆腔种植性转移发生率为 8.6%（31/360），由此，临床医师对可疑胃癌患者进行肛诊是非常必要的。

上述的胃癌扩散转移方式，互相之间并不能截然分开，只是对每一病例可能以某一种方式为主。

### （五）影响扩散与转移的因素

有多方面的因素，其中最基本因素是胃癌的生物学特性及机体抗肿瘤的防御功能。这些因素并不是孤立的，而是相互作用、相互关联的。它们不仅影响胃癌扩散与转移的发生发展，也直接影响胃癌患者的预后。

1. 胃癌的生物学特性与扩散转移

据全国胃癌病理协作组 6505 例进展期胃癌统计，胃癌大体类型与淋巴结转移率有显著相关，淋巴结转移率依下列顺序递增：表面扩散型 50.9%，结节蕈伞型 59.3%，局限溃疡型 61.4%，盘状蕈伞型 71.2%，局限浸润型 71.8%，浸润溃疡型 72.7%，弥漫浸润型 78.2%。从校正残差看，浸润型的转移率显著高于其他各型。在 339 例胃癌尸检中，肝转移在结节蕈伞型占 47.8%，盘状蕈伞型占 38%，显著高于局限浸润型（24.6%）及弥漫浸润型（17.1%）；而腹膜种植则反之，局限浸润型占 47.4%，弥漫浸润型占 36.6%，显著高于结节蕈伞型（13%）及盘状蕈伞型（23.8%），这说明蕈伞型癌易出现肝转移，浸润型癌易发生腹膜种植。

2. 胃癌的组织学类型与扩散转移

据全国胃癌病理协作组 6505 例进展期胃癌统计，胃癌的组织学类型与淋巴结转移率有显著相关，淋巴结转移率以下列顺序递增：管状腺癌 61.1%，乳头状腺癌 62.8%，未分化癌 67.7%，硬癌 69%，低分化腺癌 70.6%，黏液腺癌 72.3%，黏液细胞癌 72.6%。从校正残差看，管状腺癌的转移率显著低于其他各型。在 360 例胃癌尸检材料中，肝转移以乳头状腺癌最多（66.7%），印戒细胞癌最少（17%）；而腹膜种植则多见于印戒细胞癌（39.6%）、黏液腺癌（36.4%）、未分化癌（33.3%）及硬癌（30%）。

3. 胃癌的浸润深度与扩散转移

在国内一组 327 例胃癌尸检材料中，癌浸至浆膜外及浆膜层的淋巴结转移（各为 88.7%、87.5%）及腹膜种植（各为 26.2%、35.5%）均高于其他各层，说明癌浸润深度与淋巴结转移率及腹膜种植有显著相关性，即癌浸润越深，淋巴结转移及腹膜种植率越高。

4．腺管癌栓与扩散转移

在360例胃癌尸检材料中，淋巴管有癌栓组其淋巴结转移（91.4%）及器官转移（70.9%）均比无癌栓组（各为80%、54.7%）显著为高，血管有癌栓组器官转移（77.2%）比无癌栓组（57.4%）显著为高，说明有淋巴管癌栓时与淋巴结转移与器官转移都比无癌栓时高，也反映了癌栓与淋巴结、器官转移的密切关系。

5．胃癌的生长方式与扩散转移

据某大学肿瘤研究所提供的90例进展期胃癌资料，胃癌的生长方式与淋巴结转移有密切关系，团块状浸润生长者淋巴结转移较少（47.6%），而弥漫性或巢状浸润生长者淋巴结转移率较高（分别为95.5%、93.1%），说明胃癌的不同生长方式其淋巴结转移有关。

6．机体免疫状态与扩散转移

机体抗肿瘤的防御功能主要取决于机体的免疫状态，免疫反应的程度与肿瘤的扩散转移有密切关系。胃癌的形态学观察发现，癌周间质反应、胃壁黏膜与黏膜下层内淋巴滤泡形成、淋巴结免疫反应等与其扩散转移的发生有一定的关系。反应目前一般认为，癌周间质反应中常见的淋巴样细胞与浆细胞、吞噬细胞均属于免疫活性细胞，这些细胞在癌周浸润量的多少常被看作是对癌组织抵抗力的标志之一，并与淋巴结转移的多少有关。据全国5601例进展期胃癌资料表明，癌周无纤维组织包绕且淋巴样细胞反应少或中量时，淋巴结转移率较高；而癌周有纤维组织包绕及淋巴细胞反应明显者，淋巴结转移率则低。肿瘤邻近组织的淋巴滤泡形成也是体液免疫反应的一种表现，与胃周淋巴结的生发中心增生（GH）可能是相关的反应。在免疫活性细胞反应明显的病例，在邻近癌组织周围，特别是黏膜和黏膜下层，常见淋巴小结形成，甚至出现生发中心，有的反应甚为明显。陈东等观察了105例胃癌的淋巴滤泡形成情况，可见阳性组较之阴性组其5年存活率有明显提高，表明淋巴滤泡形成伴有较好的预后。

## 二、治疗

到目前为止，胃癌的治疗效果仍不满意，这一方面由于胃癌发病原因尚不明确，另一方面是多数病例确诊时已属中、晚期患者，疗效自然欠佳，因此早期诊断、早期治疗仍是提高胃癌治疗效果的关键。目前胃癌的治疗仍以外科手术为主，以化疗、放疗、内镜下治疗及中医中药为辅。

## (一)外科手术治疗

1．根治性切除术

根治性切除术也称为治愈性切除，即将胃癌的原发病灶，连同部分周围组织及其相应的区域淋巴结一并切除，临床上不残留任何癌组织。因其区域淋巴结清除的范围不同，可将其分为 4 种，即未将第一站淋巴结完全清除的称 $R_0$ 术式，将第一站淋巴结完全清除为 $R_1$ 术式，同样清除全部第二站或第三站淋巴的称为 $R_2$ 或 $R_3$ 术式。同时又可根据淋巴结转移程度与淋巴结清除范围的关系，区分为绝对根治与相对根治两种。绝对根治是指淋巴结清除超越转移淋巴结第一站以上，如第一站淋巴结有转移，施行 $R_2$ 或 $R_3$ 根治，即绝对根治；如仅做 $R_1$ 手术，虽然临床上也无残存转移淋巴结，但只能认为是相对根治。一般根治性胃大部切除的范围，应包括原发病灶在内的胃近侧或远侧的 2/3 ～ 3/4、全部大小网膜、肝胃和胃结肠韧带及结肠系膜前叶、十二指肠第一部分及胃的区域淋巴结。有时胃体癌为了清除贲门旁、脾门、脾动脉周围淋巴结，须行全胃及胰体胰尾与脾脏一并切除的扩大根治术。癌肿累及横结肠或肝脏左叶等邻近脏器时，也可做连同该受累脏器的根治性联合切除术。由于扩大根治术的手术死亡率和术后并发症的发生率高，术后患者生活质量低下，所以应严格掌握手术适应证，如无选择地将全部胃癌均施行扩大根治术，并不能提高胃癌患者的生存率。

(1)早期胃癌的手术治疗：早期胃癌(EGC)具有较好的预后，5 年生存率超过 90%，以往均主张做 $D_2$ 术式。近 20 年来，随着内镜技术的进步，早期胃癌病例的不断增多，对早期胃癌的研究也不断深入，积累了较多的临床资料。发现单发病变的早期胃癌，其生存率不但显著高于多发病变，而且全部病例的复发率也较低，有资料报道仅 2.8%，且绝大多数的复发病例均是病变侵入黏膜下层伴有淋巴转移者。另外其复发的形式也多是由于已有血行转移至肺与肝之故。另一值得注意的是，不论癌肿是否已侵入黏膜下层的单发病变，3 种不同的手术方式——$D_0$($R_0$)、$D_1$($R_1$)、$D_2$($R_2$)的生存率无甚差异，所以国内一般认为早期胃癌的手术方式应是黏膜内癌做 $D_1$ 术式，黏膜下癌做 $D_2$ 术式，小于 2 cm 的息肉状黏膜内癌做癌肿局部切除或 $D_0$ 术式已完全足够。我国多数患者就诊时肿瘤范围已较大并有一定程度的淋巴结转移，加上术前漏诊，临床上适于局部切除或 $R_0$ 手术的病例极少。为安全起见，对 EGC 患者以根治性手术为宜，但应注意保留有重要生理功能的幽门，保留迷走神经腹腔支和肝支；即使施行全胃切除，也应行双空肠或回结肠代胃重建术，尽量保留胰、脾；对于多发性 EGC 和残胃 EGC，应行全胃切除术。

(2)进展期胃癌的手术治疗：近年来国内外对进展期胃癌有倾向于施行广泛彻底的手术切除的趋势，如对Ⅱ、Ⅲ期胃癌倾向于施行 $D_3$ 式手术，对Ⅳ期胃癌也认为不应轻易放弃根治机会，但认识尚不一致。国内不少学者认为，Ⅲ期胃癌均应积极选用 $D_3$ 式手术，但欧美国家普遍反对对Ⅲ期以上胃癌行扩大根治术。另外，国内部分学者认为Ⅳ期胃癌可有选择地施行 $D_3$ 基础上的多脏器联合切除术，并提出其适应证为：Ⅴ期胃癌有胰体胰尾、横结肠及其系膜受侵以及左肝叶受侵或转移，有第 3 站淋巴转移，但无肺、骨转移及腹膜广泛转移，全身情况尚好，具备相应技术条件。

2．姑息性切除术

对姑息性切除也存在不同意见。一种意见认为姑息性切除只能解除幽门梗阻、出血、疼痛以缓解症状，而不能延长生命。因此，剖腹发现癌肿不能根治时，如无上述并发症者即放弃切除手术。

3．短路手术

如癌肿不能切除而有幽门梗阻，可做胃空肠吻合术，以解除梗阻，使患者能够进食以改善全身营养状况为接受其他治疗创造条件。

### （二）化学药物治疗

化疗是治疗胃癌的主要方法之一，胃癌根治术后辅助化疗可以减少复发，提高生存率。对不能手术或根治术后复发的晚期患者，化疗则为主要治疗措施，部分患者可缓解病情，延长生存期。以化疗为主的综合治疗是当今治疗晚期胃癌的趋向，有时化疗也用于术前，称为新辅助化疗，以提高手术切除率。

1．化疗适应证

（1）进展期胃癌新辅助化疗及术中、术后化疗。

（2）不能手术的晚期、复发患者。

（3）早期胃癌有下列情况之一，可酌情化疗：①病理类型高度恶性；②有脉管癌栓或淋巴结转移者；③浅表广泛型面积＞ 5 $cm^2$；④多发癌灶；⑤年龄＜ 40 岁。

2．化疗药物

治疗胃癌的常用化疗药物主要有 5 类 10 余种，即抗代谢药（5-FU、FT-207、CAP、S-1、UFT）、抗生素药（MMC、ADM）、烷化剂（CTX、BCNU、CCNU、Me-CCNU、ACNU）、植物类药（VCR、CPT、PTX、DTX）及杂类（PDD、L-OHP）。其中以 5-FU 及其衍生物、MMC、ADM 最为常用，单药有效率为 20% ~ 30%，联合用药治疗胃癌的有效率为 30% ~ 50%。

3．化疗方案

既往常用的化疗方案为 MF 方案、FAM 方案和 EAP 方案。近年来研究表明，标准方案 FP 和 TDF 方案（紫杉醇或多西他赛 + 顺铂 +5-FU）具有较好的疗效，国内应用越来越多。常用的化疗方案有以下几种：

（1）FP 方案：DDP 75 ～ 100 mg/m$^2$，静脉注射，第 1 天。5-FU 1000 mg/m$^2$，第 1 ～ 5 天持续输注 24 小时。4 周为 1 个周期。

（2）PDF 方案：PTX 175 mg/m$^2$，静脉注射，第 1 天。DDP 20 mg/m$^2$，静脉注射，第 1 ～ 5 天。5-FU 750 mg/m$^2$，第 1 ～ 5 天持续输注 24 小时，4 周为 1 个周期。

（3）FOLFOX4 方案：OXA 85 mg/m$^2$，第 1 天静脉注射 2 小时；5-FU 400 mg/m$^2$，静脉注射，第 1 ～ 2 天，5-FU 600 mg/m$^2$，第 1 ～ 2 天持续输注 22 小时；LV 200 mg/m$^2$，静脉注射，第 1 ～ 2 天，2 周为 1 个周期。

（4）IF 方案：CPT-11 80 mg/m$^2$，静脉注射；LV 500 mg/m$^2$，静脉注射；5-FU 2000 mg/m$^2$，持续输注 22 小时，每周 1 次，共 6 周为 1 个周期。

（5）IP 方案：CPT-11 200 mg/m$^2$，静脉注射，第 1 天；DDP 60 mg/m$^2$，静脉注射，第 1 天，4 周为 1 个周期。

（6）DCF 方案：DTX 75 mg/m$^2$，静脉注射，第 1 天；DDP 75 mg/m$^2$，静脉注射，第 1 天，5-FU 750 mg/m$^2$，第 1 天、第 5 天持续输注 24 小时，3 周为 1 个周期。

（7）口服化疗方案：①希罗达（CAP），每日 2500 mg/m$^2$，分 2 次口服，于饭后半小时用水吞服，连用 14 天，休息 7 天，21 天重复；② S-1（替吉奥胶囊），成人首次应用应依照体表面积来确定用量，早饭后和晚饭后分别口服 1 次，每日 2 次，连续服用 28 天，停药 14 天，如此作为 1 个疗程，反复用药。

（8）腹腔化疗方案：5-FU 1000 ～ 2000 mg/m$^2$+DDP 60 ～ 100 mg/m$^2$+ 生物制剂腹腔灌注，每周 1 次，连用 3 周。

### （三）放射治疗

1．胃癌的术前放疗

有手术指征的进展期胃癌患者，全身一般情况尚可，在有条件的医院应行术前放疗。临床实践已经证实，术前放疗一般不会增加手术困难及手术并发症。

（1）术前放疗的目的：①杀灭部分癌细胞，使肿瘤体积缩小，便于手术切除，提高切除率，扩大手术适应证；②降低癌细胞活力，从而降低局部种植率和降低因手术压挤而造成的血行播散；③杀灭或抑制浆膜面浸出的癌细胞，防止癌细胞播散并消除手术范围以外的转移淋巴结。术前放疗可提高 5 年生存率 10% ～ 15%。

（2）术前放疗适应证：①以Ⅱ、Ⅲ期胃癌为主要对象；②病理分型 Borrmann Ⅰ、Ⅱ型宜做术前放疗，Ⅲ型也非绝对禁忌，但Ⅳ型由于常已侵及胃壁全层且常累及周围脏器，不宜行术前放疗；③肿瘤直径在 6 cm 以下的宜行放疗，超过 10 cm 的则放疗很难奏效；④分化较差的未分化或低分化腺癌疗效较佳，即使分化较好的管状腺癌等也有 2/3 的病例可取得较好疗效。

（3）术前放疗的优点：①术前的靶组织氧合较好，放疗更能发挥抗肿瘤作用；②术前放疗有助于根除肿瘤，可以将肿瘤体积减少到能够安全手术切除的范围（完整切除肿瘤，手术边缘和组织学边缘阴性）；③术前放疗通常比术后放疗有较好的耐受性，患者更容易接受足量的放化疗剂量。

（4）术前放疗的要求：①应在钡餐透视下定位，定位时的体位与照射时的体位相同。②放射源选择高能 X 线或 $^{60}$Co 的 γ 射线。③总量 DT 3500 ~ 4000 cGy/4 周，未分化癌 DT 3000 ~ 3500 cGy/3 周。④原则上放疗后 2 周手术，但最迟不超过 3 周。

（5）照射野的设计：应包括原发灶以外 3 ~ 5 cm。上界平剑突水平，分别包括腹腔、胃左、肝总、腹主动脉周围淋巴结。若原发灶在幽门区，照射野应偏右，内侧界超过中线 3 cm，包括腹腔动脉周围淋巴结区及健侧肾门区。若原发灶在近贲门区，照射野应偏左，内侧界过中线 3 cm。若原发灶在胃小弯、胃中央区，照射野不应超过 10 cm，以免过多损伤两肾。照射野不论偏左或偏右，均应保护一侧肾脏，靠近中线的边界不应超过中线 4 cm。照射野以腹上区一野为主，必要时加用后背野。

2. 胃癌的术中放疗

在术中先行部分或全胃切除术及淋巴结清扫后，将肝、胆管、十二指肠、结肠、小肠及胃残端挡野，并保证照射野足够大。选择 9 ~ 15 MeV 电子线，常用剂量为 DT 28 ~ 30 Gy，一次大剂量地对手术区残余灶或转移淋巴结给予照射，术中照射可提高 5 年生存率 10% ~ 20%。照射后移开限光筒，生理盐水灌洗腹腔，做胃十二指肠吻合术或胃空肠吻合术。注意无菌操作。对手术切除困难者也可行术中粒子植入放疗。

3. 胃癌的术后放疗

术后放疗适应证：胃癌姑息切除后有局限性病灶或转移淋巴结存在，要求以术中标记为准，参考手术记录设照射野。选高能射线。一般设前后平行相对两野，病灶局限可设小野，病灶范围较大可设大照射野，总剂量 DT 5000 cGy/6 周，做过手术前照射者用上述剂量的 2/3。胃癌术后也可采用适形放疗，适形放疗的范围应包括瘤床和容易淋巴转移的区域，放射剂量同上。通常在术后 3 周左右开始放疗。

### （四）中药治疗

目前多数是配合手术或化疗进行综合治疗。中药可以减少化疗的不良反应和增强机体的抗病能力。根据患者具体情况辨证论治，以清热解毒、祛瘀散结、实则攻之、虚则补之为治疗原则，有一定疗效。

## （五）内镜下治疗

1．早期胃癌的内镜下治疗

由于内镜技术不断发展，以及人们对早期胃癌的认识日益深化，发现病变小于 20 mm，仅侵及黏膜的早期胃癌不断增加，使某些类型的早期胃癌在内镜下进行治疗成为可能。从理论上讲，早期胃癌的根治性内镜下治疗须具备两个条件：一是肿瘤无淋巴结远处转移，二是能将癌组织完全根除。目前较可靠的内镜下治疗是内镜下黏膜切除术、内镜下套扎切除术和腹腔镜下手术等。使用局部化疗药物注射、微波和射频等热凝固法治疗、激光治疗、激光光动力学治疗、胃内冷冻治疗之类的疗法也可取得较好疗效。这里仅对内镜下黏膜切除术、内镜下套扎切除及腹腔镜下手术做简单介绍。

（1）内镜下黏膜切除术（EMR）：早期胃癌检测技术的进步和早期胃癌检出率的不断提高，使内镜下黏膜切除术替代传统外科手术成为可能。EMR 应严格限制在＜ 20 mm 的Ⅰ型、Ⅱ A 型（轻度隆起型）或明确诊断的Ⅱ C 型（轻度凹陷型）患者，但Ⅱ C 型必须无肉眼可见溃疡形成且＜ 10 mm；同时，EMR 也允许应用于传统手术有不同并发症和危险性的高龄患者或拒绝手术者。但是，由于淋巴转移是胃癌极为重要的预后因素，而 EGC 淋巴转移率达 15%，在选择 EMR 治疗时应持慎重态度。EMR 的适应证是黏膜内的分化型腺癌且无溃疡或瘢痕形成，不超过 15 mm 而不论其大体类型，至少随访 5 年。其具体方法是：首先要准确确定病变范围，而后用通有 30 W 电流的针形手术刀对距离病变 5 ～ 10 mm 处做一圆形标记，再用 0.9% 氯化钠或 50% 葡萄糖（均为 20 mL，只用 1 种）+ 去甲肾上腺素 0.1 mg，沿预先确定的标记，每 3 ～ 4 mm 注射 1 次，使其形成一个包括病变范围在内的 10 ～ 20 mm 局部黏膜隆起，最后通过双通道注射孔内镜使用圈套器，将隆起的黏膜切除。术后对切下的黏膜边缘及残留于胃体内胃黏膜切除的断端 2 cm 处及病变黏膜下层取活检，如均未见癌细胞，即可定期随访；如在某一处发现癌细胞，应追加手术以求根治。随着新型尖端绝缘电热刀的出现，EMR 的完整切除率得到了提高，其并发症的发生率也将会进一步下降。EMR 的主要并发症有出血和穿孔，出血可在内镜下止血，如内镜下止血失败，则改行外科手术止血；穿孔则应及时进行外科手术或腹腔镜下治疗。

（2）内镜下套扎切除：主要用于常规黏膜切除困难的位于胃小弯后壁和贲门的病灶，以内镜下曲张静脉套扎装置行黏膜切除。Akiyama 等以此法对 27 例 EGC 患者施行手术，结果示＜ 12 mm 的病灶一次切除即可，＞ 14 mm 者需要重复 1 次。此法也适用于其他部位的早期癌灶。

（3）早期胃癌的腹腔镜下手术：早期胃癌的 EMR 与传统剖腹手术相比，具有侵袭性低、并发症少、恢复快等优点，但是要求癌灶直径小于 30 mm（通常为 15 mm），超过限值，则癌灶难以切除完全，导致残余癌细胞复发。随着相关技术和设备的发展，腹腔镜技术作为微创外科技术，已进入胃癌的治疗领域。20 世纪 90 年代初，大桥秀一等率先研究了腹腔镜下早期胃癌切除术，取得了一定的成果。目前腹腔镜下治疗，如腹腔镜下楔形切除术（LWR）、腹腔镜下黏膜切除术、腹腔镜下扩大根治术已应用于临床并取得了良好疗效。Iune 等提出病变位于黏膜或黏膜下层，同时没有周围淋巴结转移者，是腹腔镜下早期胃癌切除术的适应证，但需要靠电子内镜、病理活检、超声内镜、内镜下淋巴造影、胃 X 线摄片及腹腔镜下探查等各种手段的综合判断，并了解肿瘤的位置、大小、形态、浸润度和转移情况后才能决定是否进行腹腔镜下手术。腹腔镜下探查能精确地评价胃癌周围组织浸润、肝转移、腹膜种植及腹腔淋巴结转移，它采用腹腔镜探针触压胃前壁表面，或提起胃大网膜和大弯侧，将探针透过大网膜触压胃后壁表面来了解胃前后壁的浸润度，并可切取可疑淋巴结做快速病理诊断，了解淋巴结转移情况，进而对胃癌进行分期而利于手术方案的选择。松本分析了 159 例病例，发现病灶位于黏膜内共 89 例，其中 43 例肿块直径≤ 2 cm，均无淋巴结转移；位于黏膜下层共 70 例，其中 2 例肿块直径≤ 1 cm，无淋巴结转移，从而被视为早期胃癌腹腔镜下手术的适应证；同时也有人提出浸润度限于黏膜内层，直径＜ 2 cm 的Ⅱ A 型或直径＜ 1 cm 的Ⅱ C 型肿块可作为该手术的适应证。早期胃癌腹腔镜下手术按癌肿位置不同分为两大类：胃前壁病灶的代表性术式为病灶提起法腹腔镜下胃部分切除术，胃后壁病灶的代表性术式为经皮经胃壁腹腔镜下黏膜切除术（PTEMR）。早期胃癌腹腔镜下手术侵袭程度轻，即使是小开腹法或经胃瘘手术，切口皆仅为 3 ~ 4 cm，但能完全切除直径≤ 2 cm 黏膜或黏膜下病灶，手术范围除了胃前、后壁以外，一般胃小弯侧、胃大弯侧、贲门周围、幽门前庭等部位均可手术。在手术前，超声内镜诊断癌肿浸润深度的准确率仅 80% 左右，故术前做腹腔镜探查时，对怀疑有淋巴结转移者，取出淋巴结做快速病理诊断则更准确。对有淋巴结转移者，有学者主张在腹腔镜下使用电凝剪机做淋巴结清扫；但有学者认为切除范围不够时，应以剖腹手术为妥。腹腔镜下早期胃癌手术尽管有胃壁穿孔、出血、黏膜剥离不全等危险，但它不失为一种行之有效的可供选择方式以替代传统的剖腹手术和内镜下黏膜切除术。

2. 进展期胃癌的内镜下治疗

进展期胃癌尤其是进展晚期胃癌进行内镜下治疗包括两种情况：一是就诊时已失去手术治疗机会或不愿进行放疗和化疗者；二是已进行过手术、放疗、化疗后又复发并出现明显症状及恶病质，不能进行其他治疗者。

内镜下治疗主要包括微波、射频、高热凝固治疗，局部注射 MMC+5-FU 等化疗药物治疗，各种激光照射及激光光动力学治疗等。其中以局部注射化疗药物及激光光动力学治疗效果较好。局部注射化疗药物的方法是将 MMC 6 ～ 8 mg+5-FU 500 mg 溶于 20 mL 注射用水内，用内镜下注射针通过内镜活检孔，将药物分点注射于肉眼可见的肿瘤内，每周 1 次，根据患者具体情况决定治疗次数。其主要作用机制是化疗药物局部杀灭癌细胞（但无全身化疗的不良反应），以及化疗注射后使癌细胞在 S 期积聚有利于激光光动力学治疗。激光光动力学治疗的具体方法是首先静点光敏剂，然后根据所注射的不同类型光敏剂，决定实施激光照射的时间，照射可采用配有柱状光纤的染料激光器或国内最新研制的半导体激光器。其主要作用机制：①激光照射可使局部温度升高超过 42℃而直接杀灭癌细胞；②照射 6 小时后癌组织内大部分微血管结构被破坏，癌组织因缺血而大量坏死脱落；③光敏剂被激活后发生一系列能量变化，最后产生单态氧改变了细胞内氧化酶的作用，抑制细胞呼吸从而使癌组织细胞坏死脱落。无论是哪一种治疗方法，对进展期胃癌患者只能起到减轻痛苦或适当延长生存期的作用，故进展期胃癌内镜下治疗仍属一种姑息疗法。

### （六）胃癌的生物、分子靶向治疗

生物治疗可明显提高治愈率、延长生存期并提高生活质量。常用药物有香菇多糖、IL-2、干扰素。香菇多糖每次 1 ～ 2 mg 加生理盐水或 5% 葡萄糖稀释后静脉注射，每周 1 ～ 2 次。α－干扰素为 500 万～ 1000 万 U/m$^2$，肌内注射或皮下注射，每周 3 次；或 300 万 U/d，共 3 ～ 6 个月，维持剂量为每周 3 次，持续至少 12 个月。分子靶向治疗常用的药物有厄洛替尼（特罗凯），每次口服 150 mg；贝伐单抗 15 mg/kg，联合 CPT-11 及 DDP 第 1 天和第 8 天，每 3 周重复 1 次，对复发的胃癌有一定疗效。

## 三、影响预后的因素

胃癌发生发展是一个漫长而复杂的生物学过程，影响胃癌患者手术后预后的因素除治疗因素外，还有许多与治疗无关的因素。从病理形态学研究的角度，可概括为两大类影响预后的因素：①胃癌的生物学特性，包括癌的浸润深度、扩散与转移的范围、生长方式、肉眼及组织学类型及分化程度、有无脉管侵犯、生长部位及瘤体的大小等。②胃癌宿主的免疫状态，包括癌周间质反应及引流淋巴结的免疫反应等。这些因素并不是孤立地起作用，而是相互作用和互相联系的，单凭某一因素来判断预后显然是不够全面的。近年来不少学者应用现代电子计算机技术进行多因素逐步回归分析法，对手术切除胃癌标本进行各项病理形态学指标的分析、比较，得出可能比较精确地判断预后的资料，以供临床上对胃癌术后患者病情发展进行预测和制订进一步的治疗方案。

### （一）胃癌的浸润深度

根据胃癌组织在胃壁内浸润的深度不同将胃癌分为早期、中期和晚期，不同时期（浸润深度不同）的胃癌患者的预后明显不同。据日本胃癌研究会全国登记处统计，在早期胃癌中，黏膜内癌5年生存率为94.8%，黏膜下癌为86.4%，中期胃癌（浸润固有肌层癌）为69.2%；在晚期胃癌中，浸润至浆膜下层者5年生存率为55.3%，浸润至浆膜层者为33.7%，浸润至浆膜外者仅为9.4%。据国内资料统计，癌浸润达黏膜下层以上者为95%以上，浅肌层者为50%，深肌层者为25%，侵犯浆膜者仅为10%。以上资料表明，胃癌组织在胃壁内浸润越深，5年生存率越低。胃癌的病理组织学观察表明，决定癌浸润深度的因素包括组织学类型、癌周间质反应及大体类型。在胃癌的大体类型中，结节蕈伞型及局限溃疡型浸至肌层的比例较其他类型高；在胃癌的组织学类型中，乳头状腺癌浸至肌层比例较高，而黏液腺癌及未分化癌、硬癌浸至浆膜外比例较高；胃癌的癌周间质反应与癌浸润深度呈负相关，即癌周有纤维组织包绕、淋巴样细胞反应明显者，癌浸润较浅，反之则癌浸润较深。胃癌扩散转移的生物学特性研究表明，癌浸润深度与淋巴结转移率有显著相关，即癌浸润越深，转移率越高，转移越远，因此，单纯以肿瘤浸润胃壁的深度来判断胃癌的预后，而忽视血管侵犯和淋巴结的转移是不够全面的，即使在同一浸润深度的胃癌，淋巴结转移与否可直接影响其预后。据日本胃癌研究会报道，无淋巴结转移的M癌、SM癌和PM癌，术后5年生存率分别为93.6%、89.6%和88.1%，而伴有淋巴结转移的M癌、SM癌和PM癌，术后5年生存率则分别为91.5%、80%和40.4%。

### （二）胃癌的淋巴结转移

淋巴结转移为胃癌转移的主要途径，它是影响胃癌患者预后的一个重要因素。据全国胃癌病理协作组6505例中晚期胃癌的病理改变与预后的关系报道，胃周淋巴结癌转移与生存率有显著相关性，5年生存率为无淋巴结转移41.1%、第一站转移13.3%、第二站转移10.1%，这表明胃周淋巴结转移率越高、越远，5年生存率越低。有资料报道，第二站有远处淋巴结转移者的5年生存率为0。胃癌的淋巴结转移与患者术后复发也有十分密切的关系。日本学者曾经报道了一组120例复发性胃癌，其中无淋巴结转移者，平均复发时间为7.9年；而伴有淋巴结转移者，平均复发时间仅为4.2年。

### （三）胃癌的生长方式

据文献记载，75%的肿瘤患者死于肿瘤的扩散与转移，肿瘤的转移被认为是扩散的延续，肿瘤扩散的形态学基础主要反映在其生长方式上，因此，胃癌的生长方式对患者预后也起重要作用。胃癌的生长方式为胃癌生物学行为的一种主要表现，近年来受到病理学界的高度重视，国内外不少学者对此从不同角度做过细致的观察，提出一些分型分类，但基本认识比较一致，根据癌组织的浸润生长方式分为 3 型。国内张荫昌将胃癌的生长方式分为团块生长、巢状生长和弥漫性生长。根据 165 例根治性切除胃癌的随访，其 3、5、7 年生存率有极显著差异，团块生长与弥漫性生长的胃癌的 1 ~ 10 年生存率也有极显著的差异，即团块状生长者预后最好，弥漫性生长者预后最差，巢状生长者介于二者之间。

### （四）胃癌的组织学类型

报道结果不十分一致，多数报道高分化管状腺癌比未分化癌及黏液细胞癌的预后好。

### （五）胃癌的大体类型

胃癌的大体类型不同，其生长方式和生物学行为也有所不同，其预后也不同。全国胃癌协作组资料表明，大体类型与生存率有显著相关，尤其是进展期胃癌，经统计学处理有显著差别的是：表面扩散型最高，5 年生存率 37.3%；局限溃疡型 29.8%；结节蕈伞型 25.2% 及盘状蕈伞型 21.5%；浸润溃疡型 18.8%；弥漫浸润型 7.2%。但大多数报道认为，蕈伞型预后较好，局限溃疡型次之，浸润溃疡型与弥漫型最差。

### （六）胃癌的生长部位

一般报道，胃癌的生长部位与生存率有显著相关，以胃体部癌生存率最高，贲门胃底与广泛型最低，胃窦部居其间；也有报道认为胃癌的发生部位与预后没有绝对关系。

### （七）胃癌的大小

一般认为，胃癌的大小与生存率显著相关，随着癌灶的增大，生存率也会逐渐降低。如国内陈峻青等报道，在癌主体直径分别为＜ 2 cm、2.1 ~ 5 cm、5.1 ~ 8 cm 和＞ 8 cm 的 4 组胃癌患者中，其术后 5 年生存率有非常显著的差别。

### （八）胃癌宿主的免疫状态

随着免疫学的进展，人们逐渐认识到影响胃癌预后的因素除了癌瘤本身的生物学特性外，宿主的免疫状态也颇为重要。

1. 癌周间质反应对预后的影响

癌周间质反应包括淋巴细胞浸润和纤维组织增生两方面的变化。全国胃癌病理协作组资料表明，癌周间质反应程度与生存率有显著相关，即癌周大量淋巴样细胞反应与患者5年生存率有显著相关：癌周有大量淋巴样细胞反应者5年生存率为41.9%，中量为29.5%，少量为16.7%；癌周有大量纤维组织包绕者5年生存率为43.1%，少量者为25.5%，无纤维组织包绕者为19.3%。

2. 胃癌引流淋巴结反应

胃癌引流淋巴结反应是宿主抗癌免疫反应的另一重要方面。引流淋巴结反应包括窦组织细胞增生（SH）、生发中心增生（GH）和副皮质区增生（PH）。SH作为单核吞噬细胞系统反应的一部分，当肿瘤引流淋巴结受到肿瘤细胞或肿瘤抗原刺激时，致敏淋巴细胞释放移动抑制因子（MIF），使窦组织细胞聚集，协助T细胞杀伤肿瘤细胞，吞噬肿瘤细胞碎片。GH反应与PH反应则各自反映了B细胞和T细胞的功能状态。研究结果表明，胃周淋巴结反应与胃癌的预后有密切关系。GH的预后较好；PH的预后劣于GH，但比SH更好；SH的预后较差。

### （九）影响胃癌预后的多因素分析

有关胃癌预后，以往多采用单因素分析，对指导临床实践虽有一定的作用，但这些因素并非彼此独立起作用，其间存在着内在的联系。因此，凭单因素分析判断预后难免有一定的片面性，而应用现代电子计算机技术的多因素分析，有可能获得比较全面的判断预后资料。

（王文廉）

# 第二节　小肠癌

## 一、诊断

小肠肿瘤的术前诊断率低，主要原因是小肠肿瘤患者常缺乏典型症状，且没有理想的检查方法。深入认识小肠肿瘤的早期症状，对可疑患者进行充分细致的辅助检查是避免误诊的关键。主要可采用的检查方法如下。

### （一）X 线钡剂造影法

1．口服法

于检查前日晚饭后禁食至当日清晨。服 50% 硫酸钡混悬液 200 mL 后右侧卧位 30 分钟，之后每隔 30 分钟进行 X 线透视检查，直至钡剂充盈回肠末端到达盲肠为止。此法由于钡剂在小肠充盈不连续、影像迂回重叠和小肠蠕动快等原因，正确诊断率仅 50%。目前大多采用气钡双重造影或分段造影等方法来提高诊断率，但有时小的肿瘤会漏诊。

2．小肠低张气钡双重造影

口服钡剂和发泡剂，待钡剂充盈大部小肠时，肌内注射或静脉注射盐酸山莨菪碱 20 mg 使肠管松弛，蠕动停止，后分段加压检查肠管。此法能更好地显示病灶部位小肠黏膜的改变，为临床常用的检查方法。

3．钡剂甘露醇造影

用 25% 甘露醇 250 mL 将钡剂稀释成混悬液口服。由于肠蠕动加快，钡剂迅速到达小肠便于快速显影。此法优点为显影迅速，清楚显示肠管蠕动和外形，但不利于显示黏膜内较细小的病灶。如出现不能解释的钡剂通过缓慢或肠段扩张，则可能为肿瘤的征象。

4．经 Miller-Abbott 管小肠分段造影检查

把 Miller-Abbott 管经十二指肠插入小肠，然后送到需要检查的部位进行造影。当插管超过检查部位后，可注入空气使前端气囊膨胀堵塞肠管，用注射器将内容物吸出，然后注入 20 ~ 30 mL 稀钡进行观察。

### （二）电子小肠镜检查

应用内镜检查小肠肿瘤，无疑是最理想的方法，但是由于小肠自身的解剖和生理特点，小肠镜检查操作困难，成功率低；同时受内镜视野所限，诊断率也不甚满意。虽然如此，由于镜检的直观性、能取病理活检的特点，以及不断改善的小肠镜技术，在国内采用小肠镜诊断小肠肿瘤的报道在不断增多。小肠镜检查主要有推进式探头型小肠镜、肠带诱导式小肠镜、药丸型微摄像机等方式。

### （三）选择性肠系膜上动脉造影

可用于伴有消化道出血的病例，通过血管异常分布的影像推断肿瘤的性质和出血部位。对经内镜检查排除来自食管、胃、结肠的消化道出血病例，出血量＞ 0.8 mL/min 者，可行紧急肠系膜上动脉造影。出血部位可见对比剂异常浓聚或动、静脉分布异常。恶性肿瘤动脉造影可见浸润或被推移的血管、新生血管生成及动静脉分流；肿

瘤呈囊性变坏死时，对比剂于该区形成窦；肿瘤包绕致血管狭窄、闭塞，另可见毛细血管灌注时间延长或通透性增高，出现肿瘤染色影。本法对出血病例的确诊率为59% ~ 90%。

### （四）超声检查

空腹状态下全腹常规扫查后，疑有肿块或肠壁增厚的病例饮水 500 mL，30 分钟后每隔 10 ~ 15 分钟检查 1 次。通过水的流动可能显示肿瘤的部位、大小、形态、内部结构、与肠壁关系、浸润深度、周围淋巴结，同时也可显示远处转移情况。充盈状态下小肠壁厚约 3 mm，超过 5 mm 提示可能有占位病变。必要时可在 B 超引导下行穿刺活检。超声检查对小肠肿瘤的特异性并不高，应结合其他方法做综合判断。

### （五）腹腔 CT 和磁共振（MRI）检查

小肠脂肪瘤、平滑肌瘤、恶性淋巴瘤有特殊的 CT 和 MRI 影像学特征，是有价值的诊断方法，同时还能判定有无腹腔内淋巴结及腹腔重要器官转移等。但肠道内生长的小肿瘤不能很好显示及判断，限制了其临床应用。

除以上方法外，尚可应用放射性核素标记红细胞扫描及腹腔镜检查等方法。放射性核素标记红细胞对出血性病例有一定的诊断价值；腹腔镜可观察各段小肠，并能取病理组织活检，对于恶性淋巴瘤与 Crohn 病的鉴别有一定意义。

虽然小肠肿瘤的诊断方法很多，但没有一种诊断率高的方法，加之小肠肿瘤的早期症状多不明显，故早期诊断困难，甚至误诊；如果能注意早期症状，并综合运用以上检查方法，还是可以提高小肠肿瘤的诊断率的。

## 二、小肠良性肿瘤

### （一）临床表现

小肠良性肿瘤的临床表现多数是轻微的和非特异性的，通常包括消化不良、畏食、腹部不适和间歇性腹部绞痛。但是绝大多数小肠良性肿瘤患者并无显著临床症状，大多数病例是在尸检或上消化道钡透及腹腔镜检查中无意发现的。临床上，与梗阻有关的腹痛是患者就诊时最常见的主诉，而这种肠梗阻大多数是由小肠良性肿瘤引起的肠套叠所造成的，也是成人小肠肿瘤引起肠梗阻的最常见形式。出血是仅次于梗阻的常见症状，出血大部分是隐匿性的，表现为便血或潜血试验阳性，但是很少发生可能致命的大出血。

### （二）主要病理类型及治疗方法

小肠良性肿瘤种类繁多，总的原则是一旦发现应手术治疗。主要因为小肠良性肿瘤可能引起比较严重的并发症，例如梗阻、出血等；其次小肠良性肿瘤的确诊比较困难，除非做内镜活检，否则有遗漏恶性肿瘤诊断的可能。当病变较小的时候，可以考虑做小肠切开局部切除吻合；但大多数病例应行病变肠段切除，剩余肠管端端吻合。由于小肠肿瘤通常是多发的，因此在手术时应注意仔细检查整个肠道。

1．平滑肌瘤

平滑肌瘤在能引起症状的小肠良性肿瘤中是最常见的，来源于小肠的平滑肌。男女发病率大致相同，多发于 50 岁左右。肿瘤表面呈灰白色，质硬，切面可呈旋涡状。显微镜检可见分化良好的平滑肌细胞。平滑肌瘤可能同时向壁内或壁外生长，如果其向壁内生长可能引起梗阻症状；有时平滑肌瘤可以生长得很大，最后引起大出血，这也是小肠平滑肌瘤引起的主要并发症，也是手术治疗的适应证之一。

2．腺瘤

约占整个小肠肿瘤的 35%，一共分为 3 种类型：真腺瘤、绒毛腺瘤、Brunner glands 腺瘤。约 30% 发现在空肠，50% 发现在回肠，另外 20% 发现在十二指肠。小肠腺瘤早期大多无明显症状，多数发现于尸检，一般都是单发病变。小肠腺瘤可引起梗阻和出血。绒毛腺瘤是罕见的，一般见于十二指肠，常伴发家族性息肉病。这种腺瘤通常体积较大并有较高的恶变倾向。绒毛腺瘤在出现腹痛和出血症状之后才被发现，癌变率为 35% ~ 50%。治疗方法主要为小肠部分切除，端端吻合。

3．脂肪瘤

脂肪瘤是回肠最常见的肿瘤，大多位于小肠黏膜下向肠腔内生长。男性多见，发病年龄为 60 ~ 70 岁。只有 1/3 小肠脂肪瘤是有症状的，最常见的症状是梗阻和由于表面溃疡引起的出血。处理原则主要为肠切除吻合。脂肪瘤没有恶变的倾向，临床上可能引起梗阻或出血症状，此时进一步检查才能发现肿瘤。诊断后可行肿瘤切除术，这种手术是安全可靠的。

4．错构瘤

小肠错构瘤通常是作为 Peutz-Jeghers 综合征的一部分而发病。Peutz-Jeghers 综合征是一种遗传病，表现为皮肤黏膜黑色素沉着和消化道息肉病，遗传方式为显性遗传。其表现在胃肠道是一种错构瘤，而不是真性肿瘤。错构瘤最常发生于空肠和回肠，有 50% 的患者并发直结肠肿瘤，25% 的患者并发胃部错构瘤。临床表现主要是腹部绞痛，通常是由于反复发作的肠套叠引起的。有 1/3 的患者可有腹痛伴有耻区肿块。有时并发下消化道出血，通常表现为贫血，危及生命的大出血罕见。错构瘤的癌变率小于 3%。与其他良性肿瘤相似，错构瘤的治疗方式主要为病变部位肠段切除吻合。由于这种肿瘤分布广泛的特征，完全治愈和广泛地切除是不可能的，仅仅切除引起并发症的局部肠段即可。

5．血管瘤

血管瘤是一种黏膜下血管增生的畸形，可以发生在整个消化道，但最常见于回肠。血管瘤是少见的小肠良性肿瘤，占全部病例的 3% ~ 4%，约有 60% 的患者呈多发趋势。小肠血管瘤的发病可以看作是一种叫 Rendu-Oslar-Weber 病的遗传病发病的一部分。在小肠发生血管瘤的同时，也可伴发肺、肝或黏膜的血管瘤。Turner 综合征的患者也可能伴发肠道的血管瘤。小肠血管瘤最常见的症状是出血。血管造影和 $^{99m}Tc$ 标记红细胞检查是最常用的检查手段。如果小肠血管瘤在术前能准确定位，那么实施病变部位的肠管切除吻合是容易的；如果术前没有定位，则要依靠手术中观察和扪诊。

小肠良性肿瘤的种类还有很多，例如纤维瘤、神经纤维瘤、淋巴瘤等，总体来讲最常见的症状是梗阻和出血。手术的适应证是出现症状的小肠肿瘤，手术方式为单纯病变小肠切除吻合。空肠偶见异位的胰腺组织，通常为良性，并不引起临床症状。也有报道位于小肠的子宫内膜异位症，可能伴有硬结、狭窄和纤维化等症状。

## 三、小肠恶性肿瘤

小肠恶性肿瘤按出现频率依次为腺癌、类癌、肉瘤及淋巴瘤。腺癌和类癌是最常见的小肠恶性肿瘤，腺癌多发生于近段小肠，而其他恶性肿瘤多发生于远段小肠。Crohn 病和家族性多发腺瘤性息肉病是小肠癌的高危因素。类癌有与其他小肠肿瘤不同的临床表现、诊断和治疗，应该被单独划分和阐述。

### （一）临床表现

大多数小肠恶性肿瘤都有临床症状，最常见的有腹痛、腹泻、里急后重、黏液便和体重减轻，15% ~ 35% 的患者发生梗阻现象。与小肠良性肿瘤不同的是，这种梗阻大多由于肿瘤本身的生长和浸润，而不是肠套叠引起的。小肠恶性肿瘤几乎都有出血现象，一般表现为便血、黑便、贫血。平滑肌肉瘤尤其多见。10% ~ 20% 的患者可触及腹部肿块。10% 的患者可发生肠穿孔，大多继发于淋巴瘤和肉瘤。

### （二）主要病理类型

在临床上最常见的 3 种小肠恶性肿瘤类型为腺癌、肉瘤和恶性淋巴瘤，现分述如下。

1．腺癌

腺癌大约占整个小肠恶性肿瘤的 50%，发病年龄的高峰为 70 ~ 80 岁，男性略多于女性。腺癌大多见于十二指肠和近段空肠。与 Crohn 病有关的小肠腺癌发病年龄要小一些，约 70% 为回肠，因为回肠是 Crohn 病的好发部位。十二指肠腺癌出现症状的时间要早于远段小肠癌，主要症状为黄疸和出血。通常空肠和回肠腺癌的症状都是非特异性的，表现为定位不准确的腹痛和腹部肿块，有时可见肠梗阻和慢性出血，穿孔少见。小肠腺癌的预后与发现疾病时的分期有关，由于小肠腺癌的症状不典型，发现时大多属于中晚期。

2．肉瘤

发生于中胚层组织的恶性肿瘤，最常见的是平滑肌肉瘤，多见于空肠和回肠。多发病于 50 ~ 60 岁，男女比例为 3 ： 1。小肠肉瘤的主要症状是出血和梗阻，也可因巨大肿块出血坏死而发生穿孔。平滑肌肉瘤可直接向周围器官浸润及血行转移至肝、肺及骨，淋巴转移少见。其他可发生在小肠的肉瘤有纤维肉瘤、血管肉瘤、脂肪肉瘤及卡波西（Kaposi）肉瘤等。

3．恶性淋巴瘤

恶性淋巴瘤既可以是原发于小肠，也可以作为全身病变在小肠的表现。恶性淋巴瘤占成人小肠恶性肿瘤的 10% ~ 15%，而在 10 岁以下的儿童中占首位。小肠恶性淋巴瘤多发生于回肠，通常比较巨大，可沿黏膜下扩散。小肠恶性淋巴瘤的症状有腹痛、体重减轻、恶心呕吐、排便习惯改变等。25% 的患者可发生穿孔。少数患者可有发热，这说明该患者淋巴瘤已经累及全身。

### （三）治疗及预后

小肠恶性肿瘤的治疗原则是包括区域淋巴结在内的广泛切除，剩余肠段端端吻合。当病情发展至不能进行根治性切除术时，应做姑息性切除，预防可能出现的并发症，如出血、梗阻及穿孔等。如果病变肠段不能切除，应做捷径手术，解决肠道梗阻问题。

辅助性放、化疗对于小肠腺癌来讲疗效甚微；放疗对提高小肠肉瘤的生存率有一定作用。对恶性淋巴瘤术后辅以放、化疗可以得到更好的预后。

只有半数患者在确诊后可以得到根治性治疗，约 1/3 患者在手术时已经有远处转移。整体术后 5 年生存率只有 25%；腺癌的预后最差，5 年生存率在 15% ~ 20%；平滑肌肉瘤和淋巴瘤稍好，但 5 年生存率也不会超过 35%。

（李春兴）

# 第三节　胰腺癌

## 一、病因

胰腺癌的发病因素至今仍不明确，一些研究者认为与吸烟、饮酒、胰腺炎和糖尿病等有关。一般认为吸烟、高脂饮食和体重指数超标可能是胰腺癌的主要危险因素。另外，糖尿病、过量饮酒以及慢性胰腺炎等与胰腺癌的发生也有一定关系。胰腺癌具有遗传易感性，约10%的胰腺癌患者具有遗传背景，有遗传性胰腺炎、Peutz–Jeghers综合征、家族性恶性黑色素瘤及其他遗传性肿瘤疾患的患者，患胰腺癌的风险显著增加。

罹患胰腺癌的高危人群：年龄＞40岁，有上腹部非特异性不适；有胰腺癌家族史；突发糖尿病，特别是不典型糖尿病，年龄在60岁以上，缺乏家族史，无肥胖，很快形成胰岛素抵抗者，40%的胰腺癌患者在确诊时伴有糖尿病；慢性胰腺炎患者，目前认为慢性胰腺炎在小部分患者中是一个重要的癌前病变，特别是慢性家族性胰腺炎和慢性钙化性胰腺炎；导管内乳头状黏液瘤亦属癌前病变；患有家族性腺瘤性息肉病者；良性病变行远端胃大部切除者，特别是术后20年以上的人群；长期吸烟、大量饮酒，以及长期接触有害化学物质等。

## 二、病理学

根据胰腺癌不同组织起源进行病理分类，胰腺癌以导管腺癌最为多见，占90%。其他组织学类型主要包括乳头状腺癌、管状腺癌、囊腺癌、鳞状上皮癌、腺鳞癌、腺泡细胞癌、神经内分泌癌、未分化癌、胰母细胞瘤、癌肉瘤等。

## 三、癌的浸润和转移途径

胰腺癌的恶性度极高，由于胰腺血管、淋巴管丰富，胰腺本无包膜，容易发生转移，或直接浸润周围组织，或经过淋巴管和血管进行转移。胰腺癌确诊时，仅约10%患者的癌肿仍限于局部，而90%的患者已发生转移。胰腺癌直接侵犯的内脏有十二指肠、胃、脾、左肾上腺及横结肠。另据7145例尸检结果，胰腺癌转移的部位依次为区域性淋巴结、肝、肺、腹膜、十二指肠、肾上腺、胃、胆囊与脾脏等。

1. 直接浸润

胰头癌早期即可直接侵犯邻近的胆总管下端、门静脉、下腔静脉及肠系膜上血管。晚期通常浸润腹膜后纤维脂肪组织、小网膜囊、十二指肠、胃后壁等，癌肿与所累及的组织广泛融合连成一团，形成较大肿块，固定于腹腔。胰体及胰尾部癌可直接侵犯脾脏、胃、肾上腺、肾脏、十二指肠和横结肠等，还可浸润腹膜、大网膜后发生广泛的种植性转移并产生血性腹水。

2. 淋巴结转移

胰腺组织周围富含淋巴组织，淋巴结转移发生较早。淋巴结转移以胰腺周围淋巴结最常见，其次为肠系膜根部、肝十二指肠韧带等淋巴结。有学者报道一组胰头癌行胰十二指肠切除或全胰腺切除或廓清淋巴结的病理检查结果，胰头癌累及相关淋巴结的顺序依次为：①胰头后部淋巴结（第 13 组淋巴结）；②肠系膜根部淋巴结（第 14 组）；③胰头前部淋巴结（第 17 组）；④脾动脉干淋巴结（第 11 组）；⑤腹腔动脉周围（第 9 组）。

3. 血行播散

胰腺癌可直接累及门静脉、肠系膜血管、脾静脉及下腔静脉。血行播散最常见由门静脉转移至肝，再转移至肺，继而转移至肾上腺、肾、脾、脑及骨骼等，少数也可转移至腋下、腹股沟淋巴结，甚至皮下及肌肉组织。尸检时约有 2/3 的病例出现肝转移。

4. 沿神经鞘膜浸润转移

胰腺横卧于上腹部腹膜后神经丛之前，胰腺癌向后方浸润可累及腹膜后神经鞘膜及神经根，因而产生持续性背部疼痛。

## 四、临床表现

早期胰腺癌因病灶小且局限于胰腺内，可无任何症状。随着病情进展，肿瘤逐渐增大，累及胰内段胆总管、胰管及胰周组织时，方可出现症状。此时病程往往已达半年以上。

上腹部不适、疼痛是胰腺癌最常见的首发症状。肿瘤侵犯胆管和胰管，由于胆汁、胰液引流不畅，胆管和胰管有一定程度扩张，患者即可出现腹部不适及隐痛或胀痛的症状。进餐后食物刺激胆汁和胰液分泌，胆管内压力增高，腹痛加剧。胰体尾疼痛主要表现为持续隐痛或钝痛，夜间加重，并向背部放射。肿瘤浸润周围组织，发生区域淋巴结转移，并向腹膜后神经丛和脊椎旁神经浸润时，患者腹痛可由隐痛变成钝痛，并向背部放射，不能平卧，在坐、立或前倾时症状稍减轻，患者常采取被动胸膝位和侧卧位，疼痛严重影响休息。

阻塞性黄疸是胰头癌的典型症状，发生率在90%以上。病灶部位越邻近壶腹部，黄疸发生越早。黄疸通常呈持续性且进行性加深。当完全梗阻时，大便可呈陶土色，而皮肤黄染可呈棕色或古铜色，患者常因胆盐刺激神经末梢而伴瘙痒。在发病初期，黄疸不重，25%的患者表现为无痛性黄疸，随着胆道内压的不断增高，绝大多数患者都感觉上腹部胀痛，特别是进食后胆汁分泌增加，症状可明显加剧，因此，胰腺癌并不是真正的无痛性黄疸。

绝大多数胰腺癌患者在发病过程中表现为消瘦和体重减轻，一般体重减轻5 ~ 10 kg。一方面是因为肿瘤致胰胆道阻塞，使胰液、胆汁排入肠道受阻，患者食欲减退并影响食物消化吸收；另一方面是肿瘤引起的疼痛影响患者的休息。

## 五、辅助检查

### （一）肿瘤标志物检测

目前用于胰腺癌诊断的肿瘤标志物有10种之多，其中有些已成为常用方法，但至今尚无一种标志物有足够的敏感性与特异性可用于普查，以发现早期胰腺癌。血清CA19-9是胰腺癌的最重要标志物之一。CA19-9诊断胰腺癌的敏感性为79% ~ 81%，特异性为82% ~ 90%。CA19-9水平的监测亦是判断术后肿瘤复发、评估放化疗效果的重要手段。但3% ~ 7%的胰腺癌患者由于其Lewis抗原阴性血型结构，不表达CA19-9，故此类胰腺癌患者检测不到CA19-9水平的异常。某些良性疾病所致的胆道梗阻及胆管炎亦可导致患者CA19-9水平升高。因此，联合应用其他肿瘤标志物，包括CEA、CA125、CA50及CA242等有助于提高诊断的敏感性及特异性。

### （二）影像学检查

（1）B超扫描：虽然超声显像是胰腺癌首选的无创性检查项目，可发现直径＞2 cm的局限性肿瘤，可探查胰管及胆总管是否扩张，胆囊是否肿大及肝内腹膜后是否有淋巴结转移等，但由于受胃肠道气体的干扰和操作者技术及经验水平的影响，敏感性及特异性不高，诊断价值有限。内镜超声（EUS）探头可紧贴胃后壁对胰腺做全面检查，诊断率大大提高。其可准确描述病灶有无累及周围血管及淋巴结转移，在诊断门静脉或肠系膜上静脉是否受累方面，敏感性及特异性优于对肠系膜上动脉的检测。EUS的准确性受操作者技术及经验水平的影响较大。

（2）CT 检查：临床上，CT 检查是疑有胰腺肿瘤患者的首选影像学检查。CT 扫描可显示胰腺肿块的位置、大小、密度，以及有无主胰管中断、狭窄、管壁僵硬、病灶局部扩散、血管受侵及淋巴结转移等情况。应用对比剂增强扫描，包括薄层（＜3 mm）、平扫、动脉期、实质期、门静脉期及三维重建等，可以更准确地显示肿瘤大小、部位及有无淋巴结转移，特别是与周围血管的结构关系等。

（3）MRI 检查：能发现与 CT 大多相似的征象，但因成像原理及成像参数变化，对胰腺癌似无整体优越性。在排除及检测肝转移病灶方面，MRI 的敏感性及特异性优于 CT。磁共振胰胆管成像（MRCP）亦可立体显示肝内外胆管及胰管系统的整体情况，对判断病变范围及手术切除率有一定帮助。

（4）PET/CT 检查：PET/CT 是胰腺 CT 或 MRI 检查的重要补充，在排除及检测远处转移方面具有一定优势。对于原发病灶较大、疑有区域淋巴结和其他器官转移者，尤其是 CA19-9 显著升高的患者，应推荐应用。

（5）腹腔镜探查：不建议常规应用。对于瘤体较大、疑有腹腔种植或远处转移的患者，可行腹腔镜探查，以避免不必要的开腹探查。

（6）细胞学检查：有多种途径，如经胰管内镜或纤维十二指肠镜插入胰管，在静脉注射胰泌素后收集胰液，离心沉淀，涂片并经细胞学检查，阳性率为 86%左右。另外用细针穿刺细胞学检查，以 0.7 ~ 0.9 mm 直径带芯细针在内镜超声定位下直接穿刺活检，其阳性率为 87% ~ 100%。细胞学检查在有条件的医院中已成为常用检测方法，但在个别患者中可发生出血及胰瘘，大多可经保守治疗治愈。

## 六、手术治疗

外科手术目前是唯一对胰腺癌有治愈可能的治疗措施。外科手术治疗的基本原则是完整根治性切除肿瘤，重建胰胆道、胃肠道或处理胰腺残端。姑息性切除可减轻患者的痛苦，改善患者的生活质量，以延长生命。胰腺由于位于腹膜后方，早期胰腺癌缺乏特异症状，相当多的患者就诊时已属中晚期，失去了根治性切除的机会。胰头癌手术切除率一般在 20%左右，而胰体尾部癌切除率更低，约为 5%。

术前评估胰腺癌可切除性的标准如下：

可切除（resectable）胰腺癌：①无远处转移；②影像学检查显示肠系膜上静脉或门静脉形态结构正常；③腹腔动脉干、肝动脉、肠系膜上动脉周围脂肪境界清晰。

可能切除（borderline resectable）胰腺癌：①无远处转移；②肠系膜上静脉或门静脉局限受累，狭窄、扭曲或闭塞，但其远近端正常，可切除重建；③肿瘤包裹胃十二指肠动脉或肝动脉局限性包裹，但未浸润至腹腔动脉干；④肿瘤紧贴肠系膜上动脉，但未超过 180° 。

胰腺癌术式主要有传统的胰十二指肠切除术、全胰腺切除术及胰体尾 + 脾切除术。

### （一）胰十二指肠切除术

胰十二指肠切除术是胰头癌首选的根治性手术。该术式由 Whipple 于 1935 年首创，因而命名为 Whipple 手术。手术范围包括胰头、远端 1/3 胃、全部十二指肠、胆总管下段、Treitz 韧带以下约 15 cm 的空肠。

Whipple 手术的程序一般可分为探查、切除与重建几个步骤。全面准确的探查是决定能否切除的关键。探查内容包括胰腺肿瘤的部位与大小、是否存在肝脏与腹膜转移，结肠中动脉根部、小肠系膜根部或腹腔动脉旁淋巴结是否转移或肿瘤侵犯，是否侵犯下腔静脉、右肾及右肾静脉、门静脉、肠系膜上静脉，等等。

胰十二指肠切除术的切除顺序一般先从切断胃开始，离断胃十二指肠动脉，切断胆管，颈部离断胰腺，以及十二指肠和近端空肠。在各组部位切除时，同时清扫相应的脂肪与淋巴组织，包括肝十二指肠韧带、胰头前后、肠系膜上动脉右半侧、横结肠系膜根部、幽门上下淋巴组织。随后重建消化道，包括胰肠、胆肠及胃肠吻合。

胰十二指肠切除术手术死亡率为 5%左右。现代麻醉学的发展、熟练的外科手术操作、ICU 的围术期处理等，已使 Whipple 术后并发症的发生率明显降低。

### （二）全胰腺切除术

全胰腺切除是胰腺癌的另一种根治性手术方式。该手术不仅彻底切除了胰腺内的多中心癌灶，还可最大限度清除胰腺周围的淋巴结组织。由于切除了全胰腺，术后不发生胰瘘。手术技术上并不比 Whipple 复杂，也不增加手术死亡率。几十年的研究表明，全胰腺切除术使患者彻底丧失了胰腺的内外分泌功能，严重的消化功能不良及永久性自身胰岛素缺失会使患者生活质量明显降低，为此，应慎重选择该术式。全胰腺切除仅适用于多中心癌灶、远端胰腺萎缩以及残胰无法行胰肠吻合者。

### （三）胰头癌扩大切除术

胰头癌扩大切除术是在 Whipple 或全胰腺切除的基础上，扩大淋巴结清扫范围的手术，如联合血管切除术，将癌肿侵犯的大血管一并切除的手术方式。如将受累的肠系膜上静脉、门静脉或肝动脉的病变血管联合切除，再行血管吻合重建和消化道重建。该术式可提高胰头癌的切除率，但手术死亡率及术后并发症发生率较高，临床应酌情选用。

### （四）根治性手术

胰体尾部癌的根治性手术是将胰体尾部及脾切除，并清扫周围区域性淋巴结的手术。肿瘤侵犯左侧肾上腺、胃底、左肾、十二指肠或横结肠时，可联合脏器切除。

### （五）姑息性手术

胰腺癌经手术探查证实已不能根治性切除时，为了缓解症状，提高生活质量，延长生命，可根据病变情况施行相应手术。对黄疸的患者，可行胆囊或胆总管空肠吻合术；对十二指肠梗阻的患者，可行结肠前胃空肠吻合术；对有条件者，可行术中放疗。关腹前用钛夹标记于肿瘤四周以利术后放疗示踪定位。有学者提倡切除或切断内脏大小神经、腹腔神经节或腹腔神经丛节后纤维，以缓解疼痛，但由于肿瘤广泛浸润腹膜后组织，手术操作十分困难。亦可用无水酒精注射破坏腹腔神经节，以解除疼痛。一般止痛效果可达 4 个月，80%患者的疼痛可得以缓解。

### （六）术后并发症

1．早期并发症

（1）术中出血：主要原因是解剖游离时损伤受肿瘤侵犯的门－肠系膜上静脉、动脉。破裂处可用无损伤血管钳阻断两端后予以缝合，或用人工血管置换。对于难以控制的脾血管损伤，可将脾切除。

（2）术后出血：早期出血，多在术后 24 小时以内发生，多因术中止血不确切、术后结扎线（吻合钉）脱落等技术性因素或凝血功能异常等所引起，关腹前仔细检查手术野能有效预防，对早期大量出血建议及早手术止血。迟发性出血，多在手术 24 小时以后发生，多继发于胰瘘、腹腔内感染、脓肿等导致的手术区域缝线脱落，或者由血管内膜损伤引起的假性动脉瘤、动脉破裂等。前哨出血，指大出血前发生的需要积极处理的出血。发生于术后 7 ~ 10 天，因出血量少，容易被忽视，一般 12 ~ 24 小时内可能发生大出血；在迟发性大量出血的患者中，80%可观察到前哨出血。对于临床出现的大量出血，应及时行高选择性腹腔血管造影或内镜止血，必要时应采取手术止血。

（3）感染：术后切口、腹腔、肺和尿路均可发生感染。阻塞性黄疸并发胆道感染手术时可污染手术野，或渗血形成血肿而继发腹腔感染；胰胆瘘引流不畅也可致腹腔感染。应用有效的广谱抗生素，保持引流通畅，及时行 B 超、CT 检查和诊断性穿刺引流，有助于控制感染。据文献报道，10%的手术死亡是由腹腔感染导致腹膜炎、腹腔脓肿和败血症所致。

（4）胰瘘：胰瘘与吻合方式的选择、术者的经验及胰腺本身质地有关。术中应妥善放置引流管，避免胰液腐蚀大血管。发生胰瘘经抗感染支持疗法和生长抑素治疗，多能自行愈合。胆瘘发生率低于胰瘘，其处理方法相同，术后很少发生胃肠吻合口瘘。

（5）胃潴留：术后胃排空功能恢复较慢，需减压 3 ~ 4 天。保留幽门的手术胃潴留发生率可高达 50%。可能是十二指肠供血不足、胃窦幽门部迷走神经切断所致。排除机械性因素，保守治疗均能治愈。

（6）心肺并发症：胰腺癌手术后约 10%发生心、肺并发症。应加强术前准备，术后严密监护，及时处理。

（7）血管栓塞：约 4%的患者会发生术后腹腔内大血管栓塞，门－肠系膜上静脉或肠系膜上动脉栓塞多有急腹症症状。

（8）肾衰竭：多继发于术中休克或胆汁淤积性肾病。应用血液透析和全静脉营养提高了肾衰竭的疗效。胰腺癌伴阻塞性黄疸发生肾衰竭的死亡率很高。术中、术后及时补充血容量是预防肾衰竭的重要措施，需紧急处理。

2. 晚期并发症

（1）胃空肠吻合口溃疡：发生率为 2.4% ~ 5.0%，可能与残胃酸度高有关，多数内科治疗有效。

（2）黄疸：因肝内广泛转移和淋巴结压迫肝门而发生，少数患者可因胆肠吻合口狭窄或肝动脉缺血所致。

（3）糖尿病：许多胰腺癌患者术前已有糖尿病。手术切除以及术后由于炎症、堵塞胰管空肠吻合口而导致胰腺实质萎缩，应根据血糖、尿糖含量给予胰岛素治疗。

## 七、个体化综合治疗原则

手术不能根治性切除的胰腺癌主要包括两大类，即局部进展期胰腺癌和转移性胰腺癌。尽管根治性切除是延长胰腺癌患者生存期的最有效手段，但大部分胰腺癌患者在初诊时即为局部进展期或伴有远处转移而无法行手术切除。对于局部进展期胰腺癌患者，建议尽可能积极开展转化性化疗，待肿瘤降期后，再选择手术。对于转移性胰腺癌患者，积极的内科治疗手段有利于减轻症状、延长生存期和提高生活质量。近年来，胰腺癌的内科治疗已经取得了一些进展，但仍存在化疗药物较少、有效率不高、毒性不良反应大、靶向药物缺失等问题；此外，晚期胰腺癌患者往往会迅速出现明显的体重和体力下降、疼痛、黄疸等肿瘤相关症状，无法耐受化疗。因此，应该在胰腺癌患者的诊疗过程中加强临床研究，多学科合作，制订以患者为中心的个体化综合治疗方案。

## （一）胰腺癌的一线化疗

1．吉西他滨单药

吉西他滨（gemcitabine）的应用是胰腺癌化疗史上一个里程碑式的突破，无论对于局部进展期还是远处转移的患者来说，相比于氟尿嘧啶（5-FU），吉西他滨都存在显著的临床获益。NCCN 指南（第 1 版）推荐：对于一般状况良好的局部进展期和远处转移的胰腺癌患者，吉西他滨可作为一线用药；同时，对于一般状况较差的局部进展不可切除和远处转移的患者，吉西他滨可以明显减轻临床不适症状（1 类推荐）。1995 年，Burris 等进行了一项对比吉西他滨和 5-FU 治疗 126 例晚期胰腺癌患者的Ⅲ期临床研究，发现吉西他滨组的获益率明显高于 5-FU（23.8% 对 4.8%，$P$=0.002），总生存期为 5.65 个月对 4.41 个月（$P$=0.003），两组的 1 年总生存率也有较大的差异（18% 对 2%，$P$=0.009）。美国食品药品监督管理局（FDA）因而批准将吉西他滨用于晚期胰腺癌的治疗。随后，在全美 823 家医院开展的一项Ⅲ期临床研究入组了 3023 例胰腺癌晚期患者，在可评估的 2471 例患者中，经 4 个周期化疗后，整体症状改善率达 18.4%；在 982 例有效率可评估的胰腺癌患者中，客观有效率为 12%；在 2300 例随访的患者中，中位生存期为 4.8 个月，且吉西他滨可以改善晚期患者的生活质量，患者接受率较高。因此，吉西他滨成为治疗晚期胰腺癌的首选治疗用药。

吉西他滨是一种前体药，只有在体内经过磷酸化后才能发挥抗肿瘤作用。临床试验发现，吉西他滨采用固定剂量率（fixed dose rate，FDR）的给药方式，能使其最大程度地进入细胞并发挥作用。在一项由 Tempero 等人开展的Ⅱ期随机对照试验中，对 92 例局部进展期患者或远处转移的胰腺癌患者分别给予 2200 mg/m$^2$，30 分钟输注或 15 000 mg/m$^2$、10 mg/（m$^2$·min）输注，第 1、8、15 天，4 周为 1 个周期，结果显示 FDR 组细胞内药物浓度大约是对照组的 2 倍，中位生存期为 8 个月对 5 个月；1 年生存率为 28.8% 对 9%；2 年生存率为 18.3% 对 9%。随后在一项Ⅰ期随机对照研究 ECOG-6201 中，832 例局部进展期的胰腺癌患者分别采用吉西他滨 FDR 给药和常规 30 分钟给药，中位生存期为 6.2 个月对 4.9 个月（$P$=0.4），尽管结果并没有达到方案规定的优势标准，但在 NCCN 指南中，已经认为固定剂量率 10 mg/（m$^2$·min）是一个可供选择的标准输注方式。

2. 吉西他滨联合用药

（1）白蛋白结合紫杉醇联合吉西他滨（AG 方案）：白蛋白结合紫杉醇（nab-paclitaxel，商品名 Abraxane）是采用纳米技术研发的新型紫杉醇类药物，可以减少过敏等不良反应，并且白蛋白结合紫杉醇微粒可以利用肿瘤的嗜白蛋白特性，通过与肿瘤细胞分泌的 SPARC 蛋白结合，吸附并进入肿瘤细胞。发表于 2013 年的一项来自美国华盛顿大学的Ⅱ期临床试验研究表明，白蛋白结合紫杉醇联合吉西他滨可显著改善晚期胰腺癌患者的总生存期。这项试验要求转移性胰腺癌患者的 Karnofsky 功能评分在 70 分以上（0 ~ 100，分数越高，表示功能状态越好），随机接受白蛋白结合紫杉醇（125 mg/m$^2$），后用吉西他滨（1000 mg/m$^2$），每周期第 1、8、15 天用药，每 4 周 1 个疗程，或者单用吉西他滨（1000 mg/m$^2$），治疗方案为第一周期 8 周，其中 7 周每周接受吉西他滨单药治疗，剂量为 1000 mg/m$^2$，第 2 周期及后续周期为每 4 周的第 1、8、15 天给予吉西他滨治疗，患者治疗至疾病进展。主要观察终点为总生存期，次要终点为无进展生存期和总反应率。此项临床研究共有 861 例患者入组，其中白蛋白结合紫杉醇联合吉西他滨组 431 例，吉西他滨单药组 430 例。联合用药组中位总生存期为 8.7 个月，与之相比吉西他滨单药组为 6.6 个月（$P$=0.000 1；HR=0.72）。白蛋白结合紫杉醇联合吉西他滨组和吉西他滨单药组第一年的生存率为 35%对 22%，第 2 年为 9%对 4%。研究发现，白蛋白结合紫杉醇联合吉西他滨组和吉西他滨单药组中位无进展生存期为 5.5 个月对 3.7 个月（HR=0.69）；独立检查反应率分别为 23%、7%。最常见的 3 ~ 4 级不良反应为嗜中性粒白细胞减少症、疲乏、神经末梢感觉病变。两组中发热性中性粒细胞减少发生率分别为 3%和 1%。在白蛋白结合紫杉醇联合吉西他滨组，3 ~ 4 级神经病变改善为 1 级或以下的中位时间为 29 天。后续更新的 MPACT 试验数据报告，白蛋白结合紫杉醇联合吉西他滨化疗方案可以使患者长期生存，大约有 3%的患者在 42 个月时仍存活，而对照组却无一人生存。与长期生存相关的因素还有高的 KPS 评分和没有肝脏转移。因此在早年的 NCCN 指南中，将白蛋白结合紫杉醇联合吉西他滨化疗方案从 2B 级推荐上升为 1 类推荐，从此变为一般情况良好的晚期转移胰腺癌患者的一线化疗方案（一般情况良好指 KPS ≥ 70，因此 ECOG=2 的患者也可以应用此方案）。将该试验数据外推，也可将白蛋白结合紫杉醇联吉西他滨化疗方案用于局部进展期的胰腺癌患者（2A 级推荐）。同时，该方案也可作为新辅助治疗、临界可切除患者的可选化疗方案。

（2）吉西他滨联合顺铂（GP）：GP 方案是临床上较早使用的晚期胰腺癌化疗方案。理论上，吉西他滨可以抑制核酸的切除修复，进而促进顺铂与 DNA 形成复合物，而顺铂可以增加吉西他滨的磷酸盐整合进 DNA，两者在药理学上有协同作用。但 3 项

Ⅱ期临床试验数据表明，相比于吉西他滨单药，GP 方案并不能使晚期胰腺癌患者取得生存期获益，且肿瘤的反应率也没有增加。然而，研究发现一些特定的患者，比如携带 BRCA 突变的乳腺癌或卵巢癌患者，具有胰腺癌遗传表现的患者，可以从 GP 方案中获益。在由约翰霍普金斯大学医学院发起的一项回顾性研究中发现，有家族性遗传的胰腺癌、乳腺癌、卵巢癌的晚期患者（即使只有 1 位亲属），应用 GP 方案后都拥有较好的预后。因此对于存在家族遗传性胰腺癌（如 BRCA 或者 PALB2 突变）的晚期患者，吉西他滨联合顺铂是个可供选择的治疗方案。因此，在 NCCN 指南中，推荐对于涉及 DNA 修复突变的有遗传综合征的患者，GP 方案可以作为 FOLFIRINOX 的后续治疗方案。

（3）吉西他滨加卡培他滨：卡培他滨（capecitabine）是一种可以在体内转变成 5-FU 的抗代谢氟嘧啶脱氧核苷氨基甲酸酯类药物。早年报道的一项入组 533 例晚期胰腺癌患者的Ⅲ期临床试验发现，吉西他滨联合卡培他滨相比吉西他滨单药拥有更长的无进展生存期和更好的客观反应率，而总生存时间并没有达到统计学显著性差异。另一项小型Ⅰ期临床试验表明，吉西他滨联合卡培他滨的组合没有总生存时间的优势。尽管该试验事后比较发现一般状况良好的亚群中，总生存期有明显的提高。每 2 周 1 次的 FDR 给药吉西他滨和卡培他滨可能在疗效和毒性方面都有改善。

吉西他滨联合多西他赛及卡培他滨的（GTX）方案目前只作为一般状况良好的晚期胰腺癌患者的 2B 类推荐。早年一项报道显示，35 名胰腺癌远处转移的患者应用 GTX 方案，总反应率为 29%；还有 31% 的患者表现出轻微反应或疾病稳定，所有患者中位生存期为 11.2 个月，出现部分反应的患者的中位生存期为 13.5 个月。然而这个方案存在严重的毒性反应，14% 的患者存在 3 ～ 4 级的白细胞计数减少，14% 出现 3 ～ 4 级血小板计数减少，9% 出现 3 ～ 4 级贫血。在约翰霍普金斯大学西德尼 - 基梅尔肿瘤综合中心的试验中也发现了相同的结果，中位生存期为 11.6 个月，≥ 3 级的血液学或非血液学毒性反应分别占 41% 和 9%。

吉西他滨联合卡培他滨及奥沙利铂（GEMOXEL）方案：在 2015 年发表的一项Ⅱ期临床试验中，相比吉西他滨单药组，该方案显示出有统计学差异的疾病控制率（$P=0.04$）、无病生存期（$P < 0.001$）和总生存期（$P < 0.001$）。

一项来自 Aio 的随机对照的Ⅲ期临床研究表明，在晚期胰腺癌患者中，吉西他滨单药治疗后应用卡培他滨联合厄洛替尼，与卡培他滨单药治疗后用吉西他滨联合厄洛替尼，两者的中位生存期没有统计学差异。NCCN 指南将卡培他滨单药治疗和持续注射 5-FU 列为治疗局部进展期胰腺癌的 2B 类推荐。目前，卡培他滨的推荐剂量为口服 1000 $mg/m^2$，每日 2 次。该改良剂量较 Cartwright 临床试验中的剂量低，因为考虑高剂量的卡培他滨会引起较严重的毒副反应。

综上，NCCN 指南认为以吉西他滨为基础的化疗，联合卡培他滨可以作为一般状况好的局部进展期或远处转移胰腺癌患者的化疗方案（2A 类推荐）。我们也期待吉西他滨联合卡培他滨在胰腺癌辅助化疗方面取得进展。

（4）吉西他滨和其他氟尿嘧啶：早年一项荟萃分析指出，在包含＞ 2000 名患者的 8 项随机对照试验中发现，在吉西他滨中加入一种氟尿嘧啶，可以大大延长患者的总生存时间。在一项Ⅱ期临床试验中，98 名有远处转移的胰腺癌患者被随机分配到 FIRGEM 方案组（在 5-FU/ 四氢叶酸的前后注射伊立替康，交替使用固定剂量率吉西他滨）和吉西他滨固定剂量率单药组，实现了在第 6 个月时达到 45%的无进展生存的主要目标，FIRGEM 组无进展生存期为 5 个月，吉西他滨单药组无病生存期只有 3.4 个月（HR=0.59；95% CI：0.38 ~ 0.90）。但 FIRGEM 组血液学不良反应率较对照组高。因此，研究者认为 FIRGEM 方案可应用于远处转移的胰腺癌患者。但在 ECOG E2297 的临床试验中，在晚期胰腺癌患者中，应用吉西他滨单药或吉西他滨联合口服 5-FU/ 四氢叶酸，总生存期并无统计学差异。

3．FOLFIRINOX

早年法国报道了Ⅰ期试验来评估 FOLFIRINOX（5-FU/ 四氢叶酸加奥沙利铂，伊立替康联合化疗方案）在治疗存在远处转移的实体瘤患者的可行性。他们的试验中包含了 2 名胰腺癌患者，这个方案显示出了一定的抗肿瘤疗效。随后一项Ⅱ期临床试验在晚期胰腺癌患者中显示出＞ 30%的临床有效率。2011 年的一项大型Ⅲ期临床试验（PRodIGE）将 324 例体能状态（performance status，PS）评分为 0 ~ 1 分的转移性胰腺癌患者随机分为 FOLFIRINOX 组和吉西他滨单药组，FOLFIRINOX 组纳入 171 例患者，草酸铂 85 $mg/m^2$ 静脉滴注 2 小时，随后亚叶酸钙 400 $mg/m^2$ 静脉滴注，后伊立替康 180 $mg/m^2$ 静脉滴注 90 分钟，静脉注射 5-FU 400 $mg/m^2$，最后 5-FU 400 $mg/m^2$ 持续滴注 46 小时；吉西他滨组按照 1997 年 Burris 的描述使用。结果显示，两组的 PFS 分别为 6.4 个月和 3.3 个月（$P < 0.000\,1$）；生存期分别为 11.1 个月和 6.8 个月（$P < 0.001$）；有效率分别为 31.6%和 9.4%（$P < 0.000\,1$）。Ⅲ期临床试验 PRodIGE 的入选标准十分严苛，例如患者有异常的胆红素值都会被剔除该试验。2016 年，一项关于 FOLFIRINOX 的系统性回顾研究包含了 11 个临床试验和 315 名局部进展期胰腺癌患者，显示合并中位生存期为 24.2 个月（95% CI：21.7 ~ 26.8）。2015 年，一项观察性研究包含 101 名局部进展期不可切除的胰腺癌患者，使用 FOLFIRINOX 做诱导治疗，约有 29%的患者肿瘤缩小＞ 30%，约有 50%的患者肿瘤缩小到可以进行手术。在所有接受手术的患者中，55%的患者手术达到 $R_0$ 切除。但目前仍需要临床前瞻性

对照研究来证实这个结论。由于 PRodIGE 临床试验突显出 FOLFIRINOX 方案的优势，2011 年时，相关医疗人员就将 FOLFIRINOX 作为一般状况良好（ECOG 评分 0 ～ 1 分）的晚期转移性胰腺癌患者的一线治疗。同时，对于局部进展不可切除的胰腺癌患者，FOLFIRINOX 可作为 2A 类推荐治疗方法。FOLFIRINOX 也可作为临界可切除的新辅助治疗方案。

在 PRODIGE 的临床试验中，FOLFIRINOX 方案较吉西他滨对照组，毒副反应显著增加，尤其是 3 ～ 4 级毒副反应的发生率远高于对照组。约有 45.7%的患者存在中性粒细胞减少，12.7%的患者出现腹泻，9.1%的患者出现血小板减少症，9.0%的患者出现感觉性神经病变。尽管毒性反应很大，但到目前为止还没有出现因毒性反应而死亡的病例报道。在治疗第 6 个月时，相比于吉西他滨对照组，使用 FOLFIRINOX 方案的患者很少出现生活质量下降（31%对 66%，$P < 0.01$）。目前已经有更多的研究分析发现：尽管有很大的毒性不良反应，但在实际应用中，相比于吉西他滨单药，FOLFIRINOX 方案可以改善晚期患者的生活质量。

目前，已经有研究发现可以通过一些方法来减轻 FOLFIRINOX 方案的毒性不良反应。2012 年，来自纪念斯隆 - 凯特琳癌症中心的团队发现，在筛选出一般状况良好的局部进展期或远处转移的晚期胰腺癌患者后，给予原剂量的 80%，并给予密切的监护和对症支持治疗，就可以在不改变 FOLFIRINOX 方案活性的基础上，将其毒副反应控制在临床可接受的范围内。在这个剂量下，有远处转移患者的中位生存期为 12.5 个月，局部进展期的胰腺癌患者的中位生存期为 13.7 个月。改良 FOLFIRINOX 方案使 5-FU 和伊立替康的毒性各减少 25%，但其疗效与标准方案的疗效相当。

4. 替吉奥

替吉奥（S-1）是一种氟尿嘧啶衍生物口服抗癌药，它包括替加氟（FT）和吉美嘧啶（CDHP）及奥替拉西（OXO）这三种调节剂。其中，FT 是 5-FU 的前体药物，在二氢嘧啶脱氢酶作用下在体内转化为 5-FU；CDHP 能抑制活化的 5-FU 的分解代谢，有助于血液中和肿瘤组织内的 5-FU 长时间处于有效浓度；OXO 能阻断 5-FU 的磷酸化，进而降低 5-FU 的毒性反应。S-1 与 5-FU 相比具有以下优势：能长时间维持有效血药浓度并提高抗癌活性；减少了毒性不良反应；给药方便，患者依从性高。日本国立癌症中心医院 GEST 试验的目的是考察 S-1 单药对比吉西他滨单药治疗的非劣效性，以及吉西他滨联合 S-1 较吉西他滨单药治疗在总生存期方面的优势。吉西他滨单药组 277 人，在第 1、8、15 天接受吉西他滨 1000 $mg/m^2$ 静脉滴注，每 4 周为 1 个疗程；S-1 单药组 280 人，第 1 ～ 28 天口服 S-1，每 42 天重复；吉西他滨联合 S-1 组 275 人，第 1 天和第 8 天接受吉西他滨 1000 $mg/m^2$ 静脉滴注，第 1 ～ 14 天口服

S–1，每 21 天重复。其中，S–1 用量根据患者体表面积计算，体表面积< 1.25 $m^2$ 口服 80 mg/d；体表面积 1.25 ～ 1.5 $m^2$ 口服 100 mg/d；体表面积≥ 1.5 $m^2$ 口服 120 mg/d；主要研究终点为总生存期。吉西他滨组 OS 为 8.8 个月，S–1 组为 9.7 个月，吉西他滨联合 S–1 组为 10.1 个月。S–1 不劣于吉西他滨（HR=0.96；97.5% CI：0.78 ～ 1.18；非劣性 $P < 0.001$），但未证实吉西他滨联合 S–1 方案较吉西他滨单药有生存期的优势（HR=0.88；97.5% CI：0.71 ～ 1.08；$P$=0.15）。次要研究终点为无进展生存时间，吉西他滨组 PFS 为 4.1 个月，S–1 组为 3.8 个月，吉西他滨联合 S–1 组为 5.7 个月。S–1 不劣于吉西他滨（HR=1.09；97.5% CI：0.90 ～ 1.33；非劣性 $P$=0.02）；联合组较吉西他滨单药能明显延长 PFS（HR=0.66；97.5% CI：0.54 ～ 0.80；$P < 0.001$）。客观缓解率 S–1 组为 21%，联合组为 29.3%，均较吉西他滨组 13.3%有了显著提高。S–1 组的毒性反应较吉西他滨低，而吉西他滨联合 S–1 组的血液毒性较吉西他滨组高。该研究证明在亚裔人群中，S–1 单药在总生存期上不劣于吉西他滨，且耐受性良好，给药方便，可以作为晚期胰腺癌的一线方案。考虑到不同人种的药代动力学和药效动力学差异，NCCN 指南没有将 S–1 列入晚期胰腺癌治疗的一线方案。

5. 氟尿嘧啶联合奥沙利铂

根据一项随机Ⅲ期临床研究 ConKo–003，一种氟尿嘧啶（口服卡培他滨或者 5–FU/四氢叶酸）联合奥沙利铂的化疗方案可以作为局部进展或远处转移的胰腺癌患者的一线化疗方案。虽然该试验包含已经使用 1 种化疗方案的患者，但 NCCN 指南认为，仍可根据外推法将该方案列为治疗晚期胰腺癌患者的一线治疗方案（2B 级推荐）。

对于晚期胰腺癌患者，上述化疗方案对于延长总生存期和提高生活质量都起到了一定作用，但是目前需要解决一个新问题：在完成一组化疗后，在肿瘤进展前的无治疗间歇期如何有效地管理患者。目前的方法包括：①停止治疗；②减少化疗药用量并继续维持原方案；③选用不同的方案维持治疗。最近一项Ⅱ期临床试验（PACT–12）得到了一个有趣的结论。对于存在远处转移的患者，在应用一线化疗方案后，使用舒尼替尼作为维持治疗，可以使患者获益。该试验入组 55 名患者，随机分配到舒尼替尼维持治疗组和观察组，中位总生存期分别为 10.6 个月和 9.2 个月（HR=0.71；95% CI：0.4 ～ 1.26；$P$=0.11）。由于样本量较小，所得结论需进一步证实。但在舒尼替尼组，1 年及 2 年的生存率分别为 41%和 23%，而对照组只有 36%和 7%，这就说明有些患者从舒尼替尼维持治疗中获益较大。直到现在，抗血管生成药在胰腺癌治疗中尚未有有成功的试验案例。但 PACT–12 这个临床试验说明，抗血管生成药可能在胰腺癌的治疗中发挥某些作用。目前仍需相关临床试验进一步验证其在胰腺癌治疗中的作用。

### （二）胰腺癌的二线化疗

在一线化疗后，部分患者仍会出现疾病进展，但体力状态良好的患者或肿瘤负荷较小的晚期胰腺癌患者，仍会从二线化疗方案中获益。不过目前缺乏有力的临床证据和有效的二线化疗方案，因此需要进一步开展临床试验，探寻可能使患者获益的二线化疗方案。

2013 年，一项关于胰腺癌临床试验的综述得出结论：根据当时十分有限的数据，在以吉西他滨作为一线化疗方案后，应用序贯化疗较最佳支持治疗能使患者获益更多。因此，对于晚期胰腺癌患者，若其一线化疗方案选用的是以吉西他滨为基础的治疗方案，那其二线方案可以选择以氟尿嘧啶为基础的化疗方案；反之，若其一线化疗方案选用的是以氟尿嘧啶为基础的治疗方案，那其二线方案可以选择以吉西他滨为基础的化疗方案。2008 年，由德国 ConKo 胰腺癌研究小组发起了一项Ⅲ期临床试验（ConKo-003），目的是探索晚期胰腺癌吉西他滨单药化疗失败后，OFF（奥沙利铂 + 氟尿嘧啶 + 甲酰四氢叶酸）方案与 FF 方案（氟尿嘧啶 + 甲酰四氢叶酸）相比，哪个方案能使胰腺癌患者最大获益。该项研究在德国 19 家医学中心总共随机入组 168 例一线吉西他滨单药化疗失效的晚期胰腺癌患者，患者被随机分成 2 组，其中 OFF 组 77 例，FF 组 91 例。该试验的最终结果发表于 2014 年，OFF 方案最终显示出的中位生存期为 5.9 个月（95% CI：4.1 ～ 7.4），然而对照组 FF 方案的中位生存期为 3.3 个月（95% CI：2.7 ～ 4），HR 有一个显著的提高（HR=0.66；95% CI：0.48 ～ 0.91；*P*= 0.01），差异均有统计学意义。进一步亚组分析发现：在转移的胰腺癌患者中，KPS 评分 70 ～ 80 分及一线吉西他滨化疗持续时间＞ 6 个月的患者能更好地从 OFF 方案中获益。而在常见不良反应（贫血、消化道反应、白细胞计数减少等）方面，两者无明显差别。NCCN 指南推荐将 OFF 方案作为晚期胰腺癌一线吉西他滨化疗失败后，二线标准治疗方案之一。然而，另一项Ⅲ期临床试验 PANCREOX 却得出相反的结论。其对比了胰腺癌的二线治疗中 mFOLFOX6 和 FU/LV 方案，PFS（3.1 个月对 2.9 个月；*P*=0.99）、OS（6.6 个月对 9.9 个月；*P*=0.02）结果显示，在胰腺癌二线治疗中，与 FWLV 方案相比，mFOLFOX6 方案增加了奥沙利铂的使用，导致了更多的不良反应，并且患者生存时间缩短，没有带来生存获益。

最近一项 NAPOLI-1 临床试验报道，对 417 例转移性胰腺癌患者，在以吉西他滨为基础的一线化疗方案进展后，分别给予伊立替康单药、伊立替康与 5-FU/LVF 联合组，或 5-FU/LVF 单药（对照组）。伊立替康加 5-FU/LVF 联合治疗组和对照组患者的中位生存期分别为 6.1 个月和 4.2 个月（HR=0.57；*P*=0.042）。而与 5-FU/LVF 比，伊立替康单药没有显著延长患者的生存时间。在伊立替康与 5-FU/LVF 联合组，出现

3 ~ 4 级不良反应，包括中性粒细胞减少（27%）、乏力（14%）、腹泻（13%）、恶心呕吐（11%）。2015 年 10 月 22 日，美国 FDA 批准将伊立替康脂质体注射液（onivyde）与氟尿嘧啶及甲酰四氢叶酸合并，用于治疗既往以吉西他滨为基础化疗药物治疗过的晚期（转移性）胰腺癌患者。NCCN 指南将该组合作为 1 级推荐，用于状态良好的以吉西他滨为基础化疗失败的晚期胰腺癌患者的二线化疗方案。

胰腺癌目前的有效药物和方案还较少，大多数指南依据都是来自国外人群，很多方案在我国人群中是否依然有效值得进一步研究探索。此外，NCCN 指南本身也提示并非适用于所有患者，临床医生需要根据患者的具体病情，确定符合规范的个体化治疗方案。

### （三）局部进展期同步放化疗

30% ~ 40%的患者在初诊时即为局部晚期。局部进展期胰腺癌（locally advanced pancreatic cancer）应符合以下标准：①无远处转移征象。②胰头及钩突部肿瘤，肿瘤包绕肠系膜上动脉或腹腔干，范围＞ 180° ；或侵犯空肠动脉第一支；肠系膜上静脉和门静脉受侵或闭塞无法重建。③胰体尾肿瘤，肿瘤包绕肠系膜上动脉或腹腔干，范围＞ 180° ，占全部胰腺癌的 30% ~ 50%。在过去的 20 年间，多项临床研究结果已经证实对局部晚期胰腺癌进行同期放化疗优于单纯放疗和最佳支持治疗，可以更好地控制肿瘤相关的疼痛、梗阻和恶病质症状，并且生存期也有一定的延长。同步放化疗的治疗模式起始于 GITSG 的一项临床研究，在该研究中，5-FU 联合分段放疗（总剂量为 40 Gy），与单纯放疗及 5-FU 联合分段放疗（总剂量为 60 Gy）的治疗方式进行比较，其中，5-FU 联合分段放疗（总剂量为 40 Gy）较单纯放疗总生存期延长了 2 倍（44.2 周对 22.9 周）。近年来开展了大量关于同步放化疗对局部晚期胰腺癌的临床研究，但对提高患者的生存是否获益，文献中存在不同的结果，故目前放疗的作用存在争议。

ECOG4201 Ⅲ期随机对照临床试验将患者分为 2 组：一组使用吉西他滨化疗联合同步放疗（入组 34 人），但把放射剂量降低为总量 50.4 Gy（每次 1.8 Gy）；一组为吉西他滨单纯化疗（入组 37 人）。结果表明，同步放化疗组的中位生存期长于单纯化疗组（11 个月对 9.2 个月，$P$=0.017）。其中，同步放化疗组的 4 ~ 5 级不良反应明显增加，但两组的生存质量评价无明显差异。虽然取得了阳性结果，但由于试验获益率较低，所以提前结束。两组患者总生存期的置信区间也存在重叠，故有评论认为，该试验尚不能确定同步放化疗在局部进展期胰腺癌治疗中的地位。来自法国的 GERcoR 回顾性研究对 181 例患者先进行 4 个周期的化疗（3 个月），其中 53 例患者发生疾病进展，128 例没有进展，然后把 128 例患者分为同步放化疗组（72 例）和化疗组（56 例）。最终结果显示：同步放化疗组患者的 PFS 和 OS 均较对照组提高，PFS 分别为 10.8 个月和 7.4 个月（$P$=0.005）；OS 分别为 15 个月和 11.7 个月（$P$=0.000 9）。该研究提示，加入放疗的这部分患者出现明显生存时间获益。Moureau-ZaBotto 等也发现，50 例体力评分为 0 ～ 2 分的局部进展期患者，经 4 个周期的诱导性化疗后，对病程无进展的患者继续予以氟尿嘧啶及奥沙利铂同步化疗，结果显示患者 1 年生存率为 52.1%。因此，先行诱导性化疗数周后，对无进展的胰腺癌患者可以采取同步放化疗的策略。

2000 年以来，先进的放疗技术相继问世，包括三维适形放疗及调强适形放疗技术（IMRT）。适形放疗技术有定位准确、治疗精确度高的优点，能最大限度地将照射剂量集中到靶区内以杀灭肿瘤细胞，而周围正常组织和器官则可少受或免受不必要的照射。精确放疗，尤其是调强适形放疗，与常规放疗相比，可减少肝脏、肾脏、胃和小肠的平均剂量，治疗耐受性好，80% 为＜ 2 级的急性上消化道毒性。Bai 等运用氟尿嘧啶或吉西他滨与调强适形放疗（IMRT）联合放化疗治疗局部进展期胰腺癌患者，逐渐增加调强适形放疗 GTV 的放疗剂量 DT 60 Gy/（5 周进行 25 次），结果显示，IMRT 技术与氟尿嘧啶联合同步放疗可以明显改善患者体力状况评分，1 年生存率为 35%，且近 1/2 的患者疼痛明显缓解。

### （四）介入治疗

由于胰腺癌的供血多为乏血供和多支细小动脉供血等特征，理论上经动脉高压灌注可以提高肿瘤内药物浓度，但临床研究较少，治疗效果有限，推荐证据不足。可以采取超选择性供血动脉灌注化疗或栓塞作为特殊治疗；对肝转移性病变可根据供血特征分别行供血动脉灌注化疗或化疗栓塞；但尚缺乏高级别的循证医学证据，需要进行大样本多中心临床研究，以明确介入治疗的指征和意义。

1．适应证

①梗阻性黄疸（胆管引流术或内支架植入术）；②不宜手术或者不愿意手术、接受其他方法治疗或术后复发的患者；③控制疼痛、出血等疾病相关症状；④灌注化疗作为特殊形式的新辅助化疗。

2．禁忌证

（1）相对禁忌证：①造影剂轻度过敏；② KPS 评分＜ 70 分或 ECOG 评分＞ 2 分；③有出血和凝血功能障碍性疾病不能纠正及有出血倾向者；④白细胞计数＜ $4 \times 10^9$/L，血小板计数＜ $80 \times 10^9$/L。

（2）绝对禁忌证：①肝肾功能严重障碍，总胆红素＞ 51 μmol/L、ALT ＞ 120 U/L；

②有明显出血倾向者，凝血酶原时间＜40%或血小板计数＜$50\times10^9$/L；③中等或大量腹水、全身多处转移；④全身情况衰竭者。

（李　鹏）

# 第四节　原发性肝癌

原发性肝癌是世界上发病率最高的10种恶性肿瘤之一，主要发生于温暖、潮湿、居民饮用闭锁水系的地区，病程短，死亡率高。其在我国广泛流行，占恶性肿瘤的第1位，发病率为欧美的5～10倍，约占全世界肝癌病例的42.5%。发病群体可由婴儿至老人，而40～49岁为发病年龄高峰。男性发病率显著高于女性，1966年Doll收集各地资料也证实这点，美国为2.4∶1，英国为3.1∶1，加拿大为2∶1，南非为1.9∶1，新加坡为3.1∶1，我国为7.7∶1。女性肝癌发病率低是否与内分泌系统有关，有待研究。

此外，据调查湖南、四川的肝癌死亡率居当地恶性肿瘤死因的首位，山东、湖北、辽宁、新疆（新源县）、甘肃、内蒙古等地的肝癌死亡率则占恶性肿瘤死亡的第3位。

世界上肝癌发病率以非洲撒哈拉大沙漠以南和东南亚为高。全世界每年发生约26万肝癌病例，大部分发生在上述两地区。而欧洲、大洋洲的发病率则较低，非洲莫桑比克的发病率较北欧高100倍。有人按男性肝癌患者的发病率分为3组：大于5.10/10万者，包括莫桑比克、南非、尼日利亚、新加坡、乌干达；3.1～5/10万者，如日本、丹麦；小于3/10万者，如欧洲部分国家、澳大利亚、印度北部等很多地区。以此作参考，我国的一些地区属高发范围。

## 一、病因

和其他恶性肿瘤一样，原发性肝癌的病因仍不十分清楚。实验证明，很多致癌物质均可诱发动物肝癌，但人类肝癌的病因尚未完全得到证实。根据临床观察、流行病学资料和一些实验研究结果，肝癌可能主要与肝炎病毒、黄曲霉毒素、饮水污染有关。

### （一）病毒性肝炎

1．乙型肝炎病毒

乙型肝炎病毒（HBV）与肝细胞癌（HCC）的关系已研究多年，发现乙肝病毒与原发性肝癌有一致的特异性的因果关系：①二者全球地理分布接近，乙型肝炎高发区，其肝癌的发病率也高，我国肝癌高发区研究结果表明 HBsAg 阳性者发生肝癌的机会较 HBsAg 阴性者高 6 ~ 50 倍；②原发性肝癌患者的血清学与病理证实其 HBsAg 阳性高达 89.5%，抗 -HBc 达 96.5%，明显高于对照人群（5% 以下）；免疫组化也提示 HCC 者有明显 HBV 感染背景；在肝癌流行区及非流行区，男性 HBsAg 慢性携带者发生原发性肝癌的危险性相对恒定且前瞻性研究表明，HBsAg 阳性肝硬化者发生原发性肝癌的概率比 HBsAg 阴性肝硬化者高且标志物项越多（除抗 -HBs）患肝癌危险性越高，流行病学调查证明病毒感染发生在肝癌之前；③证实 HCC 患者中有 HBV-DNA 整合，我国 HCC 患者中有 HBV-DNA 整合者占 68.2%。分子生物学研究提示 HBV-DNA 整合可激活一些癌基因（如 N-ras、K-ras 等），并使一些抑癌基因突变，已发现 HBsAg 的表达与 P53 突变有关；④动物模型（如土拨鼠、地松鼠、鸭等）提示动物肝炎与肝癌有关。

我国约 10% 人口为 HBsAg 携带者，每年约有 300 万人可能从急性肝炎转为慢性肝炎，每年约 30 万人死于肝病，其中 11 万人死于肝癌。肝炎的垂直传播是肝癌高发的重要因素，表面抗原阳性的孕妇可使 40% ~ 60% 婴儿感染乙型肝炎。婴儿一旦感染乙型肝炎，约有 1/4 可能发展到慢性肝炎，还有一部分发展为肝硬化和肝癌。国外有学者认为，高发区婴儿接种乙型肝炎疫苗，可减少 80% 的肝癌患者。世界各地 HBsAg 与 HCC 关系几乎完全一致，肝癌危险度（RR），日本为 10.4，英国为 12，纽约为 9.7，因此乙型肝炎病毒可能是人类肝细胞癌发病因素中的主要启动因素。

2．丙型肝炎病毒

丙型肝炎病毒（HCV）主要经血传播，也可由性接触传播，HCV 与 HCC 关系的研究近年受到重视。日本报告提示，HCC 患者中合并 HCV 感染者远高于 HBV 感染者。1990 年鹈浦雅志等报道肝细胞癌 113 例中 HBsAg 阳性 30 例（27%），抗 -HCV 阳性 65 例（58%），有输血史 32 例（28%），有饮酒史者 46 例（41%），在与 HCV 有关的肝硬化病例中 30% 可检出抗 -HCV。在西班牙、希腊 HCC 的抗 -HCV 阳性率分别达到 63% 和 55%，HBsAg 阳性率为 39% 左右，而印度抗 -HCV 阳性率为 15.1%，中国香港为 7.3%，上海为 5% ~ 8%，表明该型肝炎病毒与肝癌的关系有地理分布关系。

流行病学的证据说明 HBV 是肝癌发生的重要危险因素，但不是唯一的因素。HCV 与肝癌的关系在部分地区如日本、西班牙、希腊可能是重要的，在中国的作用有待进一步研究。流行病学研究揭示了病毒病因参与了肝癌的发病过程，随着分子生物学的发展，进一步从分子水平揭示了病毒病因的作用机制。乙型肝炎病毒（HBV）在人肝癌中以整合型 HBV-DNA 和游离型 HBV-DNA 两种形式存在。病毒在整合前，首先要通过游离病毒的复制，因此在早期以游离型 HBV-DNA 存在于肝癌中，由于整合型 HBV-DNA 中，相当部分 X 基因存在断裂，部分或全部缺少，游离型 HBV-DNA 可能是 X 基因表达的反式激活因子。不少学者观察到肝癌中存在 HBV X 基因表达，但 X 基因的生物学功能，是否存在促进原癌基因 C-myc 的表达以及与 ras 基因的协同促肝癌作用，有待进一步研究。

3. 黄曲霉毒素

黄曲霉毒素（AF）是产生曲霉的产毒菌的代谢产物，动物实验证明其有肯定的致癌作用。黄曲霉毒素 $B_1$（$AFB_1$）是肝癌的强烈化学致癌物，能诱发所有实验动物发生肝癌；在人体肝脏中发现有代谢黄曲霉毒素 $B_1$ 的酶。霉变食物是肝癌高发区的主要流行因素之一，肝癌高发区粮食的黄曲霉毒素污染程度高于其他地区，这可能与肝癌高发区多处于温潮湿地带、霉菌易于生长有关。非洲和东南亚曾进行过黄曲霉毒素与肝癌生态学研究，发现男性摄入的黄曲霉毒素高的地方，肝癌发病率也高；摄入黄曲霉毒素的剂量与肝癌发病率呈线性函数关系 Y（肝癌发病率）$=0.42 \times AFB_1$（ng/kg）+6.06（$P < 0.01$）。分子流行病学的研究也进一步证实黄曲霉毒素 $B_1$（$AFB_1$）与肝癌发生密切相关。近年来，上海肿瘤研究所建立了 $AFB_1$ 加成物（$AFB_1$-$N_7$-Gua）及 $AFB_1$- 清蛋白加成物的检测方法，从肝癌高危人群或肝癌患者血、尿中检测 $AFB_1$ 加成物，证明了崇明肝癌高发区人群中 $AFB_1$- 清蛋白加成物阳性率高达 68.3%，启东地区阳性率为 65%，进一步研究提示过氧化物酶（EPHX）基因 113 位的突变很有可能和 $AFB_1$ 暴露引起 $AFB_1$ 清蛋白生成物的量有关，提示了 $AFB_1$ 与肝癌发生具有密切相关性。

## （二）饮水污染

饮水与肝癌的关系已有不少流行病学与实验室证据。早在 20 世纪 70 年代苏德隆教授就提出饮水与肝癌有关，即“饮用沟塘水居民肝癌发病率比一般居民高 2.6 倍；而饮用井水居民比一般居民低 1/3；改饮深水后居民肝癌发病率有下降趋势”。1991 年发现我国沟塘水中有一种蓝藻产生微囊藻毒素（microcystin，MCYST），通过动物实验发现它是一种强促癌剂，能强烈抑制蛋白磷酸酯酶 1 和 2A 型，它能使肝细胞中毒、坏死。我国武汉东湖、安徽的巢湖、上海的淀山湖及海门的沟塘水中均已找到此类毒素。

### （三）其他

微量元素、遗传因素等在原发性肝癌发病中有一定作用。有学者认为硒是原发性肝癌发生发展过程中的条件因子，有资料表明血硒水平与原发性肝癌发病率呈负相关。硒的适量补充可降低原发性肝癌 1/3 ～ 2/3 的发病率。国内外均有原发性肝癌高发家系的报道，我国启东对原发性肝癌和健康对照组家庭中肝癌的发生情况进行调查，结果表明原发性肝癌高于对照组，统计学检验有显著差异。另外发现肝细胞癌与血红蛋白沉着症（一种罕见的遗传代谢异常）的联系仅仅存在于那些患此病而长期生存以致产生肝硬化的患者。通常情况下遗传的是易患肿瘤的体质而非肿瘤本身。此外，饮酒、吸烟、寄生虫、某些化学致癌物、激素、营养等与人类肝癌的关系，研究者尚有不同的看法。迄今认为，原发性肝癌是多因素协同作用的结果，在不同的阶段、不同的地区，其主要因素可能会有所不同。肝炎病毒 HBV、HCV、黄曲霉毒素、亚硝胺、饮水污染是原发性肝癌的主要病因，因此管水、管粮、防治肝炎是预防肝癌的主要措施。

## 二、病理

### （一）大体分型

肝癌大体分型可分为以下 4 型。

1．巨块型

除单个巨大块型肝癌外，还可由多个癌结节密集融合而成的巨大结节，其直径多在 10 cm 以上。

2．结节型

肝内发生多个癌结节，散布在肝右叶或左叶，结节与周围分界不甚明确。

3．弥漫型

弥漫型少见，癌结节一般甚小，弥漫分布于全肝，与增生的肝假小叶有时难以鉴别，但癌结节一般质地较硬，色灰白。

4．小肝癌

单个癌结节直径＜ 3 cm 或癌结节数不超过 2 个，最大直径总和＜ 3 cm。

### （二）组织学分型

1．肝细胞癌

肝细胞癌最常见，其癌细胞形态似正常肝细胞，但细胞大小不一，为多角形，胞质丰富，呈颗粒状，胞核深染，可见多数核分裂，细胞一般排列成索状，在癌细胞索之间有丰富的血窦，无其他间质。

2. 胆管细胞癌

胆管细胞癌为腺癌，癌细胞较小，胞质较清晰，形成大小不一的腺腔，间质较多，血管较小。在癌细胞内无胆汁。

3. 混合型肝癌

肝细胞癌与胆管细胞癌混合存在。

4. 少见类型

（1）纤维板层型：癌细胞索被平行的板层排列的胶原纤维隔开，因而称为纤维板层肝癌（FCL）。以多边嗜酸肿瘤细胞聚成团块，其周围排列着层状排列的致密纤维束为特征。FCL 肉眼观察特征，绝大多数发生在左叶，常为单个，通常无肝硬化，切面呈结节状或分叶状，中央有时可见星状纤维瘢痕，这些有助于区别普通型 HCC。电镜下 FCL 的胞质内以充满大量线粒体为特征，这与光镜下癌细胞呈深嗜酸性颗粒相对应。有学者观察到 FCL 有神经分泌性颗粒，提示此癌有神经内分泌源性。

（2）透明细胞癌：透明细胞癌肉眼所见无明显特征。在光镜下，除胞质呈透明外，其他均与普通 HCC 相似，胞质内主要成分是糖原或脂质。电镜下透明癌细胞内细胞器较普通 HCC 为少。透明细胞癌无特殊临床表现，预后较普通 HCC 略好。

### （三）原发性肝癌分期

1. 我国肝癌的临床分期

根据全国肝癌会议拟定的分期标准，分为以下 3 期。

Ⅰ期：无明确肝癌症状和体征，又称亚临床期。

Ⅱ期：出现临床症状或体征，无Ⅲ期表现者。

Ⅲ期：有明显恶病质、黄疸、腹水或远处转移之一者。

2. 国际抗癌联盟（UICC）的 TNM 分期

（1）分期符号说明

$T_x$：无法测定原发肿瘤。

$T_0$：无原发肿瘤证据。

$T_1$：孤立肿瘤，没有血管侵犯。具体可细分为，$T_{1a}$：单个结节，直径≤ 2 cm，无血管浸润。$T_{1b}$：单个结节，直径＞ 2 cm 且≤ 5 cm，无血管浸润。

$T_2$：孤立肿瘤，有血管侵犯或多发肿瘤且直径≤ 5 cm。

$T_3$：多发肿瘤且直径＞ 5 cm，或孤立肿瘤伴有更广泛的血管侵犯。

$T_{3a}$：多发肿瘤直径＞ 5 cm。$T_{3b}$：孤立肿瘤或多发肿瘤侵犯门静脉或肝静脉主要分支。

$T_4$：肿瘤直接侵犯周围组织或导致胆囊或脏器穿孔，或多发性病灶分布在一个以上的肝叶，浸润到门静脉或肝静脉的主干或主要分支。

N：局部淋巴结；$N_0$，无局部淋巴结转移；$N_1$，局部淋巴结转移。

M：远处转移；$M_0$，无远处转移；$M_1$，远处转移。

（2）分期标准

Ⅰ期：$T_1$，$N_0$，$M_0$。

Ⅱ期：$T_1$，$N_0$，$M_0$。

Ⅲ期：$T_1$，$N_1$，$M_0$；$T_2$，$N_1$，$M_0$；$T_3$，$N_0$，$N_1$，$M_0$。

Ⅳ A 期：$T_4$，$N_0$，$N_1$，$M_0$。

Ⅳ B 期：$T_1$ ~ $T_4$，$N_0$，$N_1$，$M_1$。

## 三、临床表现

Ⅰ期肝癌因缺乏临床症状和体征被称为“亚临床肝癌”或“小肝癌”，常能在普查、慢性肝病患者随访或健康检查时通过甲胎蛋白异常升高和（或）超声异常而发现。一旦出现临床症状和体征已属中晚期。

### （一）症状

肝区痛、消瘦、食欲缺乏、黄疸等是肝癌的常见症状。

1．肝区痛

肝区痛最常见，多由肿瘤增大致使肝包膜绷紧所致，少数可由肝癌包膜下结节破裂内出血所致。可表现为持续钝痛，呼吸时加重的肝区痛或急腹症，肿瘤侵犯膈肌时疼痛可放射至右肩和右背，向后生长的肿瘤可引起腰痛。

2．消化道症状

因无特异性症状往往易被忽视，常见症状有食欲缺乏、消化不良、恶心呕吐、腹泻等。

3．消耗体征

乏力、消瘦、全身衰竭，晚期患者可呈恶病质状。

4．黄疸

可因肿瘤压迫肝门、胆管癌栓、肝细胞损害等引起，多为晚期症状。

5．发热

30% ~ 50% 的患者有发热，一般为低热，偶可超过 39℃，呈持续或午后低热，偶呈弛张型高热。发热可能为肿瘤坏死产物吸收、合并感染、肿瘤代谢产物所致。如出现不伴感染，为癌热，多不伴寒战。

6. 转移灶症状

肿瘤转移之处有相应症状，有时成为本病的初始症状。如肺转移可引起咯血、咳嗽、气急等，骨转移可引起局部痛或病理性骨折，椎骨转移可引起腰背痛、截瘫，脑转移多有头痛、呕吐、抽搐、偏瘫等。

7. 伴癌综合征

伴癌综合征即肿瘤本身代谢异常或癌组织对机体的影响引起内分泌或代谢方面的综合征，可先于肝症状出现。

（1）自发性低糖血症：发生率为 10% ~ 30%。肝细胞能异位分泌胰岛素或胰岛素样物质，肿瘤抑制胰岛素酶或分泌一种胰岛 β 细胞刺激因子或糖原储存过多，肝组织糖原贮存减少，肝功能障碍影响肝糖原的制备。以上因素造成血糖降低，形成低血糖症。严重者出现昏迷、休克，甚至导致死亡。

（2）红细胞增多症：2% ~ 10% 的患者可发生，肝癌切除后常可恢复正常，可能与肝细胞产生促红细胞生成素有关。肝硬化患者伴红细胞增多症者宜警惕肝癌的发生。

（3）其他：罕见的尚有高钙血症、高脂血症、皮肤卟啉病、类癌综合征、异常纤维蛋白原血症等。

## （二）体征

1. 肝大

进行性肝大是其特征性体征之一，肝质地硬，表面及边缘不规则，部分患者肝表面可触及结节状包块。合并肝硬化和门静脉高压者，门静脉或脾静脉内癌栓或肝癌压迫门静脉或脾静脉，可出现脾大。

2. 腹水

合并肝硬化和门静脉高压或门静脉、肝静脉癌栓所致，腹水为淡黄色或血性腹水。

3. 黄疸

常因癌肿压迫或侵入肝门内主要胆管或肝门处转移性肿大淋巴结压迫胆管所致梗阻性黄疸；癌肿广泛破坏肝脏引起肝细胞坏死形成肝细胞性黄疸。无论梗阻性还是肝细胞性黄疸，也无论肿瘤大小，一旦出现黄疸多属晚期。

4. 转移灶的体征

肝外转移以肺、淋巴结、骨和脑为常见。转移灶发展到一定大小时可出现相应的体征，而较小的转移瘤往往无体征。

## 四、诊断

原发性肝癌诊断标准如下：

1．病理诊断

（1）肝组织学检查证实的原发性肝癌患者。

（2）肝外组织学检查证实为肝细胞癌。

2．临床诊断

（1）如无其他肝癌证据，AFP 对流法阳性或放射免疫法≥ 400 μg/L，持续 4 周以上，并能排除妊娠、活动性肝病、生殖胚胎源性肿瘤及转移性肝癌者。

（2）影像学检查有明确肝内实质性占位病变，能排除肝血管瘤和转移性肝癌，并具有下列条件之一者。① AFP ≥ 200 μg/L；②典型的原发性肝癌影像学表现；③无黄疸而 ALP 或 GGT 明显增高；④远处有明确的转移性病灶或有血性腹水，或在腹水中找到癌细胞；⑤明确的乙型肝炎标记阳性的肝硬化。

## 五、鉴别诊断

为了便于临床运用，对原发性肝癌的鉴别诊断可分为 AFP 阳性肝癌与 AFP 阴性肝癌两方面。

1．AFP 阳性肝癌的鉴别诊断

由于 AFP 存在于胚胎期末胚肝、卵黄囊，少量来自胚胎胃肠道，因此有时出现 AFP 假阳性。

（1）分娩后 AFP 仍持续上升者应警惕同时存在肝癌。

（2）生殖腺胚胎性肿瘤，通过仔细的生殖器与妇科检查鉴别。

（3）胃癌、胰腺癌，尤其伴肝转移者常不易鉴别，其 AFP 异常升高的发生率为 1%。但 AFP 浓度多较低，常无肝病背景。B 超可鉴别胰腺癌，继发性肝癌呈“靶环征”，胃肠钡餐、胃镜有助于鉴别胃癌。而且胃癌、胰腺癌转移至肝多见，而肝癌转移至胃、胰极少见。

（4）肝炎、肝硬化伴 AFP 升高是 AFP 阳性肝癌的最主要鉴别对象，尤其是不伴明显肝功能异常的低中浓度 AFP 升高者。以下几点有助鉴别：①有明确的肝功能障碍而无明确肝内占位者；② AFP 与 ALT 绝对值、动态变化呈相随关系；③ AFP 单抗、AFP 异质体、异常凝血酶原等测定，B 超检查。

2．AFP 阴性肝癌的鉴别诊断

AFP 阴性而肝内有占位性病变者，常见的鉴别对象如下。

（1）肝血管瘤：需与肝癌鉴别的最常见疾病。以下几点有助鉴别：①多见于女性，病程长，发展慢，一般情况好；②无肝病背景；③肝炎病毒标志物常阴性；④超声显像示边清而无声晕，彩色多普勒常见血管进入占位区；⑤增强 CT 示填充，并常由周边开始；⑥肿块虽大但常不伴肝功能异常。

（2）继发性肝癌：常有原发癌史，多为结直肠癌、胰腺癌、胃癌，无肝病史；肝炎病毒标志物常阴性；癌胚抗原增高，显像示散在多发病灶，超声示“靶环征”，动脉造影示血管较少，$^{99m}$TC-PMT 阴性。

（3）肝脓肿：以尚未液化或已部分机化的肝脓肿需与肝癌相鉴别。以下几点有助鉴别：①有痢疾或化脓性病史；②无肝炎、肝硬化背景；③肝炎病毒标志物多阴性；④有或曾有炎症表现，如发热伴畏寒；⑤影像学检查在未液化或脓稠的肝脓肿方面颇难鉴别，但边缘多模糊且无声晕等包膜现象；已液化者需与肝癌伴中央坏死相鉴别，增强或造影示无血管。

（4）肝囊肿、肝包虫：病程长，无肝病史，棘球蚴病患者常有疫区居住史；一般情况较好；肿块虽大而肝功能障碍不明显；超声显像示液性占位，囊壁薄，常伴多囊肾；包虫皮试可助包虫病的诊断。

（5）肝腺瘤：较少见，女性多于男性，常有口服避孕药多年史，常无肝病史，$^{99m}$TC-PMT 扫描呈强阳性，此点鉴别价值高，因腺瘤分化程度较肝癌好，故摄取 PMT 却无排出通道而潴留呈强阳性。

## 六、治疗

原发性肝癌，病情发展迅速，预后不佳，因此，治疗方法的选择，应视肿瘤情况、肝功能和全身情况而定。

影响肝癌治疗与预后的因素主要有肿瘤＞ 5 cm 或＜ 5 cm；局限于一叶抑或累及全肝；是否侵犯门静脉主干；是否有远处转移。肝功能处于代偿或失代偿，血清胆红素高于正常上限，白 / 球蛋白比例倒置，凝血酶原时间为正常值的 50% 以下均属失代偿。γ 谷氨酰转肽酶值数倍于正常值者或提示肝功能差，或提示肿瘤巨大，或提示有广泛门、肝静脉癌栓。全身情况则包括心、肺、肾等重要脏器功能及年龄等。

### （一）肝癌的治疗原则

早期、综合、积极是肝癌治疗的三个重要原则。

1．早期治疗

一般小肝癌切除后 5 年生存率为 60% ～ 70%，而大肝癌切除后 5 年生存率仅 20%

左右；切除的预后明显优于非切除者。因此“早期”和“有效”的治疗（切除）是根治和延长生存期最重要的途径。对亚临床肝癌，应争取在肿瘤长大至 3 ~ 5 cm 前加以切除。对临床肝癌，应争取在发生门静脉主干癌栓前进行治疗。

2. 综合治疗

迄今肝癌尚无特效疗法，各种疗法包括切除治疗均无法达到根治。因此采用综合治疗，实验与临床均已反复证明，各种疗法配合得当者，“三联”优于“二联”，“二联”优于“单联”治疗。综合治疗除不同治疗方法同时应用外，尚可序贯应用。

3. 积极治疗

积极治疗突出个“再”字，如切除术后亚临床期复发行再切除者，其 5 年生存率可在原先基础上再增加约 20%，此乃化疗、放疗、免疫治疗等任何方法难以达到，同样瘤内无水酒精注射、TAE 等需多次进行，不少可达到长期稳定。

### （二）肝癌治疗的选择

1. 手术切除与肝移植

手术切除是肝癌获得根治的最主要手段。随着外科技术的进步，在全部肝癌患者中能切除者已从过去的 5% 左右提高到如今的 10% 以上。包括对原发灶的切除、多个原发灶的切除、复发灶的切除、转移灶的切除，以及肿瘤缩小后的二期切除。

手术切除适应证：凡肿瘤局限于一侧，肝功能代偿，无其他脏器的手术禁忌证者，均可采用手术切除或进行姑息性外科治疗。

值得注意的是，①小肝癌压迫引起梗阻性黄疸而肝功能较好者，轻度 ALT 升高并非绝对禁忌；② GGT 显著升高达正常数倍以上者手术宜谨慎；③合并糖尿病者，在获得控制前宜暂缓；④已有门静脉主干癌栓者一般为手术禁忌。

手术的关键是正确判断能否既切除肿瘤又保存足够的肝组织，以及既能切除肿瘤又不致引起难以控制的出血。

手术并发症：早年主要为肝功能衰竭，近年已明显减少。术后并发症一般有术后腹腔内出血，多因止血不彻底和肝功能不佳所致；肝功能衰竭、腹水、黄疸，多因未能正确判断肝切除量所致；膈下积液或脓肿，多因引流不畅所致；胆瘘，右侧胸腔积液，在右肝手术尤其清蛋白较低者常难免发生；其他少见并发症，如肺梗死等。

肝移植治疗原发性肝癌的 5 年生存率已提高到 37%。在肝细胞癌中，纤维板层型肝癌的疗效较好。伴有肝硬化者肝移植疗效优于肝切除。大于 5 cm、多个结节、血管受癌侵犯者复发早。

2．切除以外的外科治疗

切除以外的外科治疗或称姑息性外科治疗，包括液氮冷冻治疗、高功率激光气化治疗、微波局部高热治疗、术中瘤内无水乙醇注射、肝动脉结扎、肝动脉插管等。此类姑息性外科治疗应用得当，尤其合并应用，常可明显延长生存期，或使肿瘤缩小而被切除。

（1）肝动脉插管药物灌注（HAI）：肝癌 90% 的血供来自肝动脉，因此通过肝动脉插管注射药物可明显提高药物在肿瘤中的浓度，其 3 年生存率为 13.3%，5 年生存率为 7.9%。

（2）肝动脉结扎术（HAL）：肝动脉结扎后可使肿瘤的大部分坏死，但通常 6 周后侧支循环重新建立，故难以达到根治。HAL 适于不能切除的大肝癌，但肿瘤超过全肝的 70%，则 HAL 后将有肾功能障碍甚至导致死亡，故肿瘤过大，有黄疸或腹水，或肾功能不佳者宜慎。近年来，HAL 的改进如下：①仅结扎患侧肝动脉支；②合并远段肝动脉栓塞；③采用带气囊导管做间歇性肝动脉阻断。HAL 术后 3 年生存率及 5 年生存率同 HAI。

（3）肝动脉结扎合并插管（HAL+HAI）：该法是近年新发展的，即剖腹后于肝门部经胃网膜右动脉插管进入患侧肝动脉支，注入美蓝以确证灌注至肿瘤区，然后结扎患侧肝动脉支，但仍保持动脉导管的通畅，以备手术后药物灌注。3 年生存率达 27.3%，5 年生存率为 18.1%，部分患者因肿瘤明显缩小而获二期切除。

（4）液氮冷冻切除治疗（gryosurgery）：自 1974 年用于临床肝癌患者。用 −196℃ 液氮置于肝瘤区进行冷冻，20 分钟即达到 80% 的最大冷冻效果，病理证实在冰球内的所有组织包括肿瘤均产生凝固性坏死。如并用 HAL，可提高疗效。冰球如能覆盖整个癌结节，常可根治。该法安全、有效、不良反应小。

（5）高功率激光气化与微波治疗：用高功率 YAG 激光气化肝癌结节，其效果如同手术切除且出血少。但气化只适于不太大的肝癌结节，也可做肝癌的姑息性切除。近来用微波刀，可用于固化癌结节，或用以代手术刀，可减少出血并消灭切端癌。

3．非手术肝血管栓塞治疗与化疗

由于肝细胞癌结节 90% 血供来自肝动脉，10% 血供来自门静脉，经皮股动脉穿刺肝动脉栓塞术（transcatheter afterial embolization，TAE）或合并化疗，已成为不适合手术治疗肝癌患者的首选疗法。其原理为将供应肿瘤的肝动脉分支加以栓塞，导致肿瘤结节大部分坏死，配以化疗药物杀伤更多癌细胞。使用的指征为不能手术切除的肝癌均可用 TAE，但门静脉主干有癌栓、肝硬化严重、肝功能失代偿、有黄疸、腹水、肾功能不佳者不宜应用。目前 TAE 已发展至肝段 TAE（segmental TAE），提高了疗效，

2 年生存率达 71.6%。但由于癌结节的周边由门静脉供血，故单独 TAE 难以根治。与 PVE（即在超声引导下经皮穿刺做肝内门静脉支栓塞治疗）合用，可获得较完全的肿瘤结节坏死。栓塞剂主要为碘油与吸收性明胶海绵，化疗药物则常用顺铂、阿霉素或表柔比星、丝裂霉素、5- 氟尿嘧啶。3 年生存率为 17.6%。为了提高 TAE 疗效，Goldberg 等用血管紧张肽Ⅱ（angiotensin Ⅱ）与化疗微球同用，可使肿瘤中药物浓度提高 2.8 倍。TAE 的关键乃反复多次，多次 TAE 能有效延长生存期，TAE 后肿瘤缩小可行二期切除。

4．经皮穿刺瘤内无水酒精注射

无水酒精可导致肿瘤凝固坏死，此治疗的要点为：①力求无水酒精能覆盖整个癌结节；②需重复进行，适于 3 cm 以下肝癌及 5 cm 以下而手术风险较大的肝癌。3 生存率 60% ~ 80%。由于无水酒精难以达到 100% 的癌结节的覆盖，故远期疗效逊于手术切除者。

## 七、预后

随着诊断技术及治疗方法的改进，原发性肝癌已由“不治”变为“部分可治”，5 年生存率由 20 世纪 50 年代末的 3% 提高至 20 世纪 90 年代的 40.2%。这一变化与小肝癌比例增高（2% ~ 30.5%）、再切除率的增多和二期切除的增多相关。

不同治疗方法的 5 年生存率依次为：根治性切除为 53%；HAL+HAI+ 导向内放射为 40.2%；HAL+HAI+ 局部外放射为 22.2%；HAL+HAI 18.1%；姑息性切除 12.5%；冷冻治疗为 11.6%；HAL 或 HAI 单一治疗为 7.7%；药物治疗为 0。

影响 5 年生存率的因素：普查优于临床发现者，小肝癌优于大肝癌，单个肿瘤优于多个肿瘤，包膜完整者优于无包膜者，切除后 AFP 降至正常胜于未降至正常值者。

（李　鹏）

# 第五节　继发性肝癌

继发性肝癌也称转移性肝癌，指全身其他脏器的癌肿通过血道、淋巴道及直接浸润等途径转移到肝脏所引起的癌瘤。

肝脏所处位置及双重血供，使其成为肝外癌肿常见的转移部位。所有癌肿中，约有 1/3 累及肝脏。据西方报道，转移性肝癌约比原发性肝癌多 20 倍，我国则两者发病率相近。

## 一、转移途径与来源

1. 血道转移

消化道如食管、胃、肠、胆、胰的癌肿可经门静脉至肝，也可发生栓子性肝转移（真性转移）。乳腺、肺、肾、肾上腺、甲状腺、睾丸或卵巢、鼻咽癌等和眼及皮肤的黑色素瘤，经肝动脉转移至肝。偶可经下腔静脉和肝静脉扩散至肝，如肾癌侵犯下腔静脉后转移至肝。

2. 淋巴道转移

乳腺癌、胃癌、胰腺癌、卵巢癌和宫颈癌可沿淋巴管或沿汇管区的淋巴管逆行扩散至肝脏。

3. 直接浸润

毗邻器官癌肿以及淋巴的肿瘤均可直接蔓延至肝脏。腹膜癌瘤沉积穿过肝被膜进入肝脏比较罕见。甲状腺、前列腺癌肿和皮肤黑色素瘤转移少见，头颈部癌瘤罕见转移至肝脏。

## 二、病理

转移性肝癌极少为单结节性，多数为大小不等、数目不一散在两叶的多发结节。结节中央常有坏死，呈脐样凹陷。

肉眼观大多呈灰白色结节，界限清楚，质多较硬。黏液腺癌呈黏滑外观，黑色素瘤呈棕色或黑色，鳞癌色白，颗粒状。

组织学特征与原发癌相似，如来自结肠腺癌者呈腺状结构，来自食管癌者呈鳞状上皮形态，来自黑色素瘤的可含黑色素，但也不一定如此。许多原发性肿瘤分化良好，而转移性肝癌却极度善变，以致不能提供肿瘤来源的线索。

与肝细胞癌不同，转移性肝癌很少合并肝硬化；罕见侵犯门静脉形成癌栓；罕见发生癌结节破裂内出血；来自肝动脉的血供减少而不是增多，尤其是来自胃肠道的肿瘤。

## 三、临床表现

转移性肝癌早期仅有原发癌症状而无明显肝脏受累的症状与体征，其病程相对缓和。随着肝转移灶增大可出现与原发性肝癌相似的症状体征，如乏力、畏食、消瘦、发热、右上腹痛等，肝大小可正常。随着病情的进展，肝大明显，质硬有压痛，脾大常见。晚期可出现黄疸、腹水、恶病质。

## 四、辅助检查

### （一）实验室检查

①亚临床期转移性肝癌，肝功能正常，常无酶学异常。有明显临床症状者，ALP、γ-GT Ⅱ、5- 核苷酸磷酸二酯酶同工酶升高，阳性率为 60% ~ 80%。肝脏广泛转移时可有胆红素及转氨酶轻度升高、低蛋白血症等表现。② AFP 90% 以上＜ 20μg/L，少数来自消化道及卵巢癌的转移性肝癌可呈阳性。③癌胚抗原（CEA）显著增高仅见于 50% ~ 75% 有肝转移的结肠癌、乳腺癌或肺癌。

### （二）影像检查

B 超能检出 2 cm 大小、CT 可检出 0.5 ~ 1 cm 多发性占位性病变，阳性率约为 85% ~ 95%。MRI 对鉴别原发性肝癌有价值。核素扫描仅对 3 cm 的肝转移灶能检测；选择性肝动脉造影可检测 1 cm 病灶，显示少血管性肿瘤。位于膈顶部者可有 X 线横膈征。此外，对原发癌的相关检查，可查明其转移来源。必要时行腹腔镜检查。

## 五、诊断

对有原发癌病史及证据、有肝受侵害症状、伴酶学等检查阳性、影像检查已显示肝脏实质性、散在多发占位病灶者，如果又有 B 超、CT 引导下或腹腔镜下穿刺证实，诊断并不困难。

对亚临床期转移癌的早期诊断较困难，有原发癌的患者，一旦合并不明原因低热要警惕肝转移的可能，应积极检查排除。肝脏受侵害明显，而原发性肿瘤不明时，也会造成诊断上的困难，除认真做相关检查，如乳腺、甲状腺、肺、胃肠内镜等检查外，必要时做肝脏组织学检查，有经验的病理学家能从转移灶的镜下特征判断原发癌。

## 六、鉴别诊断

1. 肝脓疡

尤其是细菌性肝脓疡。有感染的病史、症状及其他证据，超声为液平面。

2. 肝血管瘤

病史长、症状轻、无原发癌症状体征，相关检查可鉴别。

3. 肝囊肿

病史长，一般情况好。

4. 原发性肝癌

半数以上有肝炎、肝硬化史，60% ~ 80% 乙肝指标阳性，肝脏受损症状较明显，AFP 阳性，各影像及肿瘤标记检查可鉴别。

## 七、治疗

首先治疗原发癌。对原发癌可切除或已切除而肝转移仅限一叶且无其他肝外扩散者，可考虑做肝切除。其他治疗同原发性肝癌。

## 八、预后

转移性肝癌的预后取决于原发性肿瘤的类型及转移情况，原发肿瘤生长快、转移广泛，则患者常在几个月内死亡。一般未行切除术的肝转移患者，平均生存期不到 1 年；有报告转移来自结直肠者预后相对较好，诊断后 2 年生存率可达 17%。

手术切除可缓解症状，但对预后改善不明显。结直肠癌的单个转移切除后 5 年生存率为 18.2% ~ 42%。

（李 鹏）

# 第三章

# 泌尿系统肿瘤

## 第一节　肾癌

肾癌也称肾细胞癌、肾腺癌、肾上腺样瘤（hypernephroma）、Grawitz 肿瘤等，占原发性肾脏恶性肿瘤的 85%。由于平均寿命的延长和医学影像学的进步，肾癌的发现率比以前增加，临床上无明显病症而在体检时偶尔发现的肾癌日渐增多。

肾癌的发病率和死亡率在全身肿瘤中占 2% 左右。在我国泌尿外科恶性肿瘤中，膀胱肿瘤最常见，肾癌占第二位。

### 一、病因

肾癌的病因迄今尚不明确，一些可以使动物发生肾癌的致癌物并未在人类身上得到证实。近 30 年来对吸烟与肾癌的关系进行了研究，Tavam 等报道，1989—1991 年国际协作组调查结果，共有肾癌 1732 例，对照 2309 例，吸烟者发生肾癌相对危险因素（RR）=2。Muscat 等报道 1977—1993 年多个中心医院为基础的配对调查，肾癌 788 例，对照 779 例，现在吸烟与从不吸烟相比，男性肾癌差异（OR）为 1.4，吸烟 30 年时差异比上升。多数报告认为烟草对肾癌有危险性，吸烟者肾癌的相对危险性为 1.1 ~ 2.3，与吸烟的量和开始吸烟的年龄密切相关；有调查者认为男性吸烟是肾癌的病因，女性吸烟者与之无关。肾癌与工业致癌物质的关系尚未肯定，但男性吸烟并暴露于镉工业环境发生肾癌者高于常人。也有报告称咖啡可能增加女性发生肾癌的危险性，与咖啡用量无关。

肾癌有家族发病倾向。Cohen 1979 年报告一个 3 代家系中 10 例患有肾癌，其中双侧 6 例。家族性肾癌多为双侧、多病灶，发病年龄比较早，常伴有染色体畸变。Cohen 报告的 10 例患者中 8 例染色体 3 短臂易位于 8 染色体长臂，在散发性肾癌中 95% 有第 3 染色体短臂重组、缺失或易位。Von Hippel-Lindau（VHL）病为罕见的遗传病，发病率为新生儿的 1/36 000，常伴有多发良性和恶性肿瘤（肾囊肿、肾细胞癌、胰腺囊肿和癌、嗜铬细胞瘤、视网膜血管瘤、小脑和脊髓血管瘤）；VHL 病 28% ~ 45% 发生肾癌者为透明细胞癌，18% 有嗜铬细胞瘤，也常为双侧性。视网膜血管瘤、小脑和脊髓血管母细胞瘤常见，占 60%。家族性肾癌可分为 3 种类型：①染色体显性型，为第 3 染色体短臂易位的遗传性非乳头状肾细胞癌；② Von Hippel-Lindau 患者 45% 患肾癌；③常染色体显性型乳头状肾癌。

肾癌多数有原癌基因 C-myc 和 EG-FRmRNA 过度表达，HER-2（erbB-2）mRNA 低表达，也有 C-Ha-ras、C-fos、C-fms 表达增高。抗癌基因的 RB、$P_{53}$、PTEN 突变和失活是肾癌发生的另一种原因，有报告在 114 例 VHL 家系中，VHL 基因突变占 75%，散发性肾癌半数以上有 VHL 基因突变。VHL 基因突变可以发生在透明细胞癌、颗粒细胞癌和肉瘤样癌，但没有乳头状肾癌。

生长因子 TGF-α、TGF-β 产生肿瘤生长调节因子，对肾癌的发生有影响。EGF 是一种较强的有丝分裂原，可参与组织内血管的形成，并对肾癌细胞系有影响。近年报告有丝分裂原激活蛋白激酶（MAP）常在分化不良的肾癌中激活，参与肾癌的发生。

## 二、病理

肾癌绝大多数发生于一侧肾脏，双侧先后或同时发病者仅占 2% 左右。常为单个肿瘤，边界清楚，多病灶发病者占 5% 左右。Von Hippel-Lindau 病常为双侧多发肾癌。肾癌一般大小为 3 ~ 15 cm，但也有小于 1 cm 或大至充满整个腹腔者。肾癌没有真正的组织学包膜，但常有被压迫的肾实质和纤维组织组成的假包膜。肾癌切面为橘黄色或棕色，有出血灶，间有坏死组织呈灰白色，有时伴有囊性变，可见多个囊肿，可能因局部坏死、溶解所致。有的肾癌本身为囊腺癌。肾癌可有钙化，影像学检查可见到肿瘤钙化斑点或斑块排列，呈壳状。青少年肾癌钙化灶多于老年患者。肿瘤可以破坏整个肾，也可侵及相邻的脂肪、肌肉、血管、淋巴管，但肾周筋膜是防止局部扩散的一个屏障。肾癌容易向静脉内扩散，形成癌栓，癌栓可以在肾静脉、下腔静脉内，甚至进入右心房。肾癌可以局部扩散至相邻组织、脏器、肾上腺、淋巴结，其预后不如静脉内有癌栓者。肾癌远处转移最多见于肺，其次为肝、骨、脑、皮肤、甲状腺等，也可转移至对侧肾。

## 三、分类

1. 肾透明细胞癌

大体标本为圆形，较大时可表现为结节型或分叶状，外形不规则。切面为多种颜色，黄色为主，也可有灰色或白色病灶。黄色一般为细胞分化良好，灰色可能为分化不良或未分化肿瘤。肿瘤常为实性，少数也可以为囊性，有时有多个囊肿，2 ~ 3 cm大小，内容物为透明液体。肿瘤退化有白色硬化间隔，局灶性钙化，液化坏死，不规则的出血病灶。显微镜下透明细胞癌呈圆形或多角形，胞质丰富，内含大量糖原、磷脂和中性脂肪。这些物质在切片制作过程中被溶剂溶解，呈透明状。单纯透明细胞癌不多见，多数有或多或少的颗粒细胞（暗细胞）。肾透明细胞癌随着肿瘤细胞恶性倾向加重，其胆固醇含量减少。分化好的肿瘤核位于中央，核固缩染色质增多，浓染。分化不良的肿瘤核多样性，有明显的核仁。

2. 嗜色细胞癌

嗜色细胞癌又称乳头状肾细胞癌，呈乳头形，占肾癌的10% ~ 15%。肿瘤小于3 cm时常为腺瘤，米黄色或白色，圆形有包膜；超过3 cm一般为癌，富有油脂，中心坏死，由于血液供应不足或连续出血，有时有黄色闪光点，由于泡沫细胞重叠引起，常在外周与假包膜相邻。显微镜下呈碱性或嗜色细胞型，存在轻度嗜碱染色胞质重叠的小细胞核位于中心。逆行分化细胞核增大，核仁明显，嗜酸或颗粒细胞质由线粒体聚集所致。嗜色细胞癌表现为乳头状或小管乳头状生长，在未分化肿瘤变为实性，其乳头的蒂常为充满了脂类的巨噬细胞和局灶性沙样瘤小体，乳头状腺癌预后比非乳头状腺癌好。细胞遗传学检查，乳头状腺癌无论大小都表现为特有的Y染色体丢失，同时有第7和17染色体三体性（trisomy）。

3. 肾嫌色细胞癌

肾嫌色细胞癌是近年发现的，约占肾癌的4%，常见一个或多个实性结节，外表轻度分叶状，切面常为橘黄色。显微镜下嫌色细胞的特点是细胞多角形，胞质透明但有细的网状结构，有明显的细胞膜，很像植物细胞。其另一特点是常规染色细胞质不染，可以用Hale铁染胞质。其恶性趋势表现为胞质嗜酸性或颗粒状。因线粒体增多，和嗜酸细胞类似，分化良好的细胞核固缩染色质增多，有的有双核，核仁变为非典型增生，恶性度增高。电镜下可见胞质内有丰富的网状结构（小泡状），肝糖少，细胞形态和免疫组化表现为皮质集合管上皮。肾嫌色细胞癌的预后比肾透明细胞癌好。

4．肾集合管癌

肾集合管癌位于肾髓质中部，扩展至肾周围脂肪和肾盂，肿瘤切面为白色，实性，间有散在深色出血灶。肿瘤边缘不规则，在皮质围绕肿瘤有结节，局部扩散至肾上腺和淋巴结。显微镜下中等大小细胞，嗜碱性，胞质淡，β 糖原颗粒沉积，经 PAS 染色强阳性，常见细胞核退行性发育。

有时可见嗜酸（颗粒）细胞变异，梭形，多形性，肉瘤样型。肉瘤样肾癌主要是梭形细胞癌，具侵袭性，预后不良。梭形细胞像多形的间质细胞，难与纤维肉瘤鉴别。

5．神经内分泌型肾癌

常为大的侵袭性肿瘤，破坏肾实质、肾盂和肾周围脂肪，有明显的血管和淋巴管浸润，实性无明显边界，多呈灰色，内有深色和软化的坏死灶。显微镜下有分化不良的小细胞癌（燕麦细胞癌），极罕见，高度恶性。文献报道，4 例中有 3 例在诊断后 1 年内死亡，1 例表现为神经内分泌分化（neuroendocrine differentiation），可能因肾小细胞癌起源于多能细胞，有多种分化的能力。也有分化良好的嗜酸柱状细胞类癌型，银染可以发现激素前体。

6．小儿透明细胞癌（肾癌）

小儿肾原发肿瘤除肾母细胞瘤以外，肾癌最为多见。肾癌虽主要在成人发病，但有近 7% 的肾肿瘤发生在 21 岁以下，绝大多数小儿肾癌在 5 岁或 5 岁以上时就诊，但也有 1 岁病例的报道。其临床表现与成人肾癌一样，有血尿、腹痛或腰痛、腹部肿物等，也可有消瘦、食欲缺乏和发热。排泄性泌尿系造影可发现肾盏和肾盂变形，钙化比较常见。有的泌尿系统平片即可见肿瘤有壳状钙化灶，病理特点为肿瘤 75%（6/8）有钙化灶。小儿肾癌和成人相似，多数为散发，但也见有家族发病倾向，有一家庭 10 人通过常染色体显性遗传，表现为染色体易位。Von Hippeil-Lindau 病和多囊肾家族发病近来也有所增加。小儿肾癌容易发生转移的部位是局部淋巴结、骨、肺、肝。小儿肾癌的预后较同龄肾母细胞瘤差，放射、化疗、内分泌治疗效果不好，最有效的是根治性肾切除术。

7．获得性肾囊性疾病

患者肾癌、尿毒症的患者长期血液透析可发生 ARCD，约占长期血液透析患者总数的 1/3。ARCD 主要发生肾腺瘤，但其发生肾癌的概率比常人高出 20 倍，也有报道高出常人 3 ～ 6 倍。因此有人建议血液透析 3 年以后应定期检查肾功能。尿毒症患者发生肾癌有以下特点：①平均年龄比一般肾癌患者小 5 岁。②男女比例为 7 ∶ 1，高于一般肾癌的 2 ∶ 1。

## 四、分期

肾细胞癌的分期不太统一，以 Robson 分期和 TNM 分期两种应用最广。

1．Robson 分期

Ⅰ期：肿瘤局限于肾包膜内。

Ⅱ期：肿瘤穿破肾包膜侵犯肾周围脂肪，但局限在肾周围筋膜以内，肾静脉和局部淋巴结无浸润。

Ⅲ期：肿瘤侵犯肾静脉或局部淋巴结，有或无下腔静脉、肾周脂肪受累。

Ⅳ期：远处转移或侵犯邻近脏器。

以上是最简化的 Robson 分期，便于应用，其缺点是Ⅱ、Ⅲ期的预后相近，因此近年也主张采用 TNM 分期，将静脉和淋巴结转移分开。

2．TNM 分期

$T_0$：无原发肿瘤。

$T_1$：肿瘤最大径小于 2.5 cm，局限在肾内。

$T_2$：肿瘤最大径大于 2.5 cm，局限在肾内。

$T_3$：肿瘤侵犯大血管、肾上腺和肾周围组织，局限于肾周围筋膜内。

$T_{3a}$：侵犯肾周围脂肪组织或肾上腺。

$T_{3b}$：肉眼可见侵犯肾静脉或下腔静脉。

$T_4$：侵犯肾周围筋膜以外。

$N_0$：无淋巴结转移。

$N_1$：单个、单侧淋巴结转移，最大径小于 2 cm。

$N_2$：多个局部淋巴结转移，或单个淋巴结最大径 2 ~ 5 cm。

$N_3$：局部淋巴结最大径大于 5 cm。

$M_0$：无远处转移。

$M_1$：有远处转移。

## 五、临床表现

肾在体内位置比较隐蔽，受到周围组织和器官的保护，既不易受伤，有病也不易发现，加上肾癌临床症状多变，肾与外界唯一的联系是尿，肾癌出现尿改变都在肾癌侵犯肾盂以后，所以血尿不是肾癌的早期症状。肾癌有许多肾外症状，有时可以因转移癌症状就诊。简而言之，肾癌临床表现的特点是“多变”，25% ~ 30% 肾癌患者就诊时已经有转移。

1．血尿

血尿是临床上比较常见的症状，肾癌引起的血尿常为间歇性、无痛、全程肉眼可见血尿。间歇中可以没有肉眼可见血尿，但仍有镜下血尿。血尿间歇时间随病程而缩短，即病程越长血尿间歇时间越短，甚至出现持续血尿。严重血尿可伴肾绞痛，因血块通过输尿管引起。血尿严重程度与肿瘤大小和分期并不一致。邻近肾盂肾盏的肿瘤容易穿破肾盂肾盏出现血尿，而肿瘤向外增生可以达到很大体积，并无血尿发生。临床上也可见到以镜下血尿就诊的肾癌患者。1980—1988 年有学者观察 134 例肾癌，有血尿者 82 例，即 61% 左右。随着影像学的发展，近年来有学者观察 525 例肾癌，有血尿者仅占 34.1%。

2．胁腹痛

胁腹痛是肾癌常见症状，多数为钝痛，可能因肿瘤长大牵扯肾包膜引起，肿瘤内部出血或尿中血块通过输尿管可以引起剧烈腰痛或腹痛。肿瘤侵犯邻近脏器，疼痛较重且为持续性。1980—1988 年有学者观察 134 例肾癌患者，其中有腰痛者 69 例（51.5%），近年有学者观察 525 例肾癌患者中有腹痛或腰痛者占 31.8%。

3．肿物

腰、腹部肿物也是肾癌常见的症状。肾位置深在，肿物必须在相当大体积时方可被发现，表面光滑，质硬，无明显压痛，肿物随呼吸活动；如肿物比较固定，可能已侵犯邻近器官和腰肌。1980—1988 年有学者观察了 134 例肾癌患者，其中可触及肾肿物者 45 例；近年有学者观察了 525 例肾癌患者中有腹部肿物者占 15.2%。

多年来把血尿、腰痛和肿物称为肾癌三联征（triad），三联征齐全时已属晚期病例，存活率很低。1980—1988 年有学者观察 134 例肾癌患者，其中有三联征者共 19 例（14.2%），近年有学者观察 525 例肾癌患者中有三联征者仅占 4.6%。一般报道肾癌具三联征者占 10% 左右，现在常见的症状为腰痛和血尿，腹部肿物比较少见。随着超声检查等医学影像学的普及，接近半数患者没有任何症状而在体检时偶然发现。所谓肾癌三联征的实际价值需要重新评估。

肾癌还有几类临床表现：一类是肾外症状，如发热、消瘦、红细胞沉降率增快、贫血、红细胞增多症、高血压、非肝转移引起的肝功能损害、高血钙等。另一类是肾癌的转移症状，如肺转移引起的咯血、骨转移继发的病理性骨折、脊柱转移引起的神经病变、肾静脉癌栓引起的精索静脉曲张等。

4．发热

肾癌发热很常见，以往认为肾癌发热属肾癌四联征（血尿、腰痛、肿物和发热）的表现，临床上原因不明的发热必须检查肾有无肿物。发热的原因，有学者认为是肾癌组织坏死吸收引起，但现已明确是肾癌的致热原所致。致热原不仅可引起发热，同时可以导致消瘦、夜间盗汗、红细胞沉降率增快。有学者观察了 134 例肾癌，体温超过 37℃者 61 例，超过 38℃者 10 例，1 例超过 39℃；多数为低热，持续或间歇性，1 例因高热就医发现肾癌，手术切除肾癌后体温降至正常。临床上原因不明的发热，必须注意存在肾癌的可能性。

5．红细胞沉降率增快

在肾癌中比较常见，现认为是致热原所致。有学者观察 134 例肾癌，有红细胞沉降率记录 104 例，其中 61 例（58.7%）红细胞沉降率增快。红细胞沉降率增快和肿瘤细胞类型、血清白蛋白的关系尚不明确，但发热伴红细胞沉降率增快是预后不良的征兆。学者记录的肾癌红细胞沉降率增快的 61 例中，有 9 例术后半年内死亡。

肾也是内分泌器官，可以产生肾素、前列腺素、激肽释放酶（kallikrein）、双羟骨化醇、红细胞生成素、甲状旁腺激素、胰高血糖素、人绒毛膜促性腺激素、细胞因子白细胞介素 IL–6 等。肾癌尚可能产生促肾上腺皮质激素引起库欣综合征，催乳素引起溢乳，胰岛素引起低血糖，促性腺激素引起男性女性化、性欲降低、多毛症、闭经、脱发等，一般肾癌切除术后即消退，如未消退则预后不良。

6．红细胞增多

肾癌时肾皮质缺氧，释放促红素，调节红细胞生成和分化，在肾癌患者血中促红素升高 3% ~ 10%，这种物质可能由肿瘤产生，也可能由正常肾组织受肿瘤挤压缺氧引起，红细胞增多，但血小板不增加。一组 1212 例肾癌中有红细胞增多症者 43 例，有学者观察 63 例肾癌中有红细胞增多症者 5 例。在临床肾癌患者中以贫血更为多见，其主要原因不是失血或溶血，而是正常红细胞、正色红细胞或是小红细胞、低色红细胞生成减少，其血清铁和全铁结合蛋白能力下降。和慢性病的贫血相似，铁剂治疗并无效果，切除肾癌可以使红细胞恢复正常。现认为贫血可能是因为有骨髓毒素存在。

7．高血压

有报道肾癌引起高血压可以高达 40%，肾素水平升高可能由于晚期肾癌中动静脉瘘引起，也可能由正常肾组织产生，常见于 40 岁以上病例。由于该年龄段原发性高血压病例较多，必须是肾癌切除后血压恢复正常者才能被认为是肾癌导致的高血压。

8．肝功能改变

肾癌未出现肝转移时即可有肝功能改变，包括碱性磷酸酶升高、胆红素升高、低白蛋白血症、凝血因子时间延长、高 $\alpha_2$ 球蛋白血症，同时有发热、虚弱、消瘦，在肾癌切除术后消失。肾癌无肝转移引起的肝功能改变称为Stauffer综合征。肾癌切除后肝功能恢复正常者是预后较好的表现，88%可望至少生存1年，但罕有生存5年以上者。如肝功能改变在肾癌切除后仍持续或反复，说明肿瘤复发。

肾癌患者中伴肾外症状者占10% ~ 40%；贫血者占20% ~ 40%；消瘦、虚弱、恶病质者占33%；发热者占30%；高血压者占24%；高血钙者占10% ~ 15%；肝功能改变者占3% ~ 6%；淀粉样变者占3% ~ 5%；红细胞增多症者占3% ~ 4%；肠病变者占3%；神经肌肉病变者占3%。也有报道肿瘤蛋白导致肾小球肾炎。

## 六、辅助检查

肾癌临床表现多变，造成诊断困难。近20年医学影像学飞速发展，尤其是超声检查应用极广，已常规用于健康检查，无症状肾癌已经占所有住院肾癌患者的1/2左右。有报道2/3局限在肾以内的肾癌是偶然发现的，称为偶发肾癌。

早期可无任何症状，偶尔因健康体检或其他原因行B超检查时发现，称为偶发肾癌，诊断较早。晚期表现为血尿、腰痛、肿块，称为“肾癌三联征”。此外，肾癌还可以引起发热、血沉增快、贫血、体重下降、肝功能异常以及免疫系统的改变。

肾癌影像学检查能够提供最直接的诊断依据，且大多数情况下可做出正确的肿瘤分期，尤其是后者对治疗方法的选择及判断至关重要。

1. 腹部平片

腹部平片为肾癌初步和最基本的诊断手段。主要通过肾影增大或变形、腰大肌改变等间接征象来推断。但这些改变也见于肾脏其他占位病变，因而无特异性。虽然肾癌有5% ~ 10%的钙化率，但钙化并非肾癌所特有，仅凭钙化这一征象不能做出准确的诊断和鉴别诊断。故平片检查在RCC检测中的诊断价值有限。

2. 静脉尿路造影

尿路造影所见取决于肾脏肿瘤的大小、部位及对集合系统侵犯的程度。肿瘤发生的不同程度，在胶片上肾盂、肾盏有其特有的表现，但其敏感度与特异度较差，单独应用此项检查有可能导致RCC误诊甚至漏诊，尚需B超、CT或MRI检查协助。但由于其能直观了解泌尿系统形态及双肾功能，迄今仍为一不可缺少的检查方法。

3. 逆行上尿路造影

该项检查对肾癌的诊断帮助不大，但对静脉尿路造影不显影的肾脏，可以用来与其他上尿路病变进行鉴别。

4. 肾动脉造影

肾动脉造影可显示肿瘤轮廓，并能确定肾动脉形态、数目、位置、肾内和肾肿块内血管的形态、结构及分布，以及肿块是否接受肾外滋养血管供应等。Widrich 等根据血管形成的多少将造影检查分为无血管型、少血管型和多血管型 3 种。肾癌常显示为网状和不规则形杂乱血管伴池状充盈，动静脉瘘使静脉早期显影，有些血管可中断或闭塞。肾动脉造影虽可显示肾癌特征性病理血管影，具有重要的定性诊断价值，但由于其有创性，近年已被 B 超、CT 与 MRI 等无创性检查所取代。

5. 超声检查

超声检查可发现肾内直径为 1 cm 大小的肿块，需与肾囊肿、肾错构瘤相鉴别。RCC 为实质肿块，内部回声不均匀，尤其在肿块有出血、坏死、囊性变时更明显。应注意肾肿瘤与周围组织的关系，有无肿大淋巴结，肾静脉和下腔静脉内有无癌栓，肝有无转移等。由于 B 超等手段的应用，肾癌的早期检测，特别是小肾癌及偶发癌的检出成为可能。彩色多普勒超声还可了解静脉受侵犯程度。

6. CT 检查

CT 具有高分辨率，不仅能够显示肾癌部位、大小、形态，而且对邻近脏器的侵及、肾静脉及下腔静脉癌栓的区域性淋巴结转移乃至周围器官的远隔转移也能显示。CT 扫描表现为形态不规则的软组织密度肿块，有包膜的肾癌边缘较为清楚，浸润性生长的肾癌边缘不清。螺旋 CT（SCT）可增强囊性 RCC 的分隔、结节及强化等恶性特征的显示能力，但也存在一些限度，即不能显示只有病理检查才能见到的细小分隔、结节，仍难免有极少数肾癌病例被误诊的可能。

7. MRI 检查

肾癌在 MRI 上有肾脏轮廓异常，局部皮髓质分界消失，邻近肾盂、肾盏受压推移及肿瘤假包膜形成等特征性表现。MRI 对肾癌有较高的检出率，在观察肾癌伴出血、坏死或囊变、肾静脉及下腔静脉瘤栓方面比 CT 优越，但显示钙化不如 CT 敏感。近年来开展的新技术如磁共振血管造影术（MRA），静脉注射钆前后 $T_1$ 扫描可发生血管增强，尤其适用于肾功能不全或对碘对比剂严重过敏而有指征的患者。核磁共振波谱法（NMRS）可明确不同组织的代谢特征，可用于鉴别良、恶性肿瘤。

8. 放射性核素显像

该法对肾癌的诊断正确率高。放射性动、静脉显像均可显示肾内放射性缺损区或减低区。放射性核素血管造影可以显示肾动脉主干或供血动脉代偿性增粗，肿瘤血管增多及特征性较强的形态不规则的湖状肿瘤血管分布，失去正常动脉由粗变细的特点，同时可显示肿瘤内存在的静脉瘤。根据其边缘是否光滑及血流情况可以判断其为实质性还是囊性。但非绝对可靠指标，需结合其他影像学检查。

9. 分子生物学检查

家族性或遗传性肾癌占 4%，其特征为发病年龄早，倾向于复发性、多发性和双侧性。常见的类型为 Von Hippel-Lindau 病（VHL 病）、遗传性乳头状 RCC 和嗜酸细胞性嫌色细胞癌、遗传性乳头状肾细胞癌也是常染色体显性遗传，但外显率比 VHL 病低。

## 七、鉴别诊断

1. 肾癌亚型

肾癌各种亚型不仅其起源不同且其生物学特性也有很大差异。有学者将肾癌分为典型、肉瘤样、集合管、乳头状、嫌色细胞和嗜酸细胞瘤，不同亚型预后有极大的差异。

从影像学所见，肾乳头状腺癌与肾嗜酸细胞瘤和典型肾癌不同。肾乳头状腺癌占肾癌的 5% ~ 15%，典型无乳头状肾癌表现为多血管，极少有肿瘤侵入毛细血管和静脉内，绝大部分为Ⅰ期、Ⅱ期肿瘤，生长缓慢，预后较好。

肾嗜酸细胞瘤可以看作良性肿瘤，应进行保留肾组织的手术治疗。其血管像“车轮辐条”，为该肿瘤有中央瘢痕所致。在血管造影时，肾嗜酸细胞瘤实质内为片状影，没有肾癌血管造影所见的对比剂不均匀、泥浆状、动静脉短路、肾静脉受侵犯。但必须注意肾嗜酸细胞瘤有时也可有肾癌的影像学所见，而影像学上肾癌也有可能和肾嗜酸细胞瘤相似。CT 所见肾嗜酸细胞瘤均匀，边缘光滑、清晰。有报告 CT 对 53 例肾嗜酸细胞瘤和 63 例肾癌的影像进行比较，结论是 CT 不能明确区分。

2. 肾囊性肿物

鉴别肾囊性肿物主要依靠超声扫描。单纯囊肿容易区分，高密度囊肿可以随访 6 个月，观察其变化。脂肪肿瘤表现为强回声，可不做处理。复合囊肿应考虑穿刺对其内容进行细胞学检查，注入对比剂观察囊壁有无肿物，必要时须手术治疗。

3. 肾血管平滑肌脂肪瘤

部分类型的错构瘤表现类似肌脂肪瘤，因内部含脂肪，超声表现为中强回声，CT 值为极低负值。小的肾癌和错构瘤在临床上较难鉴别。错构瘤血管丰富，容易发生自发性肿瘤内出血及胁腹痛，严重的可发生肿瘤自发性破裂、腹膜后大出血、休克、急腹症等。错构瘤一般为良性病变，没有侵袭和转移，偶尔可见脂肪侵入下腔静脉。在 CT 问世以前，肾癌和错构瘤在血管造影时不易鉴别，因可能存在恶性肿瘤，一般都行手术切除。CT 问世以后，错构瘤从影像学检查即可确认，一般可等待观察，除非肿瘤大、有出血、破裂或疼痛症状重，才考虑手术切除。手术应争取尽可能保留肾组织。肾脏发生恶性肿瘤时，肿瘤组织可以突破肾脏组织的外包膜浸润到周围脂肪，常在肿瘤外侧形成不规则形态。肾癌内有少量脂肪可能是其非上皮基质部分骨性化生，有骨小梁和骨髓成分。肾癌基质内常可见到钙化，而错构瘤内极罕见。以上可以鉴别含脂肪的肾癌和错构瘤。错构瘤已如前述可同时有结节性硬化、女性多见、有双侧倾向。文献中有报告错构瘤和肾癌发生在同一肾内，也有错构瘤和嗜酸细胞瘤发生在同一肾内。

4. 肾盂移行细胞癌

肾盂癌和肾癌有时很难鉴别，肾盂癌可以侵入肾实质内，肾癌也可穿破肾盂。有几点可以有助于鉴别：① CT 上肾癌典型的多血管，在无坏死或囊性变时，增强比肾盂癌更为显著。②肾盂癌一般位于肾中部，可向肾实质内侵袭，而肾癌往往位于肾外周向内侵袭肾窦。③肾盂癌尿细胞学检查可能阳性，并可能有输尿管、膀胱病变，而肾癌一般尿细胞学检查阴性，病变局限于肾。④肾盂癌早期即有肉眼可见血尿，而肾癌必须肿瘤侵犯肾盂、肾盏以后才见血尿。⑤肾癌诊断主要依靠 CT，而肾盂癌诊断依靠排泄性或逆行泌尿系造影。

5. 淋巴瘤

原发肾淋巴瘤比较罕见，肾淋巴瘤多见于死于恶性淋巴瘤尸检。有报告称恶性淋巴瘤致死者中 34% 有肾淋巴瘤，其中 3/4 为双肾病变。因为肾淋巴瘤往往无症状，14% 可能生前诊断，尿毒症仅占 0.5%。一般非霍奇金淋巴瘤发生肾淋巴瘤者多于霍奇金淋巴瘤。

肾淋巴瘤特点是多病灶、双肾、有淋巴结病变，可为结节状或弥散性分布。有报道肾淋巴瘤的表现：①双肾病变占 59%；②腹膜后淋巴结肿大占 40%；③有侵犯肾外组织而无肾实质病变占 10%；④仅 3% 为肾内单个病变。肾淋巴瘤不宜手术治疗。必要时为明确诊断可在 CT 或超声指引下进行活检。

6. 肾转移癌

一般为多病灶，也有单个体积大的转移癌，不易与原发癌鉴别。肾癌的转移可来源于肺癌、乳腺癌、黑色素瘤、食管癌和结肠癌。肺癌和黑色素瘤的肾转移也可转移至肾周组织。一般肾转移癌不侵犯肾静脉和下腔静脉。

诊断肾癌时必须注意，Von Hippel–Lindau（VHL 病）发生肾癌者占 28% ~ 66%，双侧者占 63% ~ 95%，有 18% ~ 33% 死于肾癌转移。VHL 肾内病变有两类：双侧肾多发囊肿占 75%，可混有小肾癌；另一类为实性肿物。凡 VHL 患者都应密切注意肾内病变，病变常为多病灶。

## 八、治疗

肾癌的基本治疗是根治性肾切除术。肾癌对放射治疗和化学药物治疗都不敏感，这些方法一般不能作为常规的辅助治疗。生物治疗主要用于晚期有扩散的肾癌，疗效很有限，有待提高。

1. 肾癌根治性肾切除术

（1）适应证：肾癌根治性肾切除术的适应证为局限于肾周筋膜以内的肿瘤。手术前必须系统检查腹部 CT。如有骨骼系统疼痛或血碱性磷酸酶升高，则应进行全身核素骨扫描，以排除骨转移灶。如已发现有转移，一般不考虑根治性肾切除术。

肾癌有肾静脉和（或）下腔静脉癌栓不是根治性肾切除术的禁忌证，但必须术前了解静脉内癌栓的情况，以便手术切除。肾癌有静脉内癌栓占 3% ~ 7%，手术时切除癌栓可望半数以上患者生存 5 年或超过 5 年，即不影响肾癌手术的预后。肾癌如侵犯下腔静脉，可有下肢水肿、同侧精索静脉曲张、蛋白尿、右心房内占位病变，病肾可能无功能。静脉内癌栓的诊断可用 MRI、经腹多普勒超声，诊断不明确时可选用下腔静脉造影。肾动脉造影可以发现 35% ~ 40% 癌栓内有动脉进入，可以术前行动脉栓塞术，不仅可以使癌栓缩小，也可以减少术中出血。近年来下腔静脉高位癌栓可在深低温体外循环下进行手术；如手术前疑有冠状动脉供血不足，应行冠状动脉造影；证实梗阻性病变时，肾切除手术可同时行冠状动脉手术。

（2）手术范围：肾癌根治性肾切除术范围包括肾周筋膜、同侧肾上腺、上 1/2 输尿管、同侧淋巴结（上起肠系膜上动脉起源处，下至肠系膜下动脉起源以上、下腔静脉及主动脉旁淋巴结）。肾癌切除术应先结扎肾动、静脉。手术最关键的是必须从肾周筋膜外开始，有统计称肾癌手术时约 25% 已穿透肾包膜进入肾周脂肪。肾上腺切除术适用于大的肾上部癌与肾上腺邻近时，如肿瘤位于肾下半部可以保留同侧肾上腺。

（3）手术径路：肾癌手术切口我国和欧美国家不完全相同，我国更多采用经腰切口，切除第 11 或 12 肋，或第 11 肋间切口。这是因为我国泌尿外科医师在肾结核、结石手术中积累了丰富经验，容易接受腹膜外腰切口径路。但是腹膜外腰切口不容易显露肾动、静脉，且如果患者腹壁厚、脂肪多，手术比较困难。现在国际上一般建议经腹腔手术或胸腹联合切口，优点是容易显露肾蒂，便于先结扎肾动、静脉。在右侧肾癌手术时，因右肾静脉很短，手术时必须注意避免损伤下腔静脉；如果需分离肾动脉，可以从下腔静脉外侧（左侧）开始，在下腔静脉和主动脉间分离结扎肾动脉。左肾癌，左肾静脉长，可以先结扎其睾丸或卵巢、肾上腺、腰部分支；因肾静脉比较游离，容易显露肾动脉，先结扎肾动脉而后结扎肾静脉。胸腹联合切口适用于巨大肾癌，或便于切除下腔静脉癌栓。

（4）淋巴结清除范围：从膈下肠系膜上动脉起源处到肠系膜下动脉起始部以上，以及下腔静脉和主动脉旁淋巴结清除手术是完全性淋巴结清除术。也有主张局部性淋巴结清除术，即切除肾蒂附近淋巴结，目的不是根治而在于分期。也有学者不主张淋巴结清扫术。

欧洲癌症研究治疗组（EORTC）报告了前瞻性、随机、多中心研究。637 例临床局限无转移肾癌根治性肾切除术患者，行完全性淋巴结清除术 313 例，未行淋巴结清除术 324 例。病例选择完全随机，两组年龄、性别、健康情况、临床分期、并发疾病均是可比的。结果淋巴结清除组发现有转移淋巴结 5%，病情恶化 21 例（6.7%），而未清除淋巴结组病情恶化 17 例（5.2%），两组差异不显著。但根治性淋巴结清除组手术出血超过 1000 mL 者占 10.6%，而未清除淋巴结组出血超过 1000 mL 者占 5.8%。

另一组报告 356 例肾癌根治性肾切除术的远期生存情况，对于Ⅰ、Ⅱ期肾癌患者，淋巴结清除术不影响生存率，而在Ⅲ、Ⅳ期淋巴结清除术可能改善生存情况。

关于完全性淋巴结清除术和部分性淋巴结清除术的比较，有报告肾癌根治性肾切除术 511 例，分为两组，完全性淋巴结清除组 320 例、部分性淋巴结清除组 191 例，结果肿瘤 Robson 分期均属Ⅰ期或Ⅱ期。完全性淋巴结清除组 5 年生存率和 10 年生存率分别为 66.05% 和 56.15%，部分性淋巴结清除组为 58% 和 40.9%。完全性淋巴结清除术者生存率优于部分性淋巴结清除组。

肾癌根治术是进行淋巴结清除，完全性或是部分性，还是不进行淋巴结清除，至今尚无大家能统一接受的结论。主张淋巴结清除者认为可以清除肉眼和影像学检查未发现改变的转移淋巴结，提高生存率。不主张淋巴结清除者认为早期肾癌极少有淋巴结转移，清除淋巴结往往不能发现转移病灶，而清除淋巴结手术增加了手术的创伤和复杂性，并不能提高生存率；至于已经有淋巴结转移者，多数已有血行转移病灶，即使切除了有转移的淋巴结，也不能提高生存率。因此，有待更多的临床实践才能得出更准确的结论。

（5）静脉内癌栓：肾癌容易发生肾静脉、下腔静脉癌栓，癌栓甚至可延伸至右心房。经验表明肾静脉和下腔静脉癌栓如果没有发现局部或远处扩散，肾癌根治性肾切除术时可同时切除癌栓，预后良好。1991 年 Hatcher 报告 653 例肾癌，手术切除 558 例，有静脉内癌栓 113 例（17.3%）、肾静脉癌栓 65 例（10.0%）、下腔静脉内癌栓 48 例（17.3%）。27 例肾癌局限在肾周筋膜以内，无淋巴结或远处转移（$T_3N_0M_0$），癌栓在下腔静脉内无粘连，取出后 5 年生存率达 69%，中位生存 9.9 年。癌栓直接侵犯下腔静脉壁者 5 年生存率 26%，中位生存仅 1.2 年。如果手术中将受侵犯的下腔静脉壁和癌栓一起切除，则 5 年生存率提高至 57%，中位生存 5.3 年。另有 17 例肾癌患者有下腔静脉癌栓，肿瘤侵犯肾周筋膜或淋巴结，或有远处转移，在下腔静脉癌栓切除术后 5 年生存率低于 18%，中位生存率在 0.9 年以下。

取癌栓时为了控制出血，可以阻断下腔静脉、门静脉和肠系膜上动脉，血管阻断时间不能超过 20 分钟，所以难以取出复杂的癌栓。Novick 等 1990 年报告 43 例在深低温体外循环下取出包括右心房内癌栓的成功经验，可达到良好的无肿瘤远期生存。这种手术切口在双侧肋缘下，如检查后发现手术可以切除，则向上胸骨正中切开。从肾周筋膜分离，切断肾动脉及输尿管，仅有肾静脉相连，深低温体外循环心脏停搏下取出癌栓，包括已延伸至心房内的癌栓。手术可以安全地进行至少 40 分钟。如果冠状动脉需行搭桥手术，可以在复温时进行。

手术并发症发生率可达 20%，死亡率 2%。并发症有心肌梗死、脑血管意外、充血性心力衰竭、肺栓塞、肺不张、肺炎、栓塞性静脉炎等。手术中必须注意避免损伤腹腔脏器，如有损伤即予以修复。术后可能出现胰瘘、肠麻痹、二次出血、气胸等，也可能出现急性肾功能不全。

（6）肾癌根治性肾切除术是否切除肾上腺：1997 年 Sandock 报告总结性回顾 57 例肾癌同时行同侧肾上腺切除术，其中 3 例肾上腺有转移病灶，仅占 5.3%（3/57），该 3 例均为肾上极大肿瘤，肿瘤已穿透肾包膜，所以又将该期肿瘤确定为 $T_3$ 期，即已侵犯同侧肾上腺。目前肾癌根治性肾切除术切除肾上腺适用于肾上极大的肿瘤和术前已明确肿瘤侵犯肾上腺。

2. 保留肾组织的肾癌切除术

随着医学影像学的进步，可以发现早期、无症状的肾癌。小于 4 cm（也有主张＜ 3 cm）的肾癌如果位于表浅或一极，可以考虑保留肾组织的肾癌切除术，如部分肾切除术（一极或中部楔形），甚至肿瘤剜出术。但多数主张保留肾组织的手术主要适用于小于 4 cm 的小肾癌、双肾癌、孤立肾癌或对侧肾功能低下时。手术前必须明确肿瘤是局限的，无转移灶。

肾癌保留肾组织手术理想的是先找到其供应的肾动脉分支，予以结扎，明确肿瘤的切除边界，可以最大限度地保留肾组织。肾动脉是终动脉，一般不互相吻合，肾静脉可以不阻断。如需阻断肾血流，在其表面敷以生理盐水的冰屑 10 ~ 15 分钟，使之冷却可达到中心温度 20℃时，3 小时以内手术不会引起肾功能损害。一般不主张向肾动脉内灌注冰冻液体，因有可能使肿瘤扩散。在阻断肾动脉以前 5 ~ 10 分钟静脉滴注甘露醇，不必使用全身或局部抗凝药物。保留肾组织的肾癌手术，可以选择腰部手术切口进行，先在肾周筋膜外进行分离，以防止肿瘤侵犯肾周脂肪。

部分肾切除术治疗肾癌可以达到良好效果，有报告和根治性肾切除术疗效相仿。几组病例数较大的报告显示，其 5 年肿瘤特异生存率为 87% ~ 90%。保留肾组织的肾癌切除术主要存在的问题是局部复发，一般统计有 4% ~ 6%。这种复发最可能是肿瘤本身为多病灶。

部分肾切除术的并发症为出血、尿瘘、输尿管梗阻、肾功能不全和感染。术后出血在腹膜外，可令患者卧床休息，密切观察出血是否发展，必要时可选择性动脉造影将其出血的分支栓塞，严重的出血需再次手术。

部分肾切除术后切口必须引流，如有尿瘘，在输尿管无梗阻时往往可以自行愈合。

输尿管梗阻往往是血块堵塞，可以并发尿瘘，等待观察可望自行消退。如尿瘘严重，可在输尿管内置入支架管引流。

肾功能不全常发生在孤立肾或术前肾功能不全者，多数肾功能减退比较轻，可对症治疗，严重时需透析治疗。

凡保留肾组织的肾癌手术必须密切随访。术后 4 ~ 6 周，复查肾功能及排泄性泌尿系统造影，如果肾功能不好，可以改行超声检查；术后每半年复查 1 次肝肾功能、胸部 X 线、腹部 CT，或超声检查肾有无肿瘤复发；4 年以后每年检查 1 次。如发现局部复发，可再行部分肾切除或肾切除术。在孤立肾手术后可能有蛋白尿和肾功能不全。体外肾手术和自体肾移植容易发生肾功能不全，现在已极少采用。

关于对侧为正常肾是否也可做保留肾组织的肾癌手术，至今尚无定论。随着超声检查的普及，许多表浅的偶然发现的小肾癌可以考虑保留肾组织的手术，但应选择位于肾外缘、界限清晰、细胞分化好的肿瘤，且肿瘤应小于 4 cm。肾癌对侧肾发病机会为 1% ~ 2%，多中心的肾癌极少，部分肾切除术后复发率为 4% ~ 6%。这些情况都是关于肾癌是否应进行保留肾组织手术的争议要点，难以达成共识。

3. 局部已有扩散肾癌的治疗

肾癌体积大，可以侵犯相邻组织，如后腹壁、神经根、腰肌等，一般直接侵犯肝的不多见，肾癌常见的肝病变为转移灶。有时肿瘤可以将肝推开并侵入肝周围组织，但直接侵犯肝组织仍不多见。肾癌侵犯十二指肠、胰腺，预后极差，即使手术也难达到长期生存。肿瘤侵犯血管，可以扩散至肠系膜和结肠。

肿瘤局部扩散唯一可选择的治疗是手术切除，扩大并将扩散病灶一起切除。巨大肿瘤部分切除，术后生存 12 个月的仅占 12%。多数报告肾癌侵犯相邻组织和脏器，手术后 5 年生存率不足 5%。

早年报告术前放疗可以改善生存情况，术前 30 Gy 和未照射者，5 年生存率相似。

但照射组肾窝内复发延迟，常规术后照射也不影响其预后。如果手术时明确未切尽、遗留有肿瘤，放疗偶可延迟其生长。

4. 有转移灶肾癌的手术治疗

已有转移灶的肾癌切除术是姑息性治疗，适用于难以控制的肿瘤出血、疼痛、甲状旁腺激素（PTH）相关的高血钙、没有肝转移的肝功能改变、继发贫血或红细胞增多症。这类患者多数生存期不超过 6 个月，也可考虑介入性肾动脉栓塞治疗。

肾癌单个肿瘤转移病灶可以手术切除，有报告肾癌根治手术加上肺单个转移灶切除术，5 年生存率可以达到 44%。肾癌的骨转移病灶彻底手术 5 年生存率可以达到 55%。肾癌单个肝转移灶手术切除必须严格选择病例，手术死亡率较高。

已发现有转移的肾癌，单纯根治性手术切除很难延长生存期，但切除原发病灶有助于改善免疫治疗的效果，可配合免疫治疗进行。

因为肾癌有多药耐药性，所以化疗对肾癌疗效很差。多年来有关肾癌的化疗问题进行过许多探索。1995 年 Yagoda 重新展开的 83 组实验观察，4093 例肾癌，总有效率 6% 且都是短期缓解，这明确证明肾细胞癌是化疗药物耐药的肿瘤。

肾癌的多药耐药可能由于存在高浓度的多药耐药基因 MDR-1 产物 P170，可以主动将化疗药物泵出癌细胞。使 MDR-1 基因逆转可以应用环孢素 A 和 PSC833，在体外作用有效，但临床上这些药物和长春新碱一起应用，未有明显的改善。和氟尿嘧啶一起静脉滴注 24 小时，有报道可提高疗效，但尚未能重复证明。

为此对化疗配合免疫治疗进行了有益的探讨，结果是令人鼓舞的。有学者用氟尿嘧啶与白介素 -2 和 α 干扰素结合，可以达到良好的效果，有效率达到 46%，而 CR 达到 15%，仅有中等毒性。这无疑为肾癌的药物治疗开辟了一个新的途径。

## 九、预后

肾癌可以经淋巴管转移到主动脉旁淋巴结，向上蔓延可达颈部淋巴结。肾癌可经血道转移到全身各处。最常转移到肺，其次是骨骼。据报告，肾癌除指甲和牙齿没有转移外，身体各个部位和器官均可发生转移。肾癌转移很难预测，变化甚大。有的是肿瘤体积很大，但无转移；有的肾癌体积很小且无症状，但已有远处转移。后者常在远处转移部位出现症状后，追溯检查，发现原发灶是肾癌。

肾癌的自然转归，一般认为极差。一组 443 例未经治疗的肾癌患者，3 年生存率仅 4.4%，5 年生存率仅 1.7%；另一组 141 例多发性远处转移者，无论是否行肾切除术，无生存期超过 2 年的患者。

（杨二江）

# 第二节　膀胱癌

膀胱癌是泌尿系统常见癌症，在发达国家或地区发病率较高。美国膀胱癌的发病率在男性泌尿生殖系肿瘤中仅次于前列腺癌，居第 2 位；1995 年新发患者数约 50 000 例，中位年龄 65 岁，死亡 10 000 例，年死亡人数占年新发患者数的 20%，男女比例为 3 ∶ 1；城市居民发病率高于农村居民；非洲裔人群高于白人。在国内，膀胱肿瘤的发病率在男性泌尿生殖系肿瘤中占首位且有增加趋势，某医院 1977 年以前 30 年收治的尿路上皮肿瘤中，膀胱上皮性肿瘤占 84%；国内某医院近 40 年泌尿外科住院患者中，膀胱肿瘤占 9.5%。年龄在 16 ~ 84 岁，多数患者在 50 岁以上（占 70%）；男性占 85%。

## 一、病因

膀胱癌的病因至今尚未完全明确。在美国，吸烟被认为是膀胱癌最明确和最相关的危险因素。Rose 和 Wallace 报道，在吸烟和不吸烟两组中，膀胱癌患者尿的化学成分中色氨酸水平不同，吸烟者呈高水平，而不吸烟者呈低水平。另外比较公认的因素还有下列几种：

1. 长期暴露于或接触芳香族碳氢化合物

如 2– 萘胺，苯类如联苯胺、4，4– 二氨基双联苯、4– 氨基双联苯等。这些物质经肝脏代谢后随尿液排入膀胱，再由 β – 葡萄糖醛酸苷酶分解，形成 α – 氨基萘酸，产生致癌作用。从事燃料、皮革、橡胶、油漆、烟筒清洁、干洗及防腐剂制造工作的人群易患膀胱癌。据统计，接触苯胺的工人，发病率较普通人群高 30 倍。

2. 体内色氨酸代谢异常

色氨酸的异常代谢产生的代谢产物如 3– 氨基 –2– 羟基苯乙酮、3– 羟基 – 邻 – 氨基苯甲酸等，能直接影响细胞 RNA 和 DNA 的合成。膀胱肿瘤患者的尿液中这些致癌物质浓度明显增加。

3. 膀胱黏膜刺激

膀胱慢性炎症、膀胱结石、膀胱憩室使膀胱局部黏膜长期遭受刺激、上皮代谢加快和尿垢可能是诱发癌肿的因素。腺性囊性膀胱炎、黏膜白斑被认为是癌前病变。

4. 药物

如非那西丁类，已证实长期大量服用可使患膀胱癌的危险增加 2 ~ 4 倍。非那西丁是苯胺的衍生物，其致癌作用可能与其代谢产物羟氨基酚有关。另外，应用环磷酰胺治疗红斑狼疮和类风湿关节炎，膀胱癌发生率为 30%，发生率比不服此药者高 9 倍。

5．埃及血吸虫感染

主要见于第三世界国家，可明显增加膀胱癌的发病率。与埃及血吸虫感染有关的膀胱癌主要是膀胱鳞状细胞癌。一般膀胱移行细胞癌占膀胱癌的 90% ~ 95%，而在埃及血吸虫流行的国家或地区，鳞状细胞癌占较大比例，占 55% ~ 80%。我国目前还未发现埃及血吸虫感染病例。

6．病毒

某些病毒也可能是膀胱癌的致病原因，如人乳头状瘤病毒（HPV）等。

从分子生物学角度分析膀胱癌的病因发现，许多癌基因和抑癌基因与膀胱癌的发生有关。癌基因包括 P21ras、C-myc、C-jun 等；最常见的抑癌基因是 $P_{53}$（17p）和视网膜母细胞瘤基因（RB）（13q）。erbB-2 的过度表达与膀胱癌的高分级、高复发有关。

## 二、临床表现

1．血尿症状

80% ~ 90% 的膀胱肿瘤以肉眼血尿为首发症状，少数表现为显微镜下血尿。当表现为无痛性、全程肉眼血尿时，强烈提示出血来源于膀胱或上尿路。Lee 等报道 1000 例表现为无痛性、全程肉眼血尿的患者，15% 被发现患有膀胱癌。某医院统计，膀胱肿瘤患者表现为间歇性、全程肉眼血尿者占 94%，有时可伴有血块。因此，在临床上间歇性、无痛性、肉眼血尿被认为是膀胱肿瘤的典型症状。出血量和血尿持续时间的长短，与肿瘤的恶性程度、肿瘤大小、范围和数目有一定关系，但并不一定成正比。有的出现肉眼血尿时，肿瘤已经很大或已发生转移；有时很小的乳头状瘤也会出现大量血尿。由于血尿呈间歇性表现，当血尿停止时容易被患者或无经验的医师忽视，这种情况在农村居民中较为常见，甚至将血尿消失误认为是抗感染治疗的结果。如此反复，而不做及时的进一步检查致延误病情。当患者只表现为镜下血尿时，如果不伴有其他症状，往往考虑其他原因，而忽视了肿瘤的可能，直到出现肉眼血尿时才引起警惕。

2．膀胱刺激症状

膀胱肿瘤早期如未合并泌尿系感染，较少出现尿路刺激症状。若膀胱肿瘤同时伴有感染或膀胱三角区肿瘤，早期即可出现尿路刺激症状。一般在排除泌尿系统感染、结石或前列腺增生后，而发生尿频、尿急、尿痛等膀胱刺激症状时，属后期症状群，提示有浸润性膀胱癌或广泛膀胱原位癌的可能性。因此，凡是缺乏感染依据的膀胱刺激症状患者，应进行全面的检查，以免误诊。

少数患者因肿瘤较大，或肿瘤发生在膀胱颈部，或血块形成，而造成尿流阻塞、排尿困难甚或出现尿潴留。儿童出现排尿困难、发热、脓尿时应警惕膀胱横纹肌肉瘤的可能。5% ~ 10% 的患者首发症状与转移有关。晚期膀胱癌可发生盆腔周围浸润或远处转移，常见的远处转移部位为肺、肝、骨等。主要表现为盆腔肿块、下肢水肿、咯血、骨痛、发热，甚至恶病质。当肿瘤浸润至后尿道、前列腺及直肠时，会出现相应的症状。若肿瘤位于一侧输尿管口，引起输尿管口狭窄，造成该侧输尿管扩张和肾积水，可有腰痛。

3．体征

大部分患者表现为间歇性、无痛性肉眼血尿，而不伴有其他任何症状或体征。晚期患者可触到盆腔包块。因此，对怀疑有膀胱肿瘤的患者，可行直肠（或阴道）的耻区双合诊，这对估计肿瘤的分期有一定的价值。但其准确率在 50% 以下。晚期患者有时也表现为单侧下肢水肿。

## 三、病理

1．组织学分类

膀胱肿瘤按组织发生学分为上皮性和非上皮性两大类，95% 以上来源于上皮细胞，包括乳头状瘤、移行细胞癌、鳞状细胞癌及腺癌等，其中移行细胞癌占 90% 以上。

根据细胞分化程度，即肿瘤细胞大小、形态、染色质、核改变和分裂象等可将膀胱移行细胞癌分为 4 级：Ⅰ级指细胞分化较好；Ⅱ级显示细胞分化不良；Ⅲ级和Ⅳ级细胞分化差，有严重间变。

2．分期

为更准确地判断肿瘤、淋巴结和转移的情况，经过多次修改，目前膀胱肿瘤的分期常采用 Jewett 及 Marshall、国际抗癌联盟（UICC）、美国癌症联合会（AJCC）多种方法。

Jewett 和 Strong 发现膀胱肿瘤的浸润深度与患者的预后密切相关，从而提出膀胱肿瘤的分期，称为 Jewett 分期法。

UICC 用 T 代表临床分期，P 表示病理分期。如原位癌为 $T_{is}/P_{is}$ 表示肿瘤未侵犯固有层；$T_1/P_1$ 期指肿瘤侵及固有层，但未达膀胱壁肌层；$T_2/P_2$ 期，指肿瘤已侵及膀胱浅肌层；$T_4/P_4$ 期，表示肿瘤侵及深肌层或累及膀胱外周围脂肪；$T_4/P_4$ 期，反映肿瘤有远处转移。而 Jewett 及 Marshall 则分为 0 期，即原位癌；A 期相当于 $T_1$ 期；$B_1$ 期相当于 $T_2$ 期；$B_2$ 和 C 期同 $T_3$ 期；$D_1$ 和 $D_2$ 期与 $T_4$ 期相同（表 3–1）。

表 3–1　UICC、Jewett 及 Marshall 分期

| 分类 | 国际分期 | Jewett 及 Marshall 分期 | 性质 |
|---|---|---|---|
| 临床分期 | $T_0$ | 1 | 未见原发肿瘤 |
| | $T_{is}$ | 0 | 原位癌 |
| | $T_1$ | A | 肿瘤侵犯黏膜下层 |
| | $T_2$ | $B_1$ | 肿瘤侵犯浅肌层 |
| | $T_3$ | $B_2$ | 肿瘤侵犯深肌层 |
| | | C | 肿瘤侵犯膀胱周围组织 |
| | $T_4$ | $D_1$ | 肿瘤固定并有盆腔内转移 |
| | | $D_2$ | 肿瘤固定并有盆腔外转移 |
| 病理分期 | $P_0$ | 标本未见癌 | |
| | $P_{is}$ | 0 | 原位癌 |
| | $P_1$ | Ⅰ | 细胞分化良好，肿瘤侵犯皮下结缔组织 |
| | $P_2$ | Ⅱ | 细胞分化出现紊乱，肿瘤侵入浅肌层 |
| | $P_3$ | Ⅲ | 细胞分化差，肿瘤侵入深肌层 |
| | $P_4$ | Ⅳ | 细胞排列紊乱，肿瘤侵入膀胱周围或膀胱外组织 |
| 转移情况 | $N_0$ | L | 无局部淋巴结转移 |
| | $N_1$ | L+ | 有局部淋巴结转移（髂血管以下） |
| | $M_0$ | 无远处转移 | |
| | $M_1$ | 有远处转移 | |

## 四、辅助检查

1．尿液常规检查

尿液常规检查是简单、易行的实验室检查，可在离心后高倍显微镜视野下找到红细胞，以证实血尿的存在。

2．尿液细胞学检查

（1）常规尿脱落细胞检查：尿脱落细胞检查作为膀胱肿瘤早期诊断的筛选方法之一，具有方便、无痛苦、可重复检查、费用低等特点。尤其在基层医院设备简陋的条件下，成为膀胱肿瘤筛查的重要方法。尿脱落细胞检查的阳性率不高，特别是对低级别的肿瘤假阴性率较高。其阳性率与肿瘤分化程度密切相关，据报道移行细胞癌Ⅰ级阳性率为 10%，Ⅱ级为 50%，Ⅲ级为 90%，原位癌可达到 100%。伴有炎症或接受过

放射治疗时可出现假阳性。因此，对于有血尿的患者应反复检查。

（2）尿液细胞吖啶橙染色法检查：吖啶橙染色法将细胞形态学和细胞化学相结合，易于做出判断。

（3）流式细胞仪（FCM）：可快速定量分析尿内肿瘤细胞的 DNA 含量或倍体类型，估计肿瘤的分级、分期及预后，但也可出现假阳性。

3. 超声检查

超声检查作为一种无创性检查，可发现直径＞ 0.5 cm 的肿瘤，对肿瘤的浸润深度也能做出可靠的判断，可用于膀胱肿瘤的初步诊断。检查应包括双侧肾脏和膀胱。其最大缺点是在晚期肿瘤或合并感染等导致膀胱不能充分充盈的情况时，检查难以进行。

4. 膀胱镜检查和肿瘤活组织病理学检查

对于临床可疑为膀胱肿瘤的患者，都应进行膀胱镜检查。膀胱镜检查不但可以明确肿瘤的存在与否，还可观察到肿瘤的发生部位、单发或多发，肿瘤的形态如水草样或乳头状还是结节状或扁平状、有蒂或无蒂及有无溃疡等。膀胱镜下原位癌仅表现为黏膜红斑，有时呈颗粒状或天鹅绒样，易被误诊为炎症。若膀胱内无肿瘤，可明确血尿的来源，以便有针对性地进一步检查。经膀胱镜的活组织检查，能明确肿瘤性质、细胞的分化程度、可能的局部浸润范围及淋巴和血管受累情况。活检时不能仅钳取肿瘤表面标本，应同时钳取肿瘤深部标本，因为肿瘤基底部细胞分化程度往往更差。此外，随机膀胱镜活组织检查能排除或确定肿瘤的多中心性及有无原位癌的存在。如果在膀胱镜检查前已通过其他检查确定有肿瘤的存在，可在麻醉下进行膀胱镜检查，较小的肿瘤可直接行电灼或电切术。

5. 影像学检查

（1）膀胱造影：现应用不多，以分步膀胱造影方法为佳。其方法是：测定膀胱容量，准备相应剂量的对比剂，先取其 1/4 量灌注膀胱并摄片，然后灌注剩余的 3/4 量再次摄片。若肿瘤表浅，则前后摄片图像显示膀胱匀称性充盈；若有膀胱壁浸润时，该部位除有充盈缺损外还有膀胱壁的不对称扩张。操作过程也可变换前后顺序，非浸润性肿瘤的膀胱将显示同心性回缩，若膀胱壁僵硬或固定，则该部位不能相应回缩。也可用二氧化硅作为对比剂和空气双重对比造影。

（2）尿路平片和静脉肾盂造影：据报道，膀胱肿瘤确诊时，有 2.3% ~ 6.2% 的患者同时伴有上尿路的相同肿瘤。而上尿路移行细胞癌，80% 将发生膀胱的种植性转移。因此，静脉肾盂造影可了解上尿路（肾盂和输尿管）是否同时有肿瘤存在，以便鉴别膀胱肿瘤是来源于肾盂、输尿管的种植性转移还是原发。当膀胱肿瘤直径＞

1 cm 时，膀胱内可见充盈缺损；另外，静脉肾盂造影还可了解双肾功能。因此，静脉肾盂造影应作为疑有或确诊膀胱肿瘤患者的常规检查。对于有腰痛或膀胱刺激症状的患者，尿路平片可初步排除合并结石的可能。

（3）盆腔动脉造影：对于早期膀胱肿瘤的诊断，血管造影无实用价值。而对于晚期膀胱肿瘤患者，盆腔动脉造影可显示肿瘤软组织阴影和相对无血管区或肿瘤血管的畸形，明确膀胱肿瘤在盆腔的范围。螺旋状血管和静脉湖往往表示存在低分化浸润性病变。病变越晚期，血管造影的分期诊断正确率越高。

（4）CT 检查：对于膀胱肿瘤的分期，CT 是目前最准确的无创性检查方法。据报道，CT 分期与病理检查分期的符合率为 80% ~ 90.6%。CT 扫描尤其是增强 CT 能清晰分辨直径在 1 cm 左右的膀胱内肿瘤、膀胱壁及膀胱周围的浸润深度和范围，盆腔淋巴结的大小，有助于膀胱肿瘤的正确分期。但既往有盆腔手术史或经尿道电切史的患者可因膀胱壁纤维化和增厚，影响诊断的正确性。此外，CT 检查对了解有无其他脏器（如肝、肺、骨）的转移等有一定帮助。

（5）MRI：也可帮助判断膀胱肿瘤的大小、部位、浸润深度及淋巴结情况，还能提供盆腔和腹部准确的解剖图像。CT 和 MRI 在判定淋巴结转移时的特异性均可达到 90%，但敏感性仅有 50%。

（6）放射性核素检查：全身骨扫描可检出或排除骨转移。

6. 肿瘤标志物测定

近年来随着分子生物学和免疫学的发展，寻找用于早期诊断和预测预后的标志物成为肿瘤临床和基础研究的热点。但至今各种标志物的检测大多是非特异性的。

（1）ABO（H）血型抗原：存在于多种上皮细胞表面，正常尿路上皮也富含 ABO（H）血型抗原。一般采用特异性红细胞黏附试验（specific redad herence，SRCA），但在检测血型为 O 型的患者时，因 H 抗原的检出率较低，假阳性率较高，现多采用 PAP 法。膀胱黏膜上皮表面的 ABO（H）抗原部分或全部丢失者，提示肿瘤的恶性程度高并易复发，预后不良；ABO（H）抗原阳性者肿瘤不易出现肌层浸润。这在一定程度上有助于治疗方案的选择。

（2）癌胚抗原（CEA）：是一种肿瘤相关抗原，对其在膀胱肿瘤诊断和预后方面的作用仍存在争议。正常尿路上皮不存在癌胚抗原。有学者认为，膀胱肿瘤患者血浆和尿中 CEA 明显上升，是有用的肿瘤标志物。但也有学者认为相当一部分膀胱癌患者中，血浆和尿中 CEA 仅少量增加甚至不增加；即使在 CEA 增加的膀胱癌患者中，其 CEA 增加值与肿瘤大小、分化程度或浸润范围也无明显相关性，而且尿路感染等因素可影响 CEA 水平而出现假阳性。

（3）β－葡萄糖醛酸苷酶（β－GRS）：在流行病学中已提及 β－GRS 的作用。因此尿内 β－GRS 的升高，可能预示膀胱癌的发生。某医院对 32 例膀胱癌患者进行了尿 β－GRS 动态观察，发现 29 例在术后 1 周内 β－GRS 均下降；8 例 β－GRS 在 6 个月后逐渐升高，后证实肿瘤复发；而 6 例术后 β－GRS 保持低水平者则无复发。因此动态观察尿中 β－GRS 的活性可作为预测膀胱肿瘤术后复发的一项指标。

（4）N－乙酰－β－D－氨基葡萄糖苷酶（NAG）：在肾组织中含量较高。近年的研究发现 NAG 活性与膀胱肿瘤的病理分级相关，膀胱癌组织中 NAG 含量较正常组织高 8.5 倍。膀胱肿瘤分级越高、生长越快，尿中的 NAG 活性也相应增高。但尿 NAG 并非膀胱肿瘤的特异性指标，诊断时还应结合其他检查手段。

（5）乳酸脱氢酶同工酶（LDH 同工酶）：正常膀胱上皮仅有 $LDH_1$ 和 $LDH_2$，在不典型的尿路上皮活检标本中 $LDH_5/LDH_1$ 比值增高；浸润性肿瘤组织中 $LDH_1$ 降低，$LDH_5/LDH_1$ 的比值增高。

（6）血管生成相关因子的检测：已知碱性成纤维细胞生长因子（bFGF）和血管内皮细胞生长因子（VEGF）等是体外最有效的血管生成因子之一。近年来的研究表明，它们与膀胱癌的恶性潜能之间有着密切关系，膀胱癌患者的尿中 bFGF 水平是增高的。膀胱癌患者的尿具有诱导血管生成的作用，这种作用部分是由 bFGF 引起的。关于血管生成相关因子的临床意义仍有待进一步探讨。

## 五、治疗

膀胱肿瘤的治疗仍以手术为主，辅以放射治疗、化学药物治疗、免疫治疗等综合治疗。治疗方案应综合分析肿瘤的分期、分级、病理类型及肿瘤的大小、数目、部位后制订。原则上表浅性膀胱肿瘤行保留膀胱的手术，浸润性肿瘤行全膀胱切除。

### （一）膀胱灌注

膀胱灌注可减少复发和进一步肌浸润的发生率。原则上任何行膀胱保留手术的患者，术后均应行膀胱灌注以预防肿瘤的复发和进一步浸润。具体的灌注指征尚无明确的规定。Memorlal Sloan Kettet Ing 癌症中心提出，预防性灌注的适应证应包括 1 年内 4 次以上的复发、肿瘤侵及膀胱表面 40% 以上、弥漫性 $T_{is}$ 和 $T_1$ 期肿瘤。但这在实际的临床实践中很难推广。

用于膀胱灌注治疗的药物很多，包括化疗药物、免疫制剂。常用的化疗药物有丝裂霉素、阿霉素、表柔比星、羟喜树碱、顺铂、噻替哌等，这些药物可减少 15% ~ 20% 的复发率，但发现无一具有预防肌浸润和改善总生存期的作用。免疫制剂中常用的是 BCG 和 IFN-α，BCG 被认为是预防表浅性膀胱癌复发和进展的最有效的药物。随机研究表明，BCG 优于噻替哌、阿霉素、表柔比星。丝裂霉素较 BCG 效果差。关于 BCG 的灌注方案很多，普遍应用的方法是 BCG 60 mg 每周 1 次，共 8 次，之后改为每月 1 次，共 2 年。有学者认为，最标准的方法是美国西南肿瘤组（Southwest Oncology Group，SWOG）提出的方案，即每周 1 次灌注，6 次后，每 3 个月连续 3 周每周 1 次，共 3 年。该方法优于 6 周的诱导方案。关于 BCG 的作用机制尚不十分清楚，但有证据表明，BCG 可黏附于膀胱黏膜上皮并诱发免疫反应，也许不是特异性的免疫刺激，或通过改变膀胱的抑制性 T 淋巴细胞和辅助 T 淋巴细胞的比例。虽然 BCG 可减少复发率并延长无病生存期，但对于预防疾病的进展作用不大，同时患者可能出现流感样综合征，还可能在多个部位如肝、肺、前列腺和肾出现肉芽肿性感染。如发生 BCG 脓毒血症，可能有生命危险。一旦发现有 BCG 扩散，应给予 6 个月的抗结核治疗。

### （二）放射治疗

虽然在许多国家，放射治疗是浸润性膀胱癌的标准治疗，但膀胱癌的放射治疗效果不理想。在美国，放射治疗仅适用于那些不适合行根治性膀胱切除术的患者。目前国内主要用于晚期肿瘤患者的姑息性治疗，或手术、化疗患者的辅助治疗。膀胱癌的放疗主要有以下 3 种形式。

1．膀胱腔内照射

在气囊导管的气囊内放置固态或液态放射物质，然后置入膀胱内，达到放射治疗的目的。常用的放射物质是 $^{226}$Ra、$^{60}$Co 和 $^{82}$Br 液等，也可以用放射性胶体 $^{198}$Au、$^{60}$Co、$^{90}$Y 等直接注入膀胱内。

2．膀胱组织内照射

以放射性 Au、Ra 和 Ta 制成针状，通过手术或膀胱镜直接种植于膀胱壁内，达到持续放射治疗的作用，主要用于鳞状细胞癌的放射治疗。

3．体外照射

用大剂量 X 线或 $^{60}$Co 做体外照射，适用于肿瘤已经有浸润，甚至向膀胱外浸润的乳头状癌和未分化癌患者。几组随机试验表明，术前放射治疗并不能显著改善治疗效果，而且大大增加了胃肠道的毒性反应；同样，术后放疗与单纯手术相比，生存期也无明显延长。一般认为，除非放射治疗作为保留膀胱手术的多种措施之一，否则，术前、术后均不适合放射治疗。

近几年，随着放疗技术的发展，与放疗有关的毒性反应大大减少。三维治疗系统的应用大大提高了肿瘤局部的放射剂量，而降低了对周围正常组织的放射剂量。膀胱癌放疗最常见的并发症包括刺激性肠炎、膀胱炎、慢性肠炎、膀胱容量减少，偶尔发生严重的肠梗阻或膀胱功能障碍。

### （三）化学药物治疗

与其他部位或脏器的复发肿瘤不同，膀胱肿瘤经局部电切、肿瘤局部切除、部分膀胱切除术后，仍可能在膀胱范围内复发。此时，仍应根据肿瘤的部位、大小、浸润深度、分化程度和病理分类等综合考虑，能手术的应争取再次手术，包括经尿道膀胱肿瘤切除。膀胱癌的转移以局部浸润和周围淋巴结转移为主，远处转移少见，主要远处转移部位有肺、肝、骨等实质脏器。若为局限、孤立且较小的远处转移灶，则可行局部切除。对于无法手术切除的局部浸润性肿瘤且已有远处转移的晚期患者，一般包括 $T_{4b}$ 和 $N_2$ 或 $N_3$，可以试用化学药物治疗。一些单药治疗可达到显著的部分缓解率，如 ADM、5-FU、顺铂（DDP）、氨甲蝶呤（MTX）、长春碱（VLB）、环磷酰胺（CTX）和羟喜树碱（HPT）等，其中以 DDP 的疗效较好。这引发人们对联合化疗方案的探讨。近几年有几组化疗方案取得了较高的反应率。下面介绍几组常用的方案。

1．M-VAC 方案

MTX 30 mg/m$^2$，第 1、15、22 天注射；VLB 3 mg/m$^2$，第 2、15、22 天注射；ADM 30 mg/m$^2$，第 2 天注射；DDP 70 mg/m$^2$ 第 2 天注射；每 28 天重复治疗。Sternberg 对已有淋巴及远处转移者用此方案治疗，有效率为 65%。M-VAC 方案与顺铂单药在一组 246 例可评价患者的组间对比时，有效率明显高于顺铂单药治疗，有效率之比为 39% ：12%，完全缓解率之比为 13% ：3%，中位生存期之比为 12.5 个月 ：8.2 个月。但该方案 4 级毒性较多见，与治疗相关的死亡率为 5%。Logothetis 将该方案与 CISCA 方案比较，有效率也明显提高，有效率之比为 65% ：46%。

2．CMV 方案

CMV 方案即 MTX 30 mg/m$^2$，第 1、8 天注射；VLB 4 mg/m$^2$，第 1、8 天注射；DDP 100 mg/m$^2$，第 2 天注射；每 21 天重复。对有心脏病的患者，可用此方案。Harker 对 50 例患者的观察结果显示有效率可达 56%，完全缓解率为 28%。

3．GC 方案

吉西他滨 1000 mg/m$^2$，第 1、8、15 天应用；DDP 70 mg/m$^2$，第 2 天应用。该方案有效率为 49%，完全缓解率为 12%。

4．ITP 方案

异环磷酰胺 1200 mg/m$^2$，第 1、2、3 天注射；紫杉醇 200 mg/m$^2$，第 1 天注射；

DDP 70 mg/$m^2$，第 1 天应用。该方案的有效率为 79%，完全缓解率为 20%，中位生存期为 18 个月。Burch 将紫杉醇和顺铂联合应用，在 11 例患者的治疗中取得 82% 的有效率，但例数太少，尚需进一步探讨。

尽管联合化疗的反应率很高，但几乎所有的晚期膀胱移行细胞癌患者均死于该病。大多数有效的化疗方案，中位生存期在 12 个月左右。伴有淋巴结转移的患者 20% ~ 30% 和伴有远处转移的患者 10% 以上可获得长期的缓解。大多数学者推荐对化疗有反应的患者进行 6 个周期的化疗，4 个周期后对残余灶进行手术切除，随后再行剩余 2 个周期的化疗。

一般情况不好，或有广泛的骨转移或内脏转移的患者，不可能达到完全缓解或长期生存，这些患者的中位生存期为 6 个月左右。对于这些患者可给予单一化疗，如顺铂、吉西他滨或紫杉醇，或不用化疗，禁用过激化疗。

化疗的不良反应可以预知，其毒性与所用的药物有关。最常用的方案是含顺铂的联合化疗，如 MVAC、CMV、GC，常见不良反应包括中性粒细胞降低和发热（10% ~ 30%）、黏膜炎（10% ~ 20%），外周神经病变、听力丧失、肾功能损害较少见。预期与治疗有关的死亡率 MVAC 方案 3% 左右，GC 方案 1% 左右。

### （四）激光与光动力学治疗

目前最常用的有掺钕钇铝石榴石激光治疗和光动力学治疗（photo dynamic therapy，PDT）。

1．掺钕钇铝石榴石激光治疗

（1）原理。激光有特殊的生物效应。Nd：YAG 激光的能量密度高，在极短时间内的突然发射，可在局部产生高温，它的热效应可使蛋白凝固、坏死和变性，甚至焦化、汽化；此外，它还有压力效应、光效应、电磁场效应和免疫效应，并有一定的穿透作用，可均匀完全毁坏癌组织。

（2）方法。掺钕钇铝石榴石激光治疗要求在骶麻或尿道黏膜表面麻醉下进行。同 TURBt 一样，先插入膀胱镜，膀胱腔内注水 150 ~ 200 mL，在膀胱镜直视下确定肿瘤部位并做活检。当决定采用掺钕钇铝石榴石激光治疗时，将激光导光纤维经膀胱镜置入膀胱内，对准肿瘤进行照射。掺钕钇铝石榴石激光的输出功率为 50 ~ 100 W，输出端尽可能接近肿瘤，但又要避免光纤维直接接触肿瘤，以免导光纤维末端被污染，使导光率下降。对位于膀胱前壁及颈部的肿瘤，照射较困难，可适当减少膀胱充水量，同时由一助手按压耻骨上区，有时可使光纤维能满意对准肿瘤。对有蒂的肿瘤，应尽可能将光纤维对准蒂部。如果肿瘤体积较大，在照射过程中可使用活检钳去除黏附在肿瘤表面的坏死组织，使激光能直接照射到瘤体。正在出血的部位，激光照射后大多能立即止血。肿瘤去除后，在基底部继续用 Nd：YAG 激光照射，使局部组织呈白色凝固斑，以免肿瘤残留。

（3）适应证。Nd：YAG 激光治疗膀胱癌的指征：①对于直径＜ 2 cm，肿瘤比较局限、表浅，仅限于黏膜、黏膜下层或浅肌层，特别是有蒂、$T_1$ 期肿瘤为最佳。②肿瘤靠近输尿管口，常规手术治疗可能影响输尿管口的功能。③采用常规手术有禁忌或手术后复发不宜再进行膀胱部分切除的患者，以及年老、全身情况差、不适宜膀胱开放手术者。Nd：YAG 激光术后，膀胱局部黏膜发生炭化、白色凝固斑伴水肿，一般在 2 周后坏死组织逐渐脱落，局部出现鲜红色瘢痕，1 个月后黏膜开始愈合。

（4）并发症。在治疗过程中的直接并发症主要有穿孔、出血和疼痛。为此，要求选择 50 W、50 秒为一照射单位，对于怀疑穿孔或出血量多的患者，应留置导尿，必要时进行手术修补或止血。

2. PDT

目前，国内外应用经膀胱镜激光与 HPD 相结合的光动力作用治疗膀胱癌。这一方法不同于热效应之处在于所应用的激光能量并不高，所产生的温度低于 42℃，但对于 HPD 含量高的组织，通过激光照射后激发 HPD 所产生的光化学反应，达到杀灭细胞的效应。有的研究表明，PDT 能引起肿瘤血管循环的紊乱和破坏，继而导致癌细胞坏死。

PDT 的治疗效果可通过膀胱镜检查，一般受光照 4 ～ 5 小时后膀胱黏膜出现水肿变色，次日加重；3 天后肿瘤开始坏死或脱落，但边界清晰，周围黏膜出现水肿及水疱；3 ～ 4 周后坏死组织逐渐脱落；7 ～ 8 周后完全消失形成瘢痕。如果肿瘤较表浅且小，则消失时间可以大为缩短。在病理学上观察，激光照射 20 天内肿瘤坏死、脱落，基底可见炎性细胞浸润以及残留的退变癌细胞；20 天后基底部生成新的肉芽组织，肿瘤周围膀胱黏膜上皮轻度破损而不产生严重损伤。

（1）适应证：①膀胱原位癌。②晚期病例已无法手术，此法可以成功地控制严重膀胱出血，作为晚期肿瘤的姑息性疗法之一。③按 Jewett 及 Marshall 分期属 0 ～ A 期、表浅、直径＜ 2 cm 的肿瘤。④多次复发肿瘤，手术治疗困难者。⑤多发肿瘤，估计经一次照射能全部治愈。⑥对于位置不便于电灼的肿瘤。总之，此法适用于治疗病理Ⅰ～Ⅱ级、浸润未超过浅肌层的浅表肿瘤。

膀胱癌的光动力学治疗是一种安全、有效的治疗方法，无任何痛苦，复发率低，治疗后不留瘢痕。即使为输尿管口肿瘤，照射后肿瘤消失，管口即恢复正常，无狭窄。

（2）并发症：经 PDT 治疗后，少数患者可出现尿频、血尿、膀胱刺激症状和排出坏死组织，大多在 1 ~ 2 周内消失；个别患者可发生膀胱小穿孔；对于不注意避光的患者，则会发生日光性皮炎。

（王文廉）

# 第三节　前列腺癌

前列腺癌是男性泌尿系统最常见的恶性肿瘤之一，严重危害男性健康。

前列腺癌在全球范围内的发病率及死亡率分别位列男性恶性肿瘤的第 2 位及第 6 位。2008 年，全球前列腺癌新发病例数为 903 500 例，占所有肿瘤新发病例的 14%；全球有 258 400 例患者死于前列腺癌，占所有恶性肿瘤死亡病例的 6%。前列腺癌的发病分布有着明显的地区和种族差异性。总体而言，发达地区的发病率及死亡率高于不发达地区，欧美国家的发病率高于亚洲。2008 年，全球发达地区前列腺癌年龄调整后的发病率及死亡率分别为 62/10 万和 10.6/10 万，在不发达地区分别为 12/10 万和 5.6/10 万。据统计，美国 2013 年新增前列腺癌患者 238 590 例，前列腺癌死亡患者约 29 720 例，前列腺癌已超过肺癌，成为美国男性发病率第 1 位的恶性肿瘤，其致死率仅次于肺癌。目前，中国前列腺癌的发病率和死亡率仍处于相对较低的水平。2009 年我国肿瘤登记地区前列腺癌的发病率是 9.92/10 万，死亡率是 4.19/10 万，发病率及死亡率分别位列第 6 位和第 9 位。但是，前列腺癌发病率在我国呈现出明显的上升趋势。发病率最高的 4 个城市分别是上海、北京、广州和杭州，这与城市的发达程度、医疗质量、PSA 筛查及环境相关。种族上，美国非洲裔人群的发病率要高于白人。前列腺癌的发病率在 55 岁前处于相对较低的水平，55 岁后其发病率随年龄增长而增加，高峰发病年龄段为 70 ~ 80 岁。家族性前列腺癌患者的发病年龄稍早，年龄小于 55 岁的患者约占 43%。

## 一、病因

前列腺癌的具体病因及发病机制尚不明确，但是越来越多的研究显示，前列腺癌与以下危险因素密切相关。

1．年龄和种族

前列腺癌的发病情况与年龄密切相关。据美国癌症协会统计，39 岁以下的男性发生前列腺癌的概率为 0.01%，40 ~ 59 岁的概率为 2.68%，60 ~ 69 岁的概率为 6.78%，70 岁以上为 12.06%。除了年龄，不同种族前列腺癌发病率的差异也很大。美国非洲裔人群前列腺癌的发病率最高，达到 185.7/10 万，是美国白人发病率（107.79/10 万）的 1.7 倍。

2．遗传因素

家族史是前列腺癌的高危因素。一级亲属患有前列腺癌的男性，其发病危险是普通人的 2 倍，并且当患病亲属个数增加或亲属患病年龄降低时，其发病的危险随之增加。值得注意的是，遗传因素的作用在年轻患者中体现得更为明显。

前列腺癌家族聚集性的原因包括：基因易感性、暴露于共同的环境因素或仅由发病率高而偶然引起。遗传流行病学的研究发现，单卵双生子的前列腺癌发病率明显高于双卵双生子，提示遗传因素在发病中占有重要的地位。1996 年，对前列腺癌高危家族的基因组研究首次将前列腺癌可疑位点定位于 1 号染色体长臂，称为 HPC1 基因座。进一步的研究发现，位于 HPC1 基因座的 RNASEL 基因在部分连锁家族中出现种系突变，导致其基因产物（核糖核酸分解酶）的表达异常，使前列腺细胞凋亡失控。然而基因突变仅占遗传性前列腺癌的一小部分，前列腺癌发生过程中复杂的基因作用机制仍不明确。

重要基因的多态性是导致前列腺癌基因易感性的另一个原因，研究较多的有雄激素受体（AR）、维生素 D 受体（VDR）、细胞色素 P450（CYP）和 2 型 5α 还原酶（SRD5A2）的编码基因的相关多态性。

3．饮食因素

研究显示，前列腺癌和生活方式相关，特别是与富含脂肪、肉类和奶类的饮食相关。美国出生的亚裔人群前列腺癌的发病风险与其在美国居住的时间和饱和脂肪酸的摄入量密切相关。脂肪酸过氧化过程中可产生具有致癌损伤的过氧化物。研究发现，参与脂肪酸过氧化的酶 AMACR（α－甲基酰基辅酶 A 消旋酶）在前列腺癌组织中过度表达，但不存在于正常前列腺组织中。因为牛肉和奶制品是日常支链脂肪酸的主要来源，前列腺癌中 AMACR 的上调可能有助于解释西方饮食和前列腺癌的相关性。除此以外，动物脂肪还可能通过影响体内激素的水平、在高温烹调加工过程中产生致癌物等途径导致前列腺癌的发生。

流行病学的研究同样提示了许多有前景的预防前列腺癌的食物，如大豆和番茄。大豆被认为是亚洲国家发病率相对较低的原因之一。

4. 激素

雄激素在前列腺的发育和前列腺癌的进展过程中起关键作用。在动物实验中，雄激素和双氢睾酮能够诱发前列腺癌。然而，流行病学研究并未肯定雄激素浓度在前列腺癌患者与对照人群之间存在显著差异。这可能是由于雄激素的致病作用是在肿瘤形成前数十年间所产生的，同时目前的研究忽略了复杂的激素网络的相互作用。

5. 其他

近年来，慢性炎症和前列腺癌的相关性成为关注的热点。有性传播疾病或前列腺炎病史的男性前列腺癌的发病危险增高。遗传流行病学提示的前列腺癌高危基因是炎症反应的调控基因。当然，与许多未提及的危险因素一样，炎症的致癌机制仍有待进一步的研究验证。

## 二、病理

1. 组织病理学

前列腺癌 95% 以上的病理组织学类型为腺癌，其余类型为移行细胞癌、鳞状细胞癌、肉瘤等。前列腺癌从其腺泡和导管发生，常起源于外周带。前列腺的任何部位都可以发生癌变，但绝大多数癌变位于外周带。

2. 病理分级

在前列腺癌的病理分级方面，目前最常使用的是 Gleason 评分系统。由于癌组织存在明显的异质性，分级系统采用两组数字分别代表主要分级（描述占优势的主要结构）和次要分级（描述次要结构），如 Gleason 3+4 指基本形态是 3，而 Gleason 4+3 说明基本分级更高。Gleason 分级与预后明显相关，因此，其具有重要的临床意义，在临床分期中参考 Gleason 总分（两个分级之和）。尽管 Gleason 总分是重要的预后特征之一，但在临床上，要分别报告主要分级和次要分级以保证预后判断更精确。如 Gleason 3+4 与 Gleason 4+3 的总分都是 7，但是两者的预后并不同。

## 三、临床表现

前列腺癌早期常无症状，随着肿瘤的发展，前列腺癌引起的症状可概括为两大类。

1. 压迫症状

逐渐增大的前列腺腺体压迫尿道可引起进行性排尿困难，表现为尿线细、射程短、尿流缓慢、尿流中断、尿后滴沥、排尿不尽、排尿费力，此外，还有尿频、尿急、夜尿增多甚至尿失禁。肿瘤压迫直肠可引起大便困难或肠梗阻，也可压迫输精管引起射精缺乏，压迫神经引起会阴部疼痛，并可向坐骨神经放射。

2. 转移症状

前列腺癌可侵及膀胱、精囊、血管神经束，引起血尿、血精、阳痿。盆腔淋巴结转移可引起双下肢水肿。前列腺癌常易发生骨转移，引起骨痛或病理性骨折、截瘫。前列腺癌也可侵及骨髓引起贫血或全血细胞减少。

## 四、诊断

临床诊断前列腺癌主要依靠直肠指诊、血清 PSA、经直肠前列腺超声和盆腔 MRI 检查，CT 对诊断早期前列腺癌的敏感性低于 MRI。因前列腺癌骨转移率较高，在决定治疗方案前通常还要进行核素骨扫描检查。确诊前列腺癌需要通过前列腺穿刺活检进行病理检查。

前列腺癌的恶性程度可通过组织学分级进行评估，最常用的是 Gleason 评分系统，依据前列腺癌组织中主要结构区和次要结构区的评分之和将前列腺癌的恶性程度划分为 2 ～ 10 分，分化最好的是 1+1 分，最差的是 5+5=10 分。

## 五、治疗原则和治疗方案

由于前列腺癌多发生于老年男性，这些患者常伴有其他较严重的疾病，因此对已明确诊断的前列腺癌患者，首先要考虑是否需要治疗及是否能够治愈。对于无症状、预期寿命＜ 5 年的患者，暂时不必治疗，可密切观察，待出现临床症状时再给予治疗。如果预期寿命＞ 5 年或有临床症状，则根据临床分期、组织学分级、PSA 水平、年龄、全身状况评分、预期寿命等进行综合考虑，选择治疗方案。

1. 对于 $T_{1～2}$、Gleason 评分 2 ～ 7 分、PSA ＜ 20 ng/mL 病例

如果预期寿命＜ 10 年，可以密切观察、推迟治疗；如果预期寿命＞ 10 年，可选择根治性前列腺切除术或者放射治疗。近年来随着适形放疗的应用，对于早期前列腺癌的放射治疗同样可以达到根治性前列腺切除术的疗效。

2. 对于局部进展期的前列腺癌病例

由于单纯前列腺切除术疗效差，可选择放射治疗联合内分泌治疗或者单纯内分泌治疗。

3. 转移性前列腺癌病例

以内分泌治疗或化疗为主。骨转移患者可应用唑来膦酸或其他双膦酸盐治疗以减

少骨相关事件。骨转移引起疼痛的患者可考虑姑息性放射治疗。

## 六、肿瘤内科治疗和化疗方案

### (一)肿瘤内科治疗

1. 内分泌治疗

(1)双侧睾丸切除术:该方法简单、见效快,手术后患者血浆睾酮水平 3 ~ 12 小时可降至最低水平。80% 的患者前列腺体积及肿瘤可缩小,症状缓解。

(2)雌激素类药物:通过在下丘脑水平的反馈调节,抑制垂体促性腺激素的分泌,使 LH-RH 和 LH 产生降低。己烯雌酚为人工合成的非甾体雌激素,是雌激素类的代表药物。每日口服 3 mg,1 ~ 3 周后血浆睾酮可达去势水平。可使患者主观症状改善、骨转移性疼痛及尿道梗阻减轻、骨及软组织转移灶减小。

(3)抗雄激素药物:可与内源性雄激素在靶器官上竞争与受体结合,在细胞质内通过与双氢睾酮受体结合,抑制双氢睾酮进入细胞核,从而阻断雄激素对前列腺癌细胞的作用,达到治疗目的。可分为甾体和非甾体两类。

①醋酸甲地孕酮:甾体类抗雄激素药物。口服每次 40 mg,每日 2 ~ 4 次;或每次 160 mg,每日 1 次。3 个月后改为维持量,每次 40 mg,每日 2 次。

②甲羟孕酮(甲孕酮):甾体类抗雄激素药物。口服每次 500 mg,每日 1 ~ 2 次;3 个月后改为维持量,即每次 500 mg,每日 1 次。甲地孕酮和甲羟孕酮有一个共同的问题:服药 6 ~ 12 个月后,血清睾酮水平会出现逐渐回升,通过给予小剂量的己烯雌酚(0.1 mg/d)可防止这种现象发生。

③氟硝基丁酰胺(氟他胺、flutamide、福至尔):非甾体类抗雄激素药物。用法为 250 mg,口服,每日 3 次。通常与 GnRH-α 联合应用,但也可单独或与 5α-还原酶抑制剂(finasteride,保列治,非那雄胺,5 mg 口服,每日 1 次)合用。该药可以使很多患者仍保持性欲及生殖能力,主要适用于希望保持性能力的患者。

④比卡鲁胺(康士得):非甾体类抗雄激素药物。其半衰期长(约 5.8 天),适合每日给药 1 次。单用时每次 150 mg,每日 1 次;与其他治疗合用时,每次 50 mg,每日 1 次。

(4)促性腺释放激素类似物激动剂(gonadotropin releasing hormone agonists,GnRH-α):天然促性腺释放激素作用于垂体,使之分泌黄体生成素(LH)和促卵泡激素(FSH)。LH 作用于睾丸间质,使之分泌睾酮;FSH 作用于睾丸支持细胞,产生雄激素结合蛋白。GnRH-α 与垂体亲和力强,LH 释放量可比正常情况增加 15 ~

20 倍，大剂量长期应用可造成垂体促性腺激素耗竭，使 GnRH 受体调节功能降低，使得血清睾酮降至去势水平，其作用持续时间较长。

①戈舍瑞林（goserelin，诺雷得）：每次 3.6 mg 腹壁皮下注射，每 4 周 1 次。

②亮丙瑞林（leuprorelin，抑那通）：每次 3.75 mg 腹壁皮下注射，每 4 周 1 次。

③曲普瑞林（triptorelin，达菲林）：控释剂每次 3.75 mg 肌内注射，每 4 周 1 次。注射剂开始每次 0.5 mg 皮下注射，每日 1 次，连续 7 天；然后以每日每次 0.1 mg，皮下注射维持。

（5）抗肾上腺药物：适用于治疗睾丸切除及雌激素治疗无效或复发的患者。氨鲁米特每次 250 mg 口服，每日 3 ~ 4 次。由于神经垂体分泌的 ACTH 能对抗氨鲁米特抑制肾上腺皮质激素合成的作用，所以每日需同时服用氢化可的松 20 ~ 40 mg，以阻滞 ACTH 的作用。

（6）酮康唑（ketoconazole）：大剂量时可抑制睾丸和肾上腺睾酮的合成。每日 600 ~ 1200 mg，分 3 次口服，24 ~ 48 小时雄激素可降至去势水平。常用于需快速抑制睾酮至去势水平的患者，如缓解脊柱转移所致的脊髓压迫症。但停药后激素水平很快恢复至治疗前水平。

2. 化学药物治疗

前列腺癌内分泌治疗失败后可采用化学药物治疗。

（1）雌莫司汀（雌二醇氮芥，estramustine，ETM）：以雌二醇 17- 磷酸酯为载体的氮芥类化合物，具有烷化剂及雌激素的双重作用，其主要代谢产物雌二醇氮芥和雌酮氮芥对前列腺具有特殊亲和力，既能通过下丘脑抑制黄体生成素，降低睾酮的分泌，又有直接细胞毒作用。每次 280 ~ 420 mg，口服，每日 2 次。如连服 3 ~ 4 周无效，则应停药；如有效，原剂量继续服用，共 3 ~ 4 个月。

（2）多西他赛：抗微管药物，能特异性地导致微管聚合成团块和束状并使其稳定。多西他赛是细胞周期特异性药物，将细胞阻断于 M 期，对增生细胞作用大于非增生细胞，一般不抑制 DNA、RNA 和蛋白质的合成。国内常用每次 75 $mg/m^2$，联合用药每次 60 $mg/m^2$，静脉滴注 1 小时，每 3 周重复。

3. 分子靶向药物治疗

（1）硼替佐米：第一个进入临床试验的蛋白酶体抑制剂。美国 FDA 和欧盟 EMEA 已批准用于治疗复发或难治性多发性骨髓瘤（MM）。波替单抗合并常规药物治疗血液恶性肿瘤和某些实体瘤，如非小细胞肺癌、雄激素非依赖性前列腺癌，证明有化学增敏作用。Dreicer R 等（2007）报道用波替单抗 1.3 $mg/m^2$ 或 1.6 $mg/m^2$，静脉注射，每周 2 次，连用 2 周；联合多西他赛 25 ~ 40 $mg/m^2$，静脉滴注，每周 1 次，连用 2

周，休息 1 周，3 周为 1 个周期。治疗 83 例晚期雄激素非依赖型前列腺癌，结果可评价疗效 67 例，PR 11%，SD 67%。

（2）沙利度胺：最早用于孕妇的镇静和止吐，后因大量“海豹儿”的出生，在全球范围内被禁止使用。

## （二）化疗方案

1．DE 方案

DXT 60 mg/m$^2$，静脉滴注，第 2 天；ETM 280 mg，口服，每日 3 次，第 1 ~ 5 天；3 周重复。

2．DP 方案

DXT 75 mg/m$^2$，静脉滴注，第 1 天；PDN 5 mg，口服，每日 2 次，第 1 ~ 21 天；3 周重复。

SWOG9916（2004）研究比较了多西他赛 + 雌二醇氮芥（DE 方案）与米托蒽醌 + 泼尼松（MP 方案）治疗激素抗拒型前列腺癌患者的疗效，结果中位生存期：DE 方案为 18 个月，MP 方案为 15 个月（$P$=0.01）。TAX327 研究（2004）比较了多西他赛 + 泼尼松（DP 方案）与米托蒽醌 + 泼尼松（MP 方案）治疗激素抗拒性前列腺癌患者，结果中位生存期，DP 方案为 18.9 个月，MP 方案为 16.5 个月（$P$=0.009）。由于以多西他赛为基础的方案所显示出的生存优势，该方案已被推荐为激素非依赖型前列腺癌患者的一线标准方案。此时多西他赛应采用 3 周方案。

3．MP 方案

MIT 12 mg/m$^2$，静脉滴注，第 1 天；PDN 5 mg，口服，每日 2 次，第 1 ~ 21 天；3 周重复。

**（王文廉）**

# 第四章

# 肿瘤心血管并发症

## 第一节　恶性心包积液

心包积液可使心包囊内压力升高，妨碍右心静脉回流，引起一系列临床症状。以恶性肿瘤为病因引起的恶性心包积液，也可由炎症引起。恶性肿瘤（如肺癌、乳腺癌、食管癌等）的放射治疗也有产生放射性心包炎的可能，霍奇金淋巴瘤患者纵隔放疗后，约 5% 的患者会出现心包积液。

恶性心包积液（malignant pericardial effusion）又称癌性心包积液，是指恶性肿瘤引起的心包腔液体过度积聚，是晚期癌症患者常见并发症之一。心包内液体超过 50 mL 即考虑为恶性心包积液。其发生率在恶性肿瘤尸检患者为 0.1% ~ 21%。肿瘤侵犯心脏是恶性心包积液的主要原因，其发生率为 5.1%，其中侵犯心包者为 45%，侵犯心肌者为 32%，两者均被侵犯者为 22%。侵犯心脏或心包的最常见的恶性肿瘤有肺癌、乳腺癌、白血病、霍奇金及非霍奇金淋巴瘤、黑色素瘤和胃肠道原发性肿瘤等。许多资料均指出：恶性肿瘤侵犯心包者，以肺癌为最多见（35% 左右），乳腺癌次之（25% 左右），两者占 60% ~ 70%。一旦恶性心包积液出现，必然影响患者的生活质量及治疗，患者常因心脏压塞在短期内死亡。

### 一、病因

恶性心包积液主要由以下疾病引起。

（1）心脏及心包本身的恶性肿瘤：如心脏肿瘤中比例较高的黏液瘤及少见的黏液

肉瘤、心脏原发性恶性淋巴瘤、原发性心包肿瘤等。

（2）心脏继发肿瘤：恶性肿瘤转移、浸润、累及心脏及心包。最常见的转移扩散方式是血液途径，肺或乳腺的癌细胞经肺到体循环或经冠状动脉到心肌，其他恶性肿瘤如胃癌、食管癌、胰腺癌、间皮瘤、肉瘤、黑色素瘤、甲状腺癌、胸腺癌、卵巢癌及睾丸癌也可转移至心脏。白血病及淋巴瘤在很大程度上是经淋巴途径累及心脏。恶性黑色素瘤有 50% ~ 60% 转移至心脏。Wilms 瘤（肾母细胞瘤）可累及右心房，有时心脏表现出现在肾脏表现之前。腹部恶性肿瘤如肾癌、肝癌等可通过下腔静脉扩散至右心房，肺癌可经肺静脉扩散至左心房。直接扩散最常来自胸腔的恶性肿瘤，心房受累早于心室。

（3）某些肿瘤化疗药物：主要见于白消安、阿糖胞苷、维 A 酸的治疗中。临床上绝大多数恶性心包积液是转移瘤引起的。

有肿瘤患者尸检表明，恶性心包积液的发病率约为 3%，以肺癌、乳腺癌、白血病、恶性淋巴瘤最常见，其次为恶性黑色素瘤及肉瘤。肺癌和乳腺癌占所有恶性心包积液患者的 60% ~ 75%。尸检资料证实 35% 的肺癌患者、25% 的乳腺癌患者发生心包转移，但临床证实的心包转移率远低于尸检结果。

## 二、病理

心包由脏层和壁层组成，两层之间为心包腔。正常情况下，心包腔内有 10 ~ 30 mL 液体，起润滑作用；病理状况下，恶性肿瘤累及心包或心脏、心包及心脏原发性恶性肿瘤均可引起心包大量积液。恶性肿瘤患者如心包内液体超过 50 mL 即考虑恶性心包积液。

心包内癌细胞产生积液是由于间皮细胞受刺激和淋巴管引流受阻所致，常可见于：①原发性支气管肺癌直接蔓延；②纵隔淋巴结肿大、转移性恶性肿瘤经淋巴管逆行播散；③各种原发性恶性肿瘤血行转移到心脏和心包脏层。

恶性心包积液的直接机制只有一个，就是癌细胞弥散性地广泛地播散在心包腔表面，损害了心包本身分泌和重吸收心包积液的功能。①心包腔积聚过多液体可使心包内压力升高，并妨碍右心静脉回流；②如心包被恶性肿瘤浸润，发生增厚的纤维化，可形成缩窄性心包炎，导致无心包积液的心脏压塞；③由于液体的积聚，心包腔内的压力增高，影响心脏舒张期充盈，导致心脏搏出量减少。

## 三、分型

恶性心包积液通常可分为 2 型。

1. 周围型

周围型是由于恶性肿瘤直接扩展或经淋巴和（或）血行转移，形成肿瘤的小结节可浸润侵犯心包和（或）心肌，引起其淋巴和静脉通道受阻所致心包内液体滞留。

2. 中心型

中心型是由于纵隔淋巴结转移，妨碍了心肌和心包的引流，以及心脏淋巴结和（或）其静脉血液回流，从而产生心包积液。

## 四、临床表现

恶性心包积液中约 15% 的患者发展成心脏压塞症，约 70% 可在生前无心脏方面的症状。恶性心包积液通常为逐渐形成，但也可能很迅速。心包积液的症状主要由心排血量下降和静脉系统充血所致。症状的轻重又与起病的急缓有密切关系，急性者心包积液量较少（＜ 250 mL）时即可出现较重的症状；而慢性者即使心包积液量较多（＞ 1000 mL）时症状仍可较轻。此外，还有相当数量的患者伴有胸腔积液。心包积液导致的心脏压塞的典型特征包括充血性心力衰竭、呼吸困难、端坐呼吸、咳嗽、疲乏、虚弱、心悸、头晕及胸痛，体检发现有颈静脉怒张（Kussmaul 征）、静脉压升高、血压下降、脉压变窄、心界扩大、心动过速、心律失常、奇脉（表现为吸气末脉搏减弱伴随收缩期血压上升 10 mmHg 以上）、心脏冲动减弱、心音遥远、心包摩擦音、肝脏充血性肿大及尤尔特征（由于左肺受压，在左侧肩胛角处有一浊音区，听诊呈管状呼吸音）。严重的心脏压塞，如无有效处理，最终将导致心脏衰竭。

## 五、辅助检查

1. 影像学检查

胸部 X 线检查对诊断帮助很大，常可见心影、纵隔或肺门异常，提示或证实恶性心包积液的存在，但积液＜ 250 mL 时胸部 X 线检查常难于发现异常，有时也可见转移肿瘤小结节形成不规则结节状心影外廓；积液量≥ 300 mL 时，心影呈普遍性增大，尤其向两侧增大，腔静脉明显增宽，心膈角呈锐角；大量积液时（＞ 1000 mL），其心影呈烧瓶状或梨形，上腔静脉影增宽，透视下心脏冲动弱，肺野清晰可与心力衰竭相鉴别；短期内胸部 X 线检查复查，如发现心影增大且无肺部充血征则心包积液的诊断可以肯定。如病情允许胸部透视或记波摄影，若有心包积液可见心脏冲动减弱或缺如征象，心血管造影术可明确显示心影外围有无异常增厚及其程度，对可疑癌性缩窄性心包积液具有诊断价值。CT 或 MRI 检查是较为灵敏的检查，不仅可发现其他检查难于明确的心包积液，还可发现转移灶部位。

2．心电图

恶性心包积液的心电图可显示心动过速、期前收缩及心电交替。心电交替为预后不良的征象，交替脉常发生于心肌损伤而罕见于有交替心电的心脏压塞。当大量心包积液抽出小量（即使仅 50 mL）心包液体时，心电交替即可消失。

3．超声检查

超声心动图为最简便、最有价值的检查方法，二尖瓣前叶活动不正常为诊断心脏压塞的依据，罕见假阳性；如不是心包积液则可能为恶性肿瘤浸润包裹心脏所致。二维超声显示：①心包壁层及心包脏层增厚（＞ 3 mm），回声明显增强；②两层间有较低或强弱不等的回声。有这两点，即可明确心包积液的存在。M 型超声在心前壁之间和心后壁之后均见有液性暗区，即当心包膜和心包脏层之间最大舒张期暗区（＜ 10 mm 时，则积液为小量；如在 10 ～ 19 mm，则为中等量；如＞ 20 mm，则为大量）。

4．特殊性检查

诊断性心包穿刺。恶性心包积液常为渗出性或血性心包积液，送检细胞阳性率较高，尤其肺癌患者为 80% ～ 90%，但阴性并不能排除恶性心包积液。心包内注入二氧化碳有利于 X 线检查时发现心包内肿瘤，较空气、氧气等对比剂（可使积液增多和发生心包粘连）更安全。但心包穿刺术的危险性不容忽视，可并发冠状动脉、心房、心室或内乳动脉的穿刺针损伤而造成心包积血、室性心动过速、室颤、虚脱、气胸和（或）胸腔感染，甚至张力性气胸，危险性与积液量及穿刺点定位的准确性密切相关。

5．实验室检查

心包积液中查到癌细胞是恶性心包积液确诊最有力的凭证。在原发肿瘤未确定性质时，积液细胞学检查很重要。胸腔积液的各种生化及细胞学检查均适合有心包积液者。如细胞学检查呈阴性，应做心包活检术。

血性心包积液常易于找到肿瘤细胞，但应重视假阴性的存在，有时有些病例较难获得细胞学诊断，尤其是淋巴瘤和白血病患者。另有些曾接受纵隔放疗的淋巴瘤患者可呈现晚期渗漏性缩窄性心包炎，据 Applefeld 等（1981 年）报道，霍奇金淋巴瘤经上部斗篷式放疗后，31% 的患者出现与放疗有关的心包积液；再如肺癌经纵隔放射治疗的患者，出现血性心包积液，但细胞学检查阴性的心包积液为转移灶还是放疗引起的鉴别常较困难，须认真鉴别和治疗后追踪观察。放射性心包炎常发生在心脏承受放疗总量 35 ~ 40 Gy 后。急性放射性心包炎常为自限性，并能好转而不留缩窄；慢性放射性心包炎可导致心包缩窄或心脏压塞。

## 六、治疗

恶性心包积液的治疗可分为全身治疗和局部治疗两种。对无症状或症状轻微、心血管功能影响不大的患者，不需要做局部处理，应采用有效的全身治疗。全身治疗将心包积液作为全身疾病的一部分进行治疗，根据原发肿瘤的类型、既往治疗、行为状态及其预后来制订下一步治疗方案。对化疗有效的肿瘤，如急性白血病、恶性淋巴瘤、小细胞肺癌和乳腺癌，应首先给予全身化疗，通常可以控制心包积液。乳腺癌或非小细胞肺癌广泛转移，在全身治疗的基础上，还必须做局部处理才能有效地控制心包积液。

恶性心包积液当积液量过大，引起严重的心脏压塞症状时，应立刻行心包穿刺术以挽救患者的生命。在准备做心包穿刺时即应开始支持治疗，如建立静脉通道、静脉滴注液体或血浆增容剂，必要时加用升压药。对呼吸困难或周围型发绀者予以吸氧，但不予加压人工呼吸，因其可引起胸腔压和心包压升高，减少静脉回流；此时心包穿刺术为挽救生命的措施，应尽快进行。心包穿刺术常常能缓解心脏压塞的症状和体征，但积液可以在 24 ~ 48 小时内重新积聚；多次穿刺或留置导管能有效地控制积液形成，但这种方法必须与全身治疗措施相结合，外科手术利用胸腔镜前壁心包开窗可立即缓解心脏压塞，并发症＜ 2%。

全身治疗对多数恶性心包积液的疗效不佳，因此恶性心包积液的局部治疗，即心包腔内的药物治疗就显得比较重要。心包腔内局部治疗的目的是使心包减压并防止积液进一步积聚。心包针吸穿刺术、心包导管引流术及在此基础上的心包腔内给药化疗，文献报道可使 60% 的患者症状得到明显缓解，噻替哌心包腔内注射未出现不良反应。

局部处理的常用方法包括心包穿刺抽液后注入硬化剂、心包开窗术、放疗及不同程度的心包切除术。对那些生存期估计只有几周或数月的患者不宜选择高危险性的治疗方法。心包切除术对恶性心包积液的治疗作用不大，但对霍奇金淋巴瘤放疗后引起的放射性心包炎持续效果达数年之久。如无肿瘤活动证据的患者，选择心包切除术的预后很好。急性放射性心包炎的处理应采用保守治疗，因为其通常是自限性的。

DDP 是一种广谱的抗肿瘤药物，胸腹腔内灌注治疗恶性胸腔积液和腹水已获成功的临床应用，提示腔内用药可提高局部区域药物浓度。因此，心包腔内灌注也会产生较好的临床效果。心脏压塞症状严重，B 超探查心包积液量较大者是恶性心包积液腔内灌注治疗的适应证。

心包腔内灌注治疗最好在心脏监护病房，做好有关抢救准备，应用心包穿刺术抽取心包腔内液体 30 ~ 100 mL，将 DDP 20 ~ 40 mg 溶解于生理盐水 20 ~ 40 mL 中，缓慢推入心包腔内。心脏监护或医师检查心脏无异常情况后，帮助患者平卧或半卧位 5 分钟，观察患者无不适后，让患者轻轻变换体位，以便让药物在心包腔内均匀分布，提高疗效。首次抽取的心包积液应送检查找积液中是否有癌细胞。

由于每次心包针吸穿刺抽液注药给患者带来不便且有一定的危险性，近来多采用心包内置导管引流术，就是在二维 B 超引导下，患者心包腔内留置导管与外界相通，需要抽液和向心包腔内注药时可随时启用，较针吸穿刺方便。心包内置管间断性或持续引流是一种改善心脏搏出量安全有效的方法，应作为首选。

### （一）全身性化疗

对化疗敏感的肿瘤且心包积液发展缓慢者，全身化疗一定时间后获得肿瘤缩小及减少心包液的产生即可缓解恶性心包积液的临床症状。

### （二）放射治疗

1．放射性核素

$^{198}$Au（金）、$^{32}$P（磷）或 $^{90}$Y（钇）心包内注射控制恶性心包积液曾获得鼓舞人心的结果。经用磷酸铬（$^{32}$P 5mCi 即 185MBq）稀释于 35 ~ 50 mL 生理盐水，在心包导管引流后注入心包，20/28（71%）的患者经治疗后恶性心包积液未再出现，其中位缓解期为 7 个月，7/28（25%）生存期在 1 年以上。然因放射性排出物的处理和费用较高，不便广泛开展，也难于做进一步的结论。

2．外照射治疗

可使约半数恶性心包积液得到控制。心脏的耐受剂量为 35 ~ 40 Gy，而恶性心包积液常用治疗剂量为 25 ~ 35 Gy。2.5 ~ 3.5 周内，2/7（28.6%）的肺癌患者和 11/16（68.8%）的乳腺癌患者的恶性心包积液获得明显好转，61% 的患者中位缓解期为 4 个月。

### （三）硬化剂治疗

心包内注入硬化剂的目的在于使心包壁层与脏层粘连。常用的药物有四环素（500 mg）、博来霉素（40 mg）、氮芥（10 ~ 20 mg）、氟尿嘧啶（500 ~ 750 mg）、丝裂霉素（6 ~ 8 mg）、噻替哌（20 ~ 30 mg）、磷酸铬（$^{32}$P 5mCi 即 185MBq）或滑石粉（0.5 ～ 2 g 制成混悬液）。约有半数患者可明显减少心包积液的产生。其副作用有恶心、轻度胸痛及短暂发热。

### （四）介入治疗（心包穿刺和导管引流术）

1．适应证与禁忌证

（1）适应证：①发绀、呼吸困难或休克样综合征；②意识障碍；③周围静脉压升高至 1.27 kPa 以上；④脉压下降至 2.67 kPa 以下；⑤测定奇脉压改变已超过脉压的 50%。

（2）禁忌证：无绝对禁忌证。

2．心包穿刺和导管引流术

穿刺点通常选在剑突与左肋缘间，针尖向左肩方向，针尖斜面向上，或选左第 5 肋间锁骨中线外心尖浊音界内 2 cm，以避开胸膜，针尖向第 4 胸椎，针尖斜面向胸骨中线。由二维超声引导穿刺则更为安全。穿刺针可接胸前导联并进行心电监护，且在抽液前由穿刺针管内送入尼龙管，或选用带聚四氟乙烯鞘的穿刺针退出穿刺针后抽液以免针尖损伤心脏，这些措施可减少甚至避免穿刺引起的猝死和并发症。

（1）心包腔内置管引流：患者取坐位或半卧位，经二维超声定位，选择积液最多且深的部位为穿刺点。常规消毒铺巾，利多卡因局部麻醉满意后，持穿刺针进入皮下，保持负压，缓慢进针，待有液体涌入注射器后，停止进针，沿注射器尾端的单向孔送入导丝，退出穿刺针，用皮肤扩张器扩张皮肤，沿导丝送入 16 号中心静脉导管 10 ～ 15 cm，退出导丝，局部固定。先抽取 50 mL 积液送检，然后接无菌引流袋缓慢引流，首次引流量宜小于 300 mL，连续引流 3 ～ 5 天，积液小于 30 mL/d 后由导管内注入生理盐水 40 mL、顺铂 50 mg、地塞米松 10 mg（防止发生化学性心包膜炎）。注药后夹闭导管，并用肝素封管，然后盖上肝素帽。嘱患者多次变换体位，以利于药物与心包充分接触吸收。夹管留置 48 小时后再予引流。当 24 小时积液引流量小于 30 mL 时，经 B 超复查证实积液消除后拔管，若仍有积液则再次引流并重复给药，每周 2 ～ 3 次，共 1 ～ 4 次。治疗期间观察并记录临床症状的变化，治疗结束后 4 周复查 B 超评价疗效，其后每月复查 1 次。

（2）超声引导下中心静脉导管置管引流

1）术前准备：了解患者一般情况，常规检查凝血功能，记录心电图，摄 X 线片，进行详细的二维超声心动图检查，估计心包积液量，观察心包积液范围、宽度、有无分隔及包裹、心包厚度、心包内有无肿瘤等。向患者告知手术目的及手术风险，使患者主动配合。做好急救准备，术中由床位医师全程陪同并进行心电监护。

2）确定穿刺途径：根据病情，患者取坐位、卧位或半卧位，经胸部二维超声检查选择穿刺点，一般选择心包积液最宽处，距剑突下或胸壁较近且能避开心脏、肝脏、肺等重要脏器的位置作为进针点，方向尽量与心肌壁平行。

3）穿刺与置管：常规消毒、铺单、局部麻醉，在超声实时引导和监视下，PTC 穿刺针按照预先设定的位置和角度，以 1 ～ 2 cm 的进度缓移稳进法推进，准确刺入心包腔内，一旦进入心包腔立即拔出针芯，可见积液自针管内流出；将导丝沿穿刺针插入心包腔内，退出穿刺针，扩张管适当扩张皮肤及皮下组织后，将中心静脉导管（术前在导管前端 5 cm 内用无菌剪刀按比例修剪出 2 ～ 3 个侧孔）沿导丝置入心包腔内；退出导丝，积液经导管流出证实置管成功，将导管与三通阀门连接后再接引流袋。术后患者卧床，严密观察生命体征的变化。

根据积液量多少及患者对于引流积液的适应程度，选择引流的次数及每次的抽液量，第 1 次不宜过多，后可逐渐增量。一般应在较好地缓解患者的症状，尽量将积液放干净后，由临床医师根据患者原发肿瘤的病理分型分别注入相应的化疗药物。当患者症状明显缓解，心包积液深度＜ 1 cm 或日引流量＜ 25 mL，可先行夹管 1 ～ 2 天，然后再拔管。

与传统方法相比，超声引导应用中心静脉导管置管引流治疗恶性心包积液的优势在于：①体位及穿刺点的灵活选择，可以视患者病情而定体位，即让患者保持当时最适体位，如坐位、半坐位、仰卧位、侧卧位等；穿刺点的选择以安全为前提，无绝对限制，常与以往盲穿法选择的穿刺点相差甚远。②安全性高，操作过程在彩超全程监控下进行，术中能及时发现问题，调整穿刺路径，避免损伤患者重要脏器，减少了并发症特别是致命性损伤的发生。③患者痛苦少，经皮穿刺将中心静脉导管置入心包腔内分次抽液，避免了多次穿刺的弊病且带管方便；带管后患者可自由活动，并可根据情况控制引流液的速度及量，避免了短时间内过量引流导致的心律失常、循环衰竭等并发症的发生。如无引流管脱出且后期无感染等情况发生，临床医师可根据需要长期保留引流管。④中心静脉导管组织相容性好，导管留置心包腔刺激反应甚少。⑤引流充分，即使化疗药物治疗不能有效控制积液增长，也可通过置管引流缓解患者症状，从而提高肿瘤患者晚期的生存质量。

4）穿刺操作的注意事项：①术前充分了解患者状况，凝血功能差的患者于操作前半小时应用凝血药物，剧烈咳嗽的患者应先做对症治疗控制症状后再行操作；②穿刺过程中嘱患者平稳呼吸，避免咳嗽，也可在穿刺针进入皮下组织后，让患者屏住呼吸直到针入心包；③穿刺针在进入皮下后，必须在图像上清晰显示针尖位置，进针速度应尽量缓慢；④进针深度以刚刚刺破心包膜为宜，如积液量较多可适当放宽标准；

⑤尽量选取与心脏平行的穿刺角度，避免垂直于心肌，这样操作会增加安全性；⑥导丝进入心包腔后尽量控制其方向与心肌壁平行，也不宜置入过长，退针时注意固定导丝，切勿因大意将导丝一并抽出；⑦中心静脉导管前端修剪侧孔，此法既有利于充分引流、冲洗及心包腔内灌注药物治疗，又减少了引流孔完全堵塞的可能性；⑧警惕心搏骤停或室颤等并发症，如有发生必须立即行心脏复苏；⑨为防止引流管滑脱，应加强引流管的固定，必要时考虑缝线。

3. Seldinger 技术置管引流

彩色心脏超声诊断仪定位，确定穿刺点、测量皮肤到心包腔的距离。中心静脉导管包一个（单腔中心静脉导管 16 G × 20 cm，“Y”形穿刺针 18 G × 6.5 cm，扩张管）。床旁行心电及氧饱和度监测，并准备好抢救措施。患者取坐位或半卧位，以心尖或剑突旁左侧肋弓处为穿刺点，常规消毒、铺巾，2% 利多卡因局部麻醉，用 Seldinger 技术行心包穿刺置管（将“Y”形穿刺针与配套注射器相接，抽取少量生理盐水，保持负压于穿刺点缓慢进针，当负压感突然消失并见心包液涌入注射器时即停止进针。若是血性液体，须与穿刺损伤血管等相鉴别。然后将“J”形导丝经穿刺针缓慢送入心包腔 8 ~ 10 cm，退出穿刺针，保留导入钢丝，用扩张鞘扩张皮下组织，置入中心静脉导管 10 ~ 13 cm，退出钢丝）。置管成功后连接三通管及一次性引流袋，调整好导管长度后用大透明敷贴固定好穿刺点及导管位置。打开导管及三通管上的开关缓慢进行心包积液引流。第 1 小时内引流量不超过 200 mL，夹管观察 2 ~ 3 小时后再开放三通管间断引流或缓慢持续引流，全日总引流量控制在 500 mL 内，以后每日引流 1 ~ 2 次，每日更换引流袋 1 次。定期消毒穿刺点，更换大透明敷贴。待无心包积液引出时夹管留置 72 小时，复查超声心动图提示心包腔积液消失可拔除导管。首次穿刺者常规行心包积液常规、生化、脱落细胞、CEA、抗酸染色等检查，对需多次化验的应多次留标本。

该方法的优点集中体现在：①操作方便、快捷、安全可靠、有效、创伤及痛苦小、并发症少，减少了患者医疗费用。②集诊断、急救、治疗为一体，患者接受一次心包穿刺即可完成引流装置的建立和病理标本及细胞学标本的收集；易控制引流速度，引流彻底，可连续抽液和心包腔内给药。③导管内注药全身不良反应小，尤其适合于癌性心包积液的姑息性治疗，延长生命，减少患者痛苦。④因导管相对细小、可塑性好，对胸壁、心包膜及心肌损伤小，在体表容易固定，一次穿刺成功可在较长时间内保留，开闭方便，携带方便，不妨碍患者活动。⑤此法适用于各种性质的心包积液及胸腔积液的引流。

4. 介入治疗疗效评价

疗效评定标准。按照心包积液疗效标准，自拔管当天起，1 个月复查 B 超进行评定，评定结果分为 4 种情况。①完全缓解（CR）：临床症状及体征消失，心包积液完全吸收，并维持 4 周以上。②部分缓解（PR）：临床症状基本消失，心包积液部分吸收，减少超过 50% 并维持 4 周以上。③无效（NC）：症状缓解，但积液量减少不足 50% 或增加不超过 25%。④进展（PD）：症状无缓解，积液增加或死亡。

（米合日古丽·米吉提）

## 第二节 上腔静脉综合征

上腔静脉综合征（superior vena cava syndrome，SVCS）是由于多种原因引起上腔静脉完全或不完全阻塞，静脉回流受阻，出现引流区静脉扩张、局部水肿等症状和体征的一组综合征，为肿瘤常见的急症。最早是在 1757 年由 William Hunter 描述为梅毒性主动脉瘤的一种并发症。上腔静脉阻塞的最常见原因是胸腔内恶性肿瘤，以肺癌中的小细胞肺癌发生上腔静脉阻塞的较多见，其次是原发性纵隔肿瘤、淋巴瘤、转移癌，较少见的是慢性纵隔纤维素炎、纵隔结核病变等。最常见的症状为急性或亚急性呼吸困难和面颈部水肿，其次为躯干和上肢水肿，胸痛、咳嗽、咽下困难也可出现；发展为缺氧和颅内压增高，需要紧急处理。按上腔静脉综合征病原分为良性和恶性两大类，90% 以上由恶性肿瘤所致。需要指出的是一些非肿瘤性疾病，如梅毒性主动脉炎、主动脉瘤、结核性纵隔炎等，也可引起 SVCS，临床上应注意鉴别。

### 一、病因

导致上腔静脉综合征的原因很多，主要包括纵隔肿瘤、慢性纵隔炎症和上腔静脉血栓形成。肿瘤主要有肺癌、原发性纵隔肿瘤、淋巴瘤及转移性肿瘤等。

20 世纪的前半期，上腔静脉综合征大多由良性纵隔疾病所引起，梅毒性动脉瘤几乎占一半。现在，90% 以上的上腔静脉综合征是由恶性疾病所致。20 世纪后半期，肺癌已成为上腔静脉综合征的最常见病因，占上腔静脉综合征病例的 3% ~ 10%，尤以小细胞癌最为常见，淋巴瘤次之，其他恶性肿瘤，如恶性胸腺瘤、精原细胞瘤、转移性肝癌、白血病、恶性心脏肿瘤等也能引起上腔静脉综合征。

良性疾病所致的上腔静脉综合征占5%。最常见的良性疾病是胸骨后甲状腺肿和纤维性纵隔炎。过去20年，上腔静脉介入性诊断和治疗普遍开展，导管或导线大量使用，如Swan-Gans导管、心导管、心内膜电极、肠外营养导管等，出现了一些并发症，包括上腔静脉综合征。近年来，因心脏直视术后和心脏移植术后发生的上腔静脉综合征也有报道。

## 二、病理生理

由于上腔静脉阻塞，机体可出现以下方面的表现：①上腔静脉支配的区域及脏器组织淤血、水肿和缺氧；②侧支循环形成并开放，其方向是血液绕过阻塞的静脉，经奇静脉、胸内静脉、胸外侧静脉或椎静脉等回至上下腔静脉，再回至右心房（图4-1）。

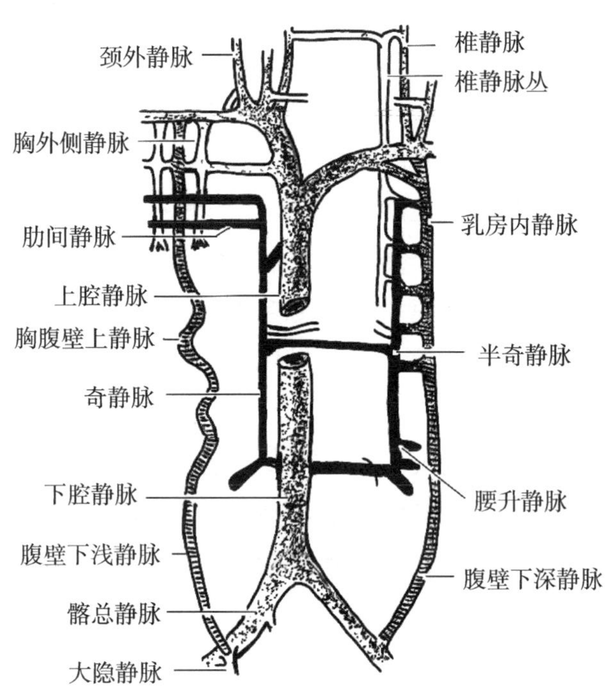


图4-1　上、下腔静脉间侧支循环

上腔静脉位于中纵隔，起自左、右无名静脉汇合部，止于右心房，长6～8 cm，近心端2 cm位于心包腔内，在心包反折部位是上腔静脉相对固定点。奇静脉恰好在心包反折上方从后侧壁进入上腔静脉，是一个非常重要的静脉侧支通道。上腔静脉周围有气管、右侧支气管、主动脉、肺动脉以及肺门和气管旁淋巴结。上腔静脉因壁薄、腔内血流压力低而容易被压迫。胸腺和胸骨后甲状腺正好位于上腔静脉的前方，气管隆嵴、肺门和气管旁淋巴结分别位于上腔静脉的后、中和侧面，这些邻近上腔静脉的淋巴结引流右肺和左下肺。所以，胸腔内邻近上腔静脉的任何一种结构的病理变化均可压迫上腔静脉，病变也可直接蔓延和侵袭而导致上腔静脉梗阻。

当上腔静脉梗阻后，上腔静脉系统血流主要通过以下 4 条途径进入心脏。①奇静脉通路：由奇静脉、半奇静脉、腰升静脉及腰静脉等组成，沟通上、下腔静脉；一部分血液来自胸廓内静脉，另一部分来自椎旁静脉丛。当阻塞平面位于奇静脉开口以上的上腔静脉时，该通路是上腔静脉回流的重要途径。②椎旁静脉丛通路：由无名静脉、硬脊膜静脉窦、肋间静脉、腰静脉及骶髂静脉等引流至下腔静脉。当奇静脉阻塞时，此通路显得特别重要。③内乳静脉通路：内乳静脉、肋间静脉、腹壁上、下静脉等与髂外静脉沟通。④胸腹壁静脉通路：包括胸外侧静脉、胸腹壁静脉、腹壁下浅静脉、旋髂浅静脉等。此通路的静脉大多是表浅的，其曲张易被发现，有重要临床意义。尽管上、下腔静脉间存在上述侧支循环，使上腔静脉系统的血液可部分地回到心脏，但远远达不到上半身静脉回流的需要而出现症状。

上腔静脉梗阻可按其部位与奇静脉位置的关系分为：①奇静脉入口下梗阻；②奇静脉入口上梗阻；③奇静脉和上腔静脉梗阻。上腔静脉梗阻后，会有广泛的静脉侧支循环建立。胸壁的奇静脉系统是最重要的侧支循环。当上腔静脉梗阻位于奇静脉入口下方时，上半身静脉回流主要是通过奇静脉和半奇静脉到膈下的腰静脉进入下腔静脉。当梗阻位于奇静脉入口上方时，颈部静脉侧支循环建立，血液经奇静脉再进入梗阻下方的上腔静脉和右心房。当奇静脉入口处上腔静脉部位梗阻，上半身血液必须经过上下腔静脉之间的侧支循环进入下腔静脉，再回流到右心房。

上腔静脉梗阻后静脉侧支循环的建立与上腔静脉梗阻程度有关。部分或完全上腔静脉梗阻，而奇静脉 – 右心房路仍通畅时，只有少量的侧支循环建立；当上腔静脉完全梗阻奇静脉系统血流只能逆流到下腔静脉时，会有更多的颈部和其他部位的侧支循环建立。脑静脉减压可以通过单侧颈内静脉，因大脑左、右静脉通过中静脉窦相通。上、下矢状窦引流大脑半球的血液，进入上矢状窦并通过横窦和乙状窦与任何一侧颈内静脉相通。海绵状静脉窦同样自由地与两侧大脑以及大脑与两侧颈内静脉交通。所以任何一侧颈内静脉与右心房相通，可以足够地引流脑静脉血液，即可达到双侧减压的目的（图 4–2）。

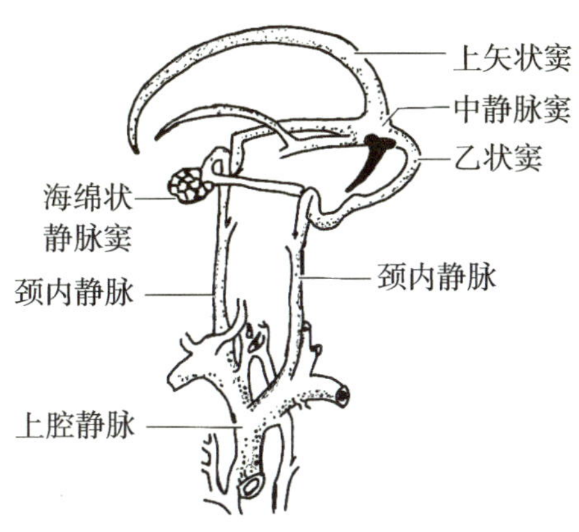


图 4-2　颅内静脉系统侧支循环

## 三、临床表现

典型表现有呼吸急促（63%）、上肢水肿（62%）、发绀（53%）、呼吸困难（51%）、胸痛（49%）、咳嗽（35%）。

上腔静脉综合征的症状和体征是由于头、颈、上肢的静脉回流受阻、静脉压升高引起的。临床表现的轻重随阻塞发生的速度、阻塞的程度以及上腔静脉阻塞部位与奇静脉之间的解剖关系而异。最常见的症状是面、颈、臂、上胸部肿胀，常伴有静脉曲张。眼常最先受累，主诉流泪、眼睑水肿、眼球突出。视网膜检查提示有视网膜水肿、静脉充血。如果奇静脉也受到阻塞，则这些症状和体征更明显。不久患者可出现头痛、头昏、耳鸣，向前低头时头部有胀裂感，面部发红或发绀。静脉高压可引起颈静脉和脑血管血栓形成，并由此引起一系列症状和体征。视网膜静脉血栓可以致盲。

由于大多数上腔静脉综合征是由肺癌引起的，故肺癌的症状也常见，如气管或右主支气管受压引起的刺激性咳嗽、呼吸困难，甚至窒息；膈神经、迷走神经和交感神经受侵犯导致的右膈麻痹、声音嘶哑、疼痛或 Horner 综合征等。

## 四、诊断

根据病史、临床表现、辅助检查，可做出诊断。诊断标准如下：①患者有头、颈部、上肢、前胸及背部上半身水肿、淤血或发绀，胸腹壁静脉曲张，血流方向向下。②患者可有气急，伴头沉、头胀，在平卧或弯腰时加重，站立后缓解。③静脉压上肢明显高于下肢。④ X 线检查除原发病表现外，可显示右上纵隔增宽。⑤上腔静脉造影可明确阻塞的部位、范围或侧支循环情况。

同时，伴喉返神经损伤，导致声带麻痹而出现声嘶（占 17%），伴交感神经链损伤而表现为 Horner 综合征。

## 五、辅助检查

1. 实验室检查

继发炎症，白细胞可升高。

2. 影像学检查

在病史和体格检查的基础上，一旦怀疑上腔静脉综合征，就应进一步明确阻塞的原因、阻塞的部位及阻塞的程度。后前位和侧位胸部 X 线检查有助于诊断。若右肺门有一肿块并右肺上叶阻塞性肺炎，则可能为支气管肺癌所致。恶性淋巴瘤或转移癌常有纵隔淋巴结肿大，胸部 X 线检查也可以清楚显示。

（1）CT 检查，特别是增强对比，不仅可以明确阻塞部位，而且可了解阻塞的确切机制，是外来压迫、腔内血栓形成还是肿瘤的直接浸润。二维超声图像和传统的断层片虽然对诊断有帮助，但已被高分辨率 CT 和磁共振成像所代替。当 CT 扫描仍有疑问或静脉阻塞的程度需要进一步明确时，可考虑静脉造影或核素扫描。

（2）胸部 X 线检查对非恶性的血栓阻塞或慢性纤维性纵隔炎的诊断没有多大帮助，应行静脉造影、静脉放射性核素扫描。

（3）痰细胞学检查、颈淋巴结活检、胸腔穿刺抽液检查及纤维支气管镜检查可帮助病理学诊断。

3. 病理学检查

经皮静脉内膜活检：纵隔镜和纵隔活检适用于大多数肺癌患者，但纵隔镜和纵隔活检这种检查是很危险的，因为扩张、薄壁、高压的纵隔静脉易受到损伤、出血，故应小心操作。

## 六、治疗

1. 病因治疗

良性疾病引起的上腔静脉阻塞，按病因做相应治疗，如为血栓形成，可应用抗凝剂及溶栓药物。恶性肿瘤所致者，可根据原发肿瘤的组织类型选择化学药物、放射治疗等。如小细胞肺癌并发 SVCS 时，可用卡铂和依托泊苷（VP-16）治疗，一般 1 周内症状可全部缓解。放射治疗适用于不完全性上腔静脉阻塞。

（1）恶性疾病：上腔静脉综合征的治疗取决于病因。恶性疾病引起的上腔静脉综合征，一旦病理学诊断明确，或即使没有病理学诊断但仍高度怀疑恶性疾病，就应开始内科治疗，如限盐、利尿、应用皮质激素减轻水肿等。

1）化疗：先采用氮芥（每次 10 mg）静脉推注或半身阻断治疗，使症状减轻、肿块缩小后再放疗，或已确诊为霍奇金淋巴瘤者选用 MOPP 或 ABVD 方案，非霍奇金淋巴瘤用 ABCOP 方案，小细胞肺癌用 VP-16+PDD 方案等化疗。

2）放疗：有些病例报道仍用放疗方法，一般开始用大剂量 2 ～ 4 次，每次 300 ～ 400 Gy。以后改为 150 ～ 200 Gy，总量为 3000 ～ 5000 Gy。放射剂量决定于恶性细胞类型。放射治疗适用于不完全性上腔静脉阻塞。

3）放疗 + 化疗联合：效果好，一般氮芥静脉冲注 2 ～ 3 天，每次 5 ～ 10 mg，1 ～ 3 次，接着局部放疗，再联合化疗方案化疗 4 ～ 6 周。

4）外科治疗：手术方式应根据病因、病变程度和范围加以选择。①根据手术入路可分为经胸手术和不经胸手术两种。经胸手术创伤大，破坏侧支循环较多，适用于年轻、体质好的患者。手术难度大，技术要求高，能耐受开胸手术者，手术效果相对好一些；不经胸手术创伤小，对胸部侧支破坏少，适用于胸腔内有严重感染者，或开胸手术失败，或难以承受开胸手术的患者。②根据手术方式的不同有上腔静脉旁肿瘤切除术、上腔静脉血栓摘除术、肿瘤切除 + 上腔静脉重建术以及血管旁路移植术等。

（2）良性疾病：良性疾病造成的上腔静脉综合征应考虑手术治疗。胸骨后甲状腺引起的上腔静脉阻塞应取颈部切口，因为其血供来源于颈部。一旦出现不能控制的出血，就需转换成胸骨正中切口。血管瘤也应手术治疗，升主动脉瘤及大的无名动脉瘤、迷走左锁骨下动脉瘤的切除要在体外循环下完成。特发性和细菌性血栓性静脉炎，或医源性上腔静脉阻塞在应用抗凝、抗生素、纤溶药物治疗后仍无好转，就应手术去除血栓及存留的导管、起搏导线等。经皮球囊血管扩张或血管内支架可用于治疗由瘢痕引起的上腔静脉狭窄或阻塞。

慢性纤维性纵隔炎一般不需要手术治疗，因为该病常具有自限性，而且由于它是缓慢隐匿性发病，常能建立起丰富的静脉侧支循环。侧支循环的路径有乳内静脉、奇静脉、侧胸壁静脉和椎静脉。通过它们，头、颈、上肢的静脉血液进入下腔静脉，最终回到右心房。手术会破坏这些侧支循环，故只有症状非常严重时才考虑旁路分流手术。

上腔静脉切除后重建上腔静脉的材料有自体静脉、自体管状心包、同种静脉或动脉以及人造血管。这些材料都有各自的优缺点。近几年，很多学者认为膨体聚四氟乙烯人造血管（简称 e-PTFE，商品名为 Gore-Tex）在重建上腔静脉时是最好的材料选择。这种人造血管的特点是：①使用前不需要消毒和预凝；②为惰性材料，生物反应轻，相容性好；③物理性能稳定；④人造血管带环，不会因为受压、局部纤维化等而形成狭窄；⑤血管有一缝合缘，与受者血管吻合非常方便，吻合口愈合良好，很少并发吻合口静脉瘤；⑥内壁十分光洁，不易形成血栓，远期通畅率高；⑦一旦有血栓形成，容易切开取出；⑧抗感染力强；⑨不易扩张、变形；⑩无致癌性。

2．介入治疗（支架治疗）

上腔静脉综合征发展迅速，严重者可出现呼吸困难甚至发生致命的脑水肿。一般放射治疗及化疗对于缓解恶性肿瘤所致的不完全性上腔静脉梗阻有一定疗效，但对于肿瘤复发及放疗后纤维化所致的阻塞则疗效不佳。随着介入放射学的进展，支架的出现为血管狭窄及闭塞性病变的治疗提供了全新的治疗方法。自张式血管支架放置在狭窄的腔静脉后，由于支架自身弹性产生持续的张力，使狭窄部位不断得到扩张，往往一周或数周后狭窄部位管径才能达到最佳状态。这种缓慢持续的张力减少了血管因突然扩张而破裂的危险，也减少了附壁血栓、瘤栓脱落引起肺梗死的危险。

（米合日古丽·米吉提）

# 第三节　深静脉血栓及肺栓塞

深静脉血栓（deep venous thrombosis，DVT），又称血栓性深静脉炎，是指深静脉系统血管管腔内由于各种原因形成血凝块并伴随炎症反应的疾病，属于下肢静脉回流障碍性疾病，是临床上常见的血管外科疾病。该病主要表现为患肢肿胀、疼痛，易造成肢体病残，血栓脱落可致肺栓塞，可危及生命。

静脉血栓形成主要发生于四肢静脉，周围静脉血栓脱落常导致肺栓塞。因此，肺组织是静脉血栓患者发生栓塞的主要脏器。少数情况下，肺静脉血栓脱落可引起脑栓塞，这是非常危险的并发症。

## 一、病因

血管壁损伤、血流缓慢和血液高凝状态是引起静脉血栓的 3 个主要因素。DVT 好发于下肢制动状态，多见于产后、盆腔术后、外伤、慢性病长期卧床以及因多种原因造成肢体活动受限的人群。主要病因有：①年龄。随年龄增大发病率逐步增高，80 岁人群的发病率是 30 岁人群的 30 余倍。②制动。临床上长期卧床的患者容易患 DVT，卧床 2 ~ 12 周者 DVT 的发病率为 79% ~ 94%。③静脉血栓史。研究发现复发的 DVT 患者血液常呈高凝状态。④恶性肿瘤。最主要的原因是恶性肿瘤释放促凝物质，提高血液凝血因子的活性；肿瘤的手术治疗及化疗也是导致 DVT 的重要因素；肺癌是最易引发 DVT 的一种恶性肿瘤，其他如泌尿生殖系统和胃肠道系统恶性肿瘤也容易并发 DVT。⑤手术。手术是 DVT 重要的易患因素，手术引发 DVT 的原因包括围术期的制动，术中和术后体内凝血、抗凝及溶栓系统的异常，以及静脉血管的损伤等。⑥创伤。创伤死亡的尸体解剖发现 62% ~ 65% 的死者有 DVT 发生；创伤可能导致下肢骨折、脊髓损伤、静脉血管损伤及需要手术治疗等，使创伤患者容易发生 DVT；机体创伤后血液处于高凝状态，也促使血栓形成。⑦原发性血液高凝状态。常见于有基因突变或遗传性抗凝物质缺陷的患者。在所有 DVT 患者中，有 5% ~ 10% 是由原发性血液高凝状态引起的。⑧产后。产后 DVT 的发生与血液呈高凝状态密切相关。⑨口服避孕药。可能与凝血因子Ⅴ变异有关，使凝血因子Ⅴ降低了 C 蛋白的抗凝作用；雌激素有升高血液黏滞度、提高血液纤维蛋白原、血浆凝血因子Ⅶ和Ⅹ的浓度、增加血小板的黏附性和聚集的作用，因此容易形成血栓。⑩血型。A 型血的人最容易患 DVT，O 型血的人患 DVT 的风险最小。⑪人种。DVT 在欧洲的发病率较亚洲高得多，生活习惯及饮食结构可能影响 DVT 的发生，调查发现美洲黑种人 DVT 的发病率较同一种族的非洲黑种人要高。⑫中心静脉插管。导管的口径、静脉穿刺次数、放置时间及所灌注的药物均会影响 DVT 的发生。⑬肠炎。⑭系统性红斑狼疮。系统性红斑狼疮患者常合并动静脉血栓形成、反复流产、血小板减少症及神经系统疾病等。⑮肥胖。下肢静脉曲张及心功能不全等是否是 DVT 的易患因素目前尚有争论。以上易患因素中，绝大部分是血液成分改变，呈高凝状态，导致下肢深静脉血栓形成，因此血液高凝状态是 DVT 形成的决定因素。

## 二、发病机制

经典的 Virchow 理论认为：血管壁损伤、血流缓慢和血液成分改变（高凝状态）是引起静脉血栓的 3 个主要因素。目前，分子水平的研究成果对这一理论有了新的认识。静脉正常的内皮细胞能分泌一系列抗凝物质，如前列腺素 $I_2$（$PGI_2$，前列腺环素）、抗凝血酶辅助因子、血栓调节素和组织型纤溶酶原活化剂（t-PA）等。但在某些情况下，静脉内皮层可从抗凝状态转化为前凝血状态，内皮细胞产生组织因子、Von Wille brand 因子和纤维连接蛋白等，内皮层通透性增加，并可见到白细胞黏附于内皮细胞表面，而内皮细胞原有的抗凝功能受到抑制。炎性细胞对血栓形成起着触发和增强作用，其分泌的白介素 -1（IL-1）和肿瘤坏死因子（TNF）能促使纤维蛋白原沉积，并抑制纤溶；TNF 可抑制内皮细胞血栓调节素的表达，使内皮细胞从抗凝状态转化为前凝血状态。

许多静脉血栓起源于血流缓慢的部位，如小腿腓肠肌静脉丛、静脉瓣袋等。临床上发现肢体制动或长期卧床的患者容易形成静脉血栓，提示血流缓慢是血栓形成的因素之一。与脉冲型血流相比，静态的流线型血流容易在静脉瓣袋底部造成严重的低氧状态，缺氧使内皮细胞吸引白细胞黏附并释放细胞因子，继而损伤静脉内皮层。血流淤滞造成活化的凝血因子积聚，并不断消耗抗凝物质，凝血 - 抗凝平衡被打破，从而导致静脉血栓形成。因此血流淤滞是血栓形成的又一因素。

血液中活化的凝血因子在血栓形成过程中起着重要的作用，被激活的凝血因子沿内源性和外源性凝血途径激活凝血酶原，使纤维蛋白原转化为纤维蛋白，最终形成血栓。如没有活化的凝血因子，即使存在血流淤滞和血管损伤，血栓仍不会形成。同样，单有活化的凝血因子也无法形成血栓，活化的凝血因子很快会被机体清除。因此静脉血栓是在多因素作用下形成的，而血液成分的改变是血栓形成的最重要因素。体内凝血 - 抗凝 - 纤溶 3 个系统在正常情况下处于平衡状态，任何使凝血功能增强、抗凝 - 纤溶作用抑制的因素都将促使血栓形成。

## 三、病理

1. 静脉血栓分型

静脉血栓分为 3 种类型：白血栓、红血栓和混合血栓。白血栓主要由纤维蛋白、血小板和白细胞等组成，只含少量红细胞。红血栓主要由大量红细胞、纤维蛋白组成，含少量血小板和白细胞。白血栓和红血栓常混合在一起，形成混合血栓。静脉血栓刚形成时为白血栓，组成血栓头，其继发衍生的体部及尾部则主要为红血栓。

静脉血栓一旦形成，即处于不断的演变过程中。一方面由于静脉血栓使静脉管腔狭窄或闭塞，静脉血栓表面不断形成新的血栓，分别向近心端和远心端衍生，近心端血栓在早期与静脉管壁之间无粘连，血栓漂浮于管腔中，容易脱落，造成肺栓塞，后期成纤维细胞、芽状毛细血管侵入血栓，血栓机化后与管壁形成紧密粘连。另一方面，静脉血栓形成的早期，受累静脉表面的内皮细胞分泌溶栓物质，溶解血栓。同时，白细胞尤其是单核细胞侵入血栓，激活尿激酶型纤溶酶原活化剂（u-PA）和组织型纤溶酶原活化剂（t-PA），增强溶栓活性，使静脉血栓内形成许多裂隙。溶栓作用及血栓内纤维收缩、碎裂，使得裂隙不断扩大，新生的内皮细胞逐渐移行生长于裂隙表面，最终可使大多数被堵塞的静脉再通。这种再通静脉的瓣膜常被破坏，有一部分管腔内残留纤维粘连。静脉再通过程长短不一，一般需要 0.5 ~ 10 年。下肢髂股静脉血栓以左侧多见，为右侧的 2 ~ 3 倍，可能与左髂静脉行径较长，右髂动脉跨越其上，使左髂静脉受到不同程度的压迫有关。

下肢静脉血栓，尤其是主干静脉血栓形成后，患侧肢体血液回流受阻。在急性期，血液无法通过主干静脉回流，使静脉内压力迅速增高，血液中的水分通过毛细血管渗入组织中，造成组织肿胀。同时，静脉压增高，迫使侧支静脉扩张、开放，淤积的血液通过侧支静脉回流，使肿胀逐渐消退。

2. 病理分类

（1）根据栓塞血管部位划分：下肢 DVT 有 3 种类型，即周围型、中心型和混合型。

①周围型：也称小腿肌肉静脉丛血栓形成。血栓形成后，因血栓局限，多数症状较轻。经治疗多数可消融或机化，也可自溶。少数未治疗或治疗不当，可向大腿扩展而成为混合型。小栓子脱落可引起轻度肺动脉栓塞，临床上常被忽视。主要表现为小腿疼痛和轻度肿胀，活动受限。症状与血栓形成时间一致。主要体征为足背屈时牵拉腓肠肌引起疼痛（Homans 征阳性）及腓肠肌压痛（Neuhof 征阳性）。

②中央型：也称髂股静脉血栓形成。左侧多见，表现为臀部以下肿胀，下肢、腹股沟及患侧腹壁浅静脉怒张，皮肤温度升高，深静脉走向压痛。血栓可向上延伸至下腔静脉，向下可累及整个下肢深静脉，成为混合型。血栓脱落可导致肺动脉栓塞，威胁患者生命。

③混合型：也称全下肢深静脉和肌肉静脉丛血栓形成。可以由周围型扩展而来，开始症状较轻，未引起注意，以后肿胀平面逐渐上升，直至全下肢水肿才被发现。因此，出现临床表现与血栓形成的时间不一致。也可以由中央型向下扩展所致，其临床表现不易与中央型鉴别。

（2）根据累及范围划分：根据栓塞累及的血管范围，下肢深静脉栓塞分为全肢型和局段型。

①全肢型：病变累及整个下肢深静脉主干。依再通程度不同又分为 3 型。Ⅰ型，深静脉主干完全闭塞。Ⅱ型，深静脉主干部分再通，分为 2 个亚型：Ⅱ A，部分再通，以闭塞为主，仅表现为节段性再通；Ⅱ B，部分再通，以再通为主，深静脉已呈连续通道，但管径粗细不均，再通不完全。Ⅰ、Ⅱ型的血流动力学以深静脉血液回流障碍为主。Ⅲ型，深静脉主干完全再通，但瓣膜悉遭破坏，管壁外形僵直，或者扩张迂曲，其血流动力学已由回流障碍转为血液倒流。

②局段型：病变只限于部分静脉主干，如髂静脉、髂－股静脉、股浅静脉、股－腘静脉、腘静脉、胫腓干静脉、腓肠肌静脉丛或小腿深静脉血栓后遗症等。

## 四、临床表现

典型临床表现往往是单侧下肢（左下肢多见）出现肿胀、疼痛。但是血栓形成早期可以没有明显症状，这是静脉血栓容易被忽略的原因之一。在临床上，只有10% ～ 17% 的 DVT 患者有明显的症状，包括下肢肿胀、局部深处触痛和足背屈性疼痛。DVT 发展最严重的临床特征和体征即肺栓塞，死亡率为 9% ～ 50%，绝大多数死亡病例发生在几分钟到几小时内。

1．患肢肿胀

这是下肢静脉血栓形成后最常见的症状。患肢组织张力高，呈非凹陷性水肿；皮色泛红，皮温较健侧高；肿胀严重时，皮肤可出现水疱。随血栓部位的不同，肿胀部位也有差异。髂－股静脉血栓形成的患者，整个患侧肢体肿胀明显；而小腿静脉丛血栓形成的患者，肿胀仅局限在小腿；下腔静脉血栓形成的患者，两下肢均出现肿胀。血栓如起始于髂－股静脉，则早期即出现大腿肿胀。如起于小腿静脉丛，逐渐延伸至髂－股静脉，则先出现小腿肿胀，再累及大腿。肿胀大多在起病后第 2 ～ 3 天最重，之后逐渐消退。消退时先表现为组织张力减弱，再表现为患肢周径逐步缩小，但很难转为正常，除非血栓早期被完全清除。血栓形成后期，虽然部分静脉已再通，但由于静脉瓣膜功能已被破坏，患肢静脉压仍较高，其表现类似于原发性下肢瓣膜功能不全。

2．疼痛和压痛

疼痛的原因主要有两方面：①血栓在静脉内引起炎症反应，使患肢局部产生持续性疼痛。②血栓堵塞静脉，使下肢静脉回流受阻，患侧肢体胀痛，直立时疼痛加重。压痛主要局限在静脉血栓产生炎症反应的部位，如股静脉行径或小腿处。小腿腓肠肌压痛又称 Homans 征阳性。由于挤压小腿有使血栓脱落的危险，故检查时用力不宜过大。

3．浅静脉曲张

浅静脉曲张属于代偿性反应，当主干静脉堵塞后，下肢静脉血通过浅静脉回流，浅静脉代偿性扩张。因此浅静脉曲张在急性期一般不明显，是下肢静脉血栓后遗症的一个表现。

4. 股青肿

下肢 DVT 广泛累及肌肉内静脉丛时，由于髂股静脉及其侧支全部被血栓阻塞，组织张力极度增大，致使下肢动脉痉挛，肢体缺血甚至坏死。临床上表现为疼痛剧烈，患肢皮肤发亮，伴有水疱或血疱，皮色呈青紫色，称为疼痛性股青肿。常伴有动脉痉挛，下肢动脉搏动减弱或消失，皮温降低，进而发生严重循环障碍。患者全身反应强烈，伴有高热、精神萎靡，易出现休克表现及下肢湿性坏疽。

5. 股白肿

当下肢深静脉急性栓塞时，下肢水肿在数小时内达到最高程度，肿胀呈凹陷性及高张力，阻塞主要发生在股静脉系统内。当合并感染时，刺激动脉持续痉挛，可见全肢体的肿胀、皮肤苍白及皮下网状的小静脉扩张，称为疼痛性股白肿。

股青肿和股白肿较少见，是一种紧急状况，须紧急手术取栓，方能挽救患肢。

## 五、治疗

少数下肢深静脉血栓形成能导致致命性的肺栓塞，因此治疗应包括下肢静脉血栓本身以及预防肺栓塞的发生。急性期治疗方法主要有手术治疗和非手术治疗两种，两种方法各有特点，何种方法更优目前尚有争论。慢性期治疗方法有药物治疗、手术治疗和压迫治疗。

### （一）急性期治疗

1. 一般处理

下肢深静脉一旦血栓形成，患者应卧床休息，减少因走动使血栓脱落而发生肺栓塞的机会，切忌按摩挤压肿胀的下肢。患肢抬高使之超过心脏平面，有利于血液回流，促使肿胀消退。卧床时间一般在 2 周左右，2 周后，穿阶梯压差性弹力袜或用弹力绷带包扎患肢，可加快组织消肿，减轻症状。

2. 抗凝治疗

抗凝治疗是下肢静脉血栓治疗中应用最早且最广泛的方法，抗凝本身并不能使已形成的血栓溶解，但它能抑制血栓的蔓延，配合机体自身的纤溶系统溶解血栓，从而达到治疗的目的，同时它能有效地减少肺栓塞的发生，在肺栓塞防治中有着举足轻重的作用。其他手术或非手术治疗方法一般均应同时使用抗凝治疗作为辅助。抗凝治疗的时间可贯穿整个病程，一般需 1 ~ 2 个月，部分患者可长达半年乃至 1 年，有的甚至需终身抗凝。但下列情况禁用抗凝治疗：消化道溃疡者，肝肾功能严重不全者，近期发生脑出血者，流产后、先天性凝血因子缺乏者等。

（1）肝素：是最常用的抗凝药物，其抗凝作用主要是通过增加抗凝血酶Ⅲ（AT Ⅲ）的活性，抑制血栓形成。肝素起效快，半衰期短，在体内作用稳定。肝素水溶剂规格主要为 12 500 U/ 支，相当于 100 mg。给药途径有静脉注射和皮下深脂肪层注射两种。肌内注射易发生注射部位血肿，不宜采用。皮下深脂肪层注射方法较简单，但体内肝素浓度不易精确控制，注射部位一般选择腹壁皮下。静脉注射方法利用微量泵持续静脉给药，此法肝素作用快，剂量容易控制，体内肝素浓度较稳定，容易调节，是较理想的给药方法。具体方法是先静脉一次性注射肝素 50 mg（即 6250 U），使肝素体内浓度快速达到峰值，然后将肝素稀释液（肝素 200 mg，即 25 000 U 溶于 5% 葡萄糖盐水 500 mL）以 30 mL/h 静脉持续滴注。但有下列情况时肝素用量应减小至 20 mL/h：2 周内做过手术者；2 周内有脑卒中者；血小板计数 $< 100 \times 10^9$/L；有出血倾向者。

肝素的剂量个体差异很大，因此需根据实验室监测，随时调节肝素的用量。目前最常用的肝素监测指标是部分凝血活酶时间（APTT），用药期间 APTT 控制在正常对照的 1.5 倍或正常值的上限。APTT 首次检测是在肝素 6250 U 静脉注射后，以后每 4 ~ 6 小时检测 1 次，待稳定后可每 12 小时检测 1 次。

肝素的常见副作用包括：①出血。用药期间出现皮下瘀点、瘀斑应引起重视；如出现血尿、消化道出血，则应减少或停止用药；出血量大时，可用鱼精蛋白按 1 ∶ 1 的比例静脉注射，对抗肝素的抗凝作用。②血小板减少症。可能与肝素引起的体内自身免疫反应有关，发生率为 1% ~ 2%。表现为血小板计数减少，严重时出现动脉、静脉内广泛性血栓形成，致使患者死亡或残疾，应引起临床高度重视。用肝素期间应注意检测血小板计数，如在用药时出现血栓蔓延或有新的血栓出现，应考虑此并发症，并立即停药，改用水蛭素或选择性抗凝血酶药阿加曲班（argatroban）。③骨质疏松症。当长期使用肝素时，可能会引起骨质疏松，甚至导致椎体或长骨骨折。

（2）低分子量肝素：低分子量肝素较肝素有很多优越性，由于它主要针对Ⅹa 因子，因此低分子量肝素在抗凝的同时，出血的危险性大大降低。其良好的组织吸收性、长半衰期，使用药方法变得简单，用药次数也较肝素减少。市场上销售的低分子量肝素有几种，各种产品的成分和剂量各不相同，不能一概而论。其共同点是以皮下注射为主，下肢深静脉血栓形成时，每 12 小时注射 1 次。

使用低分子量肝素一般无须实验室监测，但与肝素一样，低分子量肝素也能引起血小板减少症，虽然其发生率较肝素低，但检测血小板计数有助于早期发现此并发症。由于低分子量肝素的使用较肝素安全，因此目前其在临床上应用越来越多，并有逐渐替代肝素的趋势。

（3）华法林：华法林作为口服抗凝药在临床上已得到长期应用，成为门诊抗凝治疗的首选药物。华法林在体内起效慢，一般在服药 2 ~ 3 天后开始起效，因此临床上常同时将它与肝素或低分子量肝素一起使用，待华法林达到治疗作用时，停用肝素或低分子量肝素。使用方法：首日 7.5 mg 口服 1 次，第 2 天改为 5 mg 口服 1 次，第 3 天 2.5 mg 口服 1 次，此剂量根据凝血酶原时间（PT）调整。一般开始每周检测 PT 2 次，将 INR 值控制在 2 ~ 3，后改为每周检测 1 次，逐步过渡到每月检测 1 次。下肢深静脉血栓患者华法林的用药时间一般至少 2 个月，如曾有肺栓塞史，华法林用药时间可延长至 1 年。

3. 溶栓治疗

溶栓治疗是利用溶栓药物激活体内纤溶酶原，使之变成有活性的纤溶酶，促进血栓的溶解，达到清除新鲜血栓的目的。

溶栓治疗主要有两种，即全身治疗和局部治疗。全身治疗是将溶栓药物注入静脉后随血液流遍全身，溶解血栓；而局部治疗是通过插管将溶栓药物注入血管后在某一区域内溶栓。由于下肢静脉血栓形成后，侧支循环很容易建立，溶栓药物不容易在局部浓聚，因此在静脉阻塞的远端灌注溶栓药物不如插管至血栓内溶栓效果好。静脉内有瓣膜阻挡，从健侧插管有时很难到达血栓，一般从患侧股静脉穿刺顺行插管至血栓内持续灌注溶栓药物。目前临床大多采用全身治疗。

溶栓治疗主要针对新鲜血栓，发病后越早使用效果越好。对于病程 3 天以上的患者，溶栓效果将有所减弱。临床上观察到一些病程超过 3 天的患者，接受尿激酶治疗以后，肢体肿胀也迅速消退，可能的机制是尿激酶溶解了近端和远端继发的新鲜血栓，从而促使侧支循环产生，使肢体肿胀消退，但原发血栓往往不能被全部溶解。即使是 3 天以内的患者，由于血栓的范围较大且就诊时距血栓形成大部分已超过 24 小时，因此应用溶栓疗法，也只能溶解继发的新鲜血栓部分，一般较难全部溶解原发血栓。只有极少数非常早期的病例，血栓可能全部溶解。

溶栓治疗最常见的副作用是出血，发生率为 12% ~ 45%。出血与用药剂量、用药方式和用药时间有关。剂量越大、用药时间越长，出血的危险性越大，全身用药比局部用药出血的危险性大。皮肤浅表出血较容易控制，但机体深部出血尤其是颅内出血危险性很大，因此当有出血表现时应停用溶栓治疗，必要时输注新鲜血浆以补充凝血因子。溶栓治疗中肺栓塞的发生概率有所增加，放置下腔静脉滤网可能是较好的预防方法。

溶栓治疗期间应避免任何对血管有损伤的操作，对有下列情况的患者应禁用溶栓治疗：①体内有活动性出血者；② 2 个月内有过脑卒中或颅内有病灶者；③ 2 周内有过大手术、器官活检术或较大创伤者；④围产期妇女；⑤有消化道溃疡或有消化道出血史者（不包括痔疮）；⑥严重肝肾功能不全者；⑦未得到控制的高血压患者；⑧左心有附壁血栓的患者；⑨亚急性心内膜炎患者等。对怀孕期妇女、房颤患者、近期施行过心肺复苏者、糖尿病视网膜病变患者、近期接受过小手术以及有轻度肝肾功能不全患者应慎用溶栓治疗。

溶栓治疗期间应注意实验室检测，常用的检测包括血细胞比容、血小板计数、凝血酶时间（TT）、部分凝血活酶时间（APTT）、纤维蛋白原、纤维蛋白降解产物测定等。在准备溶栓治疗时，停止抗凝治疗，并测定上述实验室指标，溶栓治疗开始后每隔 3 ~ 4 小时重复检测。TT 或 APTT 控制在正常对照的 2 倍左右，纤维蛋白原浓度不应＜ 1 g/L（100 mg/dL）。如果血细胞比容下降，应考虑有隐匿的消化道出血。另外还应注意观察患者的神志变化，及早发现颅内出血。在溶栓治疗结束后不宜马上进行抗凝治疗，一般需 2 ~ 3 小时后进行，如用肝素则不用首剂冲击剂量。

常用的溶栓药物有以下几种：

（1）链激酶（SK）：链激酶是由 β – 溶血性链球菌产生的，最早于 1933 年由 Tillett 和 Garner 发现具有溶栓作用。它在体内先与纤溶酶原按 1 ∶ 1 化学计量比组成链激酶 – 纤溶酶原复合物，然后激活纤溶酶原使之成为具有溶栓活性的纤溶酶，链激酶 – 纤溶酶原复合物逐渐转化为链激酶 – 纤溶酶复合物，该复合物同样具有激活纤溶酶原的作用。由于链激酶对血栓中的纤溶酶原与循环血液中的纤溶酶原无选择性，因此当输入体内后有相当一部分与循环中的纤溶酶原形成复合物，从而增加了出血的危险性。

链激酶具有抗原性，部分患者可能发生变态反应，发生率为 1.7% ~ 18%。因此在使用链激酶前应做过敏试验。链激酶进入机体后，首先被链激酶抗体中和，剩余部分与循环中的纤溶酶原结合成有活性的复合物，将纤溶酶原激活成纤溶酶。纤溶酶再和多余的游离链激酶组成复合物，被循环中的抗纤维蛋白溶解酶中和一部分，余下的和血栓中的纤维蛋白结合，并将其分解，这一部分才真正起溶栓作用。链激酶 – 纤溶酶原复合物和链激酶 – 纤溶酶复合物的半衰期分别是 16 分钟和 83 分钟。

链激酶的使用方法是先将 25 万 U 链激酶在 30 分钟内缓慢静脉注射，然后再以 10 万 U/h 的速度维持。在用链激酶前除应做过敏试验外，静脉滴注 100 mg 氢化可的松有助于预防或减小变态反应。对近期有过溶血性链球菌感染或半年内用过链激酶的患者，不应使用链激酶。

（2）尿激酶（UK）：尿激酶可从尿中提取，或从培养的人胚胎干细胞中提取。与链激酶不同，尿激酶无须形成复合物，可直接激活纤溶酶原，溶解血栓。它对循环中的纤溶酶原及和纤维蛋白结合的纤溶酶原同样有效，因此也无选择性。尿激酶无抗原性，无须做过敏试验。其半衰期为 14 分钟。

近年尿激酶的使用方法是先用 10 分钟将每千克体重 4400 U 的尿激酶静脉注射，随后以 4400 U/（kg · h）的速度维持。如果插管介入溶栓，则在超声定位下穿刺患侧腘静脉，顺行将直端多侧孔灌注导管插入血栓，以 15 万 ~ 20 万 U/h 的速度灌注尿激酶，每 12 小时行 X 线造影，了解血栓溶解情况，并调整灌注导管的位置，直至血栓溶解。如用药 12 小时后检查血栓无溶解迹象，则应停药。

（3）组织型纤溶酶原激活物（t–PA）：人体很多组织均能产生 t–PA，t–PA 在无纤维蛋白存在的情况下，其酶活性很低；但当有纤维蛋白时，其活性明显增强，分解纤溶酶原使之成为纤溶酶，因此 t–PA 能选择性地作用于血栓内的纤溶酶原，其出血的危险性较上述两种溶栓药物小。而正因为这种选择性，当与纤维蛋白结合的纤溶酶原迅速减少后，t–PA 的溶栓作用明显减弱，因此与无选择性的溶栓药物相比，其溶栓能力相对较低。目前 t–PA 主要是用基因工程从黑色素瘤细胞中提取，称为重组 t–PA（rt–PA），在人体内的半衰期为 4 ~ 7 分钟。t–PA 的使用方法是每 2 小时静脉注射 40 ~ 50 mg，直至症状缓解。

（4）其他：目前临床上使用的主要是上述 3 种溶栓药物，另有一些药物尚处于试验之中，如酰化链激酶 – 纤溶酶原复合物、B 链纤溶酶 – 链激酶复合物、前尿激酶等，这些药物在半衰期及选择性方面均有改善。

### （二）常见并发症

1．肺栓塞

肺栓塞是指肺动脉或其分支被栓子阻塞所引起的一个病理过程，其诊断率低、误诊率和病死率高。文献报道，美国每年发生肺栓塞 65 万人，死于肺栓塞者达 24 万人；英国每年发生非致命肺栓塞 4 万人，因肺栓塞致死的住院患者 2 万人左右。有学者认为 80% ~ 90% 的肺栓塞栓子来源于下肢深静脉血栓，尤其是在溶栓治疗过程中栓子脱落的概率更高，大的栓子可导致患者在几分钟内死亡。有报道称髂股静脉血栓引起肺栓塞的死亡率为 20% ~ 30%。肺栓塞典型症状为呼吸困难、胸痛、咳嗽、咳血。三大体征为肺啰音、肺动脉瓣区第二心音亢进、奔马律。因此，临床上肺栓塞的预防比治疗更重要。目前临床上预防肺栓塞多采用腔静脉滤器置入。下腔静脉滤器是一种金属丝制成的器械，通过特殊的输送装置放入下腔静脉，以拦截血流中较大血栓，避免其随血流进入肺动脉，造成致死性肺栓塞。但放置滤器可发生滤器移位、阻塞、出血等并发症，且费用较高，故临床上要严格掌握其适应证。

以下情况可考虑效置滤器：① DVT 禁忌抗凝治疗或抗凝治疗有严重出血并发症。②抗凝治疗仍有肺栓塞者。③行动脉血栓摘除术或肺动脉血栓内膜剥脱术时。④首次肺栓塞后残留 DVT。⑤大面积髂股静脉血栓形成。

下腔静脉滤器置入途径应选择健侧；若双侧髂股静脉血栓，则应选择经右侧颈内静脉置入。

2．出血

溶栓治疗中最主要的并发症是出血，特别应警惕胃肠道出血和颅内出血。因此溶栓治疗前应检查血型、血红蛋白、血小板及凝血功能；药量的调整通常以凝血酶原时间（PT）和部分凝血酶原时间（APTT）维持在正常值的 2 ～ 2.5 倍为宜。溶栓过程及溶栓后应密切观察患者血管穿刺点、皮肤、牙龈等部位有无出血倾向，观察有无肉眼血尿及镜下血尿，有无腹痛、黑便等情况；如有穿刺点出血，可压迫止血。严重的大出血应终止溶栓，并输血或血浆进行对症治疗。对于出血性并发症应指导患者自我观察及预防，如牙龈出血、鼻腔出血、皮肤黏膜出血、出现黑便等。嘱患者不用硬、尖物剔牙、挖鼻孔及耳道，勿用力咳嗽以免引起咯血；选用软毛牙刷刷牙，动作轻柔，以免引起不必要的创伤；饮食宜清淡易消化，以免食物损伤消化道，多食富含纤维素的食物，以保持大便通畅。

3．血栓形成后综合征

血栓形成后综合征是最常见的并发症。在血栓的机化过程中静脉瓣膜遭受破坏，甚至出现消失或者黏附于管壁的情况，导致继发性深静脉瓣膜功能不全，即静脉血栓形成后综合征。血栓形成后综合征发生在下肢深静脉血栓形成后数月至数年，主要表现为下肢慢性水肿、疼痛、肌肉疲劳（静脉性跛行）、静脉曲张、色素沉着、皮下组织纤维变化，重者形成局部溃疡，影响患者生活质量。

**（米合日古丽・米吉提）**

# 第五章

# 肿瘤用药

## 第一节 细胞毒类抗肿瘤药

细胞毒类抗肿瘤药依据药物的来源和性质可分为6类，即烷化剂、抗代谢药物、抗肿瘤抗生素、植物碱类药物、铂类和其他未分类药物。以上分类方法不能代表药物的作用机制，来源相同的药物之间作用机制可能存在差异。

### 一、烷化剂

烷化剂作用于DNA，具有细胞毒性、致突变性及致癌性。所有药物都可以通过形成中间产物而产生烷基化。烷化剂通过烷化生物大分子的氨基、羧基、巯基或磷酸基来影响细胞的功能，重要的是核酸（DNA和RNA）和蛋白质也可被烷基化。DNA和RNA的N-7位嘌呤处是最易受到烷基化的位点，O-6鸟嘌呤被亚硝脲烷基化，鸟嘌呤的烷基化导致核苷酸序列的异常、信使RNA密码的错配、DNA交联双链不能复制、DNA双链断裂，以及遗传物质转录和翻译的其他损伤。烷化剂的主要作用方式是交联DNA双链，细胞毒性可能是由于损伤DNA模板，而不是失活DNA聚合酶或其他与合成DNA有关的酶，DNA链断裂也是细胞毒性作用的一个次要原因。烷化剂是细胞周期非特异性药物，一定剂量的药物可杀死固定比例的细胞。肿瘤耐药可能与细胞修复核酸损伤的能力有关，也可能与细胞通过结合谷胱甘肽使药物失活。

本类药物可分为氮芥类、亚硝脲类、乙烯亚胺类、甲烷磺酸酯类，主要药物有$HN_2$、苯丁酸氮芥、CTX、IFO、美法仑、TSPA、白消安、六甲蜜胺、卡莫司汀、尼莫司汀等。多数药物对恶性淋巴瘤、白血病、乳腺癌、卵巢癌有效；部分药物对消化道肿瘤、肺癌、睾丸癌、肉瘤有效；少数药物对甲状腺癌、鼻咽癌、膀胱癌、恶性黑色素瘤等有效；亚硝脲类对脑瘤及脑转移瘤有效。

使用注意事项：对本类药物过敏的患者、妊娠及哺乳期妇女禁用；有肝肾功能损害、骨髓抑制、感染的患者禁用或慎用；有骨髓转移、多程放化疗患者应适当减低剂量；尽量减少与其他烷化剂联合使用或同时接受放疗；$HN_2$ 可使血及尿中的尿酸增加，血浆胆碱酯酶浓度降低，应定期检测血清中尿酸的水平；有严重呕吐的患者应进行血生化（氯化物、钠、钾、钙）检测；CLB、BU 应慎用于有癫痫史、头部外伤或使用其他潜在致癫痫药物的患者；使用 CTX、IFO 时应鼓励患者多饮水，大剂量给药时应水化利尿，给予保护剂美司钠；BCNU、MeCCNU 可抑制身体免疫机制，使疫苗接种不能激发身体产生抗体，化疗结束后 3 个月内不宜接种活疫苗。

$HN_2$ 是双氯乙胺类烷化剂的代表，它是一种高度活泼的化合物，在中性或弱碱性条件下能迅速与多种有机物质的亲核基团相结合。$HN_2$ 最重要的反应是与鸟嘌呤第 7 位氮呈共价结合，产生 DNA 的双链内不同碱基的交叉联结。$G_1$ 期及 M 期细胞对 $HN_2$ 的细胞毒作用最为敏感，高剂量时对各期细胞和非增生细胞均有杀伤作用。由于 $HN_2$ 具有高效、速效的特点，尤其适用于纵隔压迫症状明显的恶性淋巴瘤患者。常见的不良反应为恶心、呕吐、骨髓抑制、脱发、耳鸣、听力丧失、眩晕及男性不育等。

CTX 是 $HN_2$ 与磷酸氨基结合而成的化合物，为前药，需要活化才能起作用。CTX 体外无活性，进入体内后经肝微粒体细胞色素 P450 氧化，裂环生成中间产物醛磷酰胺，在肿瘤细胞内分解出磷酰胺氮芥而发挥作用。CTX 抗瘤谱广，为目前临床广泛应用的烷化剂，对恶性淋巴瘤疗效显著，对多发性骨髓瘤、急性淋巴细胞白血病、肺癌、乳腺癌、卵巢癌、神经母细胞瘤和睾丸肿瘤等均有一定的疗效。常见的不良反应有骨髓抑制、恶心、呕吐、脱发等。大剂量 CTX 可引起出血性膀胱炎，可能与大量代谢物丙烯醛经泌尿道排泄有关，同时应用美司钠可预防其发生。

IFO 是 CTX 的异构体，与 CTX 的不同之处是有一个氯乙基接在环上的 N 原子上，这一差异使其溶解度增加，代谢活性增强。其生物作用类似 CTX，即其作用在于激活磷酸异唑环 C-4 上的羟基化，主要干扰 DNA 的合成。主要用于骨及软组织肉瘤、非小细胞肺癌、乳腺癌、头颈部癌、子宫颈癌、食管癌等肿瘤的治疗。不良反应中限制剂量提高的主要毒性为泌尿道刺激，如不给尿路保护剂，18% ~ 40% 的患者可出现血尿，所以一般必须配合应用尿路保护剂美斯纳使用，并给予适当水化；肾毒性主要表现为血肌酐升高，高剂量时甚至可导致肾小管坏死；其他不良反应有骨髓抑制、恶心、呕吐、脱发等。

TSPA 是乙烯亚胺类烷化剂的代表，抗恶性肿瘤的机制类似 $HN_2$，活性烷化基团为在体内产生的乙烯亚氨基。本药为细胞周期非特异性药物，抗瘤谱较广，主要用于治疗乳腺癌、卵巢癌、肝癌、黑色素瘤和膀胱癌等。不良反应为骨髓抑制，可引起白细胞和血小板减少。局部刺激性小，可做静脉注射、肌内注射、动脉内注射和腔内给药。

BU 又名马利兰，属甲烷磺酸酯类，在体内解离后起烷化作用。小剂量即可明显抑制粒细胞生成，可能与对粒细胞膜的通透性较强有关。对慢性粒细胞性白血病疗效显著，对慢性粒细胞白血病急变期无效。口服吸收良好，组织分布迅速，半衰期为 2 ~ 3 小时，绝大部分代谢成甲烷磺酸由尿排出。主要不良反应为消化道反应和骨髓抑制，久用可致闭经或睾丸萎缩。

BCNU 又名双氯乙亚硝脲、卡氮芥，为亚硝脲类烷化剂，虽然其结构上有一个氯乙氨基，但化学反应与 $HN_2$ 不同，进入体内后，先裂解为两个部分，分别发挥烷化作用及与蛋白质结合破坏某些酶的功能。本品属细胞周期非特异性药物，与一般烷化剂无完全的交叉耐药性。BCNU 具有高度脂溶性，并能透过血 – 脑屏障，主要用于原发或颅内转移脑瘤，对恶性淋巴瘤、骨髓瘤等有一定的疗效。主要不良反应有骨髓抑制、胃肠道反应及肺部毒性等。

## 二、抗代谢药物

抗代谢药物是模拟正常代谢物质，如叶酸、嘌呤碱、嘧啶碱等的化学结构所合成的类似物，与有关代谢物质发生特异性的拮抗作用，从而干扰核酸，尤其是 DNA 的生物合成，阻止肿瘤细胞的分裂繁殖。它们对细胞周期中的 S 期作用最强，是细胞周期特异性药物。当细胞增生速度较快时，抗代谢药物最为有效。这类药物的动力学具有非线性的量 – 效曲线特点，达到一定剂量之后，再增加剂量杀伤作用不再增加。由于新细胞不断进入细胞周期，药物的杀伤作用与细胞暴露于药物的时间成正比。主要有二氢叶酸还原酶抑制剂、胸苷酸合成酶抑制剂、嘌呤核苷合成酶抑制剂、核苷酸还原酶抑制剂、DNA 多聚酶抑制剂。

1. 二氢叶酸还原酶抑制剂

本类药物主要有 MTX、培美曲塞（pemetrexed）等。主要不良反应有骨髓抑制，皮肤系统、消化系统、泌尿系统、中枢神经系统反应等。MTX 主要用于治疗急性白血病，特别是急性淋巴细胞白血病、恶性葡萄胎、绒癌、乳腺癌、恶性淋巴瘤、头颈部癌、肺癌、成骨肉瘤等。培美曲塞可联合 DDP 用于治疗无法手术的恶性胸膜间皮瘤、非小细胞肺癌等。

注意事项：MTX 禁用于严重营养不良、肝肾功能不全、骨髓抑制、免疫缺陷者及孕妇；对于有感染、消化性溃疡、溃疡性结肠炎、体弱、年幼或高龄的患者应慎用；可能发生肺炎，特别是卡氏肺孢菌肺炎；大剂量 MTX 治疗仅能在有必需设备和人员的医院内使用，同时应采用“亚叶酸解救”；要密切监测肾功能和血清 MTX 水平以发现潜在的毒性，建议碱化尿液及增大尿量；培美曲塞禁用于对本品或对该药的其他成分有严重过敏史的患者，治疗前需预服皮质甾体和维生素等药物。

MTX 的化学结构与叶酸相似，对二氢叶酸还原酶具有强大而持久的抑制作用，它与该酶的结合力比叶酸大 106 倍，呈竞争性抑制作用。药物与酶结合后，使二氢叶酸（$FH_2$）不能变成四氢叶酸（$FH_4$），从而使 5，10- 甲酰四氢叶酸产生不足，使脱氧胸苷酸（dTMP）合成受阻，DNA 合成障碍。MTX 也可以阻止嘌呤核苷酸的合成，故能干扰蛋白质的合成。临床上用于治疗儿童急性白血病和绒癌，鞘内注射可用于中枢神经系统白血病的预防和症状的缓解。不良反应包括消化道反应如口腔炎、胃炎、腹泻、便血；骨髓抑制最为突出，可致白细胞、血小板减少，严重者可出现全血细胞下降；长期大剂量用药可致肝肾功能损害；妊娠早期应用可致畸胎、死胎。为减轻 MTX 的骨髓毒性，可在应用大剂量 MTX 一定时间后肌内注射甲酰四氢叶酸钙作为救援剂，以保护正常骨髓细胞。

培美曲塞为合成的新型多靶位抗叶酸类抗肿瘤药物，它和它的多聚谷氨酸盐能竞争性抑制多种酶，包括二氢叶酸还原酶、胸腺嘧啶核苷酸合成酶及甘氨酰胺核苷酸甲基转移酶等叶酸依赖性酶，造成叶酸代谢和核苷酸合成过程的异常，从而抑制肿瘤细胞的生长繁殖。用于治疗不宜手术的恶性胸膜间皮瘤、非小细胞肺癌，对蒽环类和紫杉类药物治疗失败的乳腺癌也有效，还可用于结直肠癌、胰腺癌、头颈部癌和膀胱癌的治疗。用药前需给予地塞米松，口服，每次 4 mg，每日 2 次，在培美曲塞给药的前 l 天、当天和之后 1 天（共 3 天），给予地塞米松可降低皮肤毒性的发生率和严重程度；叶酸，口服，每次 400 ~ 1000 μg，每日 1 次，从培美曲塞给药前 7 日起至化疗后的 3 周内给药；维生素 $B_{12}$，肌内注射，每次 1 mg，在培美曲塞给药前 7 天 1 次，以后可于培美曲塞用药同一天给药 1 次（即每 3 周期给药 1 次）。叶酸和维生素 $B_{12}$ 可减轻培美曲塞的胃肠道反应和骨髓抑制。不良反应有骨髓抑制（主要为中性粒细胞减少）、发热、感染、皮疹和脱屑，胃肠道反应有腹泻和恶心、呕吐，黏膜炎有口腔炎和咽炎等，若出现严重血液学毒性或神经系统不良反应，应及时停药并对症治疗。

2. 胸苷酸合成酶抑制剂

本类药物主要有5-FU、卡培他滨、替加氟、卡莫氟、替吉奥、去氧氟尿苷、氟尿苷等，主要用于治疗消化道肿瘤、乳腺癌。部分药物还可用于肺癌、子宫颈癌、卵巢癌、膀胱癌、皮肤癌及鼻咽癌的治疗。较大剂量5-FU可治疗绒癌。替吉奥主要用于治疗晚期胃癌。

注意事项：对本类药物过敏者、孕妇禁用；当伴发水痘或带状疱疹时，虚弱患者禁用5-FU；正接受抗病毒药索立夫定或其同型物（如溴夫定）治疗的患者禁用去氧氟尿苷、替吉奥和卡培他滨；卡培他滨禁用于已知二氢嘧啶脱氢酶（DPD）缺陷的患者；禁用于严重肝肾功能损伤的患者；高龄、骨髓功能低下、肝肾功能不全、营养不良者慎用；用药期间定期检查白细胞、血小板，若出现骨髓抑制，应酌情减量或停药；卡培他滨的心脏毒性与氟尿嘧啶类药物类似，包括心肌梗死、心绞痛、心律不齐、心脏停搏、心力衰竭和心电图改变；既往有冠状动脉疾病病史的患者心脏不良事件可能更常见；使用5-FU、卡莫氟时不宜饮酒或同用阿司匹林类药物，以减少消化道出血的可能；去氧氟尿苷使用时应注意感染症状、出血倾向的发生；去氧氟尿苷和卡培他滨可能会引起严重的肠炎与脱水；当发生严重的腹部疼痛、腹泻及其他症状时，立即停药并对症治疗；卡培他滨可引起高胆红素血症及手足综合征（手掌-足底感觉迟钝或化疗引起的肢端红斑）。

5-FU是尿嘧啶5位上的氢被氟取代的衍生物，5-FU在细胞内转变为5 F-dUMP，从而抑制脱氧胸苷酸合成酶，阻止脱氧尿苷酸（dUMP）甲基化转变为脱氧胸苷酸（dTMP），从而影响DNA的合成。此外，5-FU在体内可转化为氟尿嘧啶核苷，以伪代谢产物的形式掺入RNA中干扰蛋白质的合成，故对其他各期细胞也有作用。5-FU口服吸收不规则，需静脉给药，吸收后分布于全身体液，肝和肿瘤组织中浓度较高，主要在肝代谢灭活，变为$CO_2$和尿素，分别由呼气和尿排出，半衰期为10～20分钟。该药对消化系统癌（食管癌、胃癌、肠癌、胰腺癌、肝癌）和乳腺癌疗效较好，同时对子宫颈癌、卵巢癌、绒癌、膀胱癌、头颈部肿瘤也有一定疗效。对骨髓和消化道的毒性较大，出现血性腹泻应立即停药；可引起脱发、皮肤色素沉着；偶见肝肾功能损害。

卡培他滨是一种对肿瘤细胞有选择性活性的口服细胞毒类制剂，其本身无细胞毒性，但可转化为具有细胞毒性的5-FU，其结构通过肿瘤的相关性血管因子胸腺嘧啶磷酸化酶在肿瘤所在部位进行转化，从而最大限度地降低了5-FU对人体正常细胞的损害。主要不良反应包括腹泻、腹痛、恶心、呕吐、胃炎及手足综合征。近半数接受本品治疗者会诱发腹泻，对发生脱水的严重腹泻患者应严密监测并给予补液治疗；手足综合征的发生率也很高，但多为 1 ～ 2 级，3 级综合征者不多见，多数可以消失，但需要暂时停止用药或减少用量。

3. 嘌呤核苷合成酶抑制剂

本类药物主要有 6-MP、硫鸟嘌呤、巯嘌呤钠等，主要用于治疗绒癌、恶性葡萄胎、急性淋巴细胞白血病、非淋巴细胞白血病、慢性粒细胞白血病的急变期。

注意事项：骨髓抑制并出现明显的出血现象者，严重感染、肝肾功能损害、胆道疾病患者，有痛风病史、尿酸盐肾结石病史者，4 ～ 6 周内已接受过细胞毒性药物或放疗者慎用；老年性白血病确需服用本品时，则需加强支持疗法，并严密观察症状、体征及周围血常规等的动态改变，及时调整剂量，白血病时有大量白血病细胞破坏，在服用本品时则破坏更多，血液及尿中尿酸的浓度明显增高，严重者可产生尿酸性肾结石。

6-MP 是腺嘌呤 6 位上的 -NH 基团被 -SH 基团取代的衍生物，在体内先经过酶的催化变成硫代肌苷酸（TIMP）后，阻止肌苷酸转变为腺核苷酸及鸟核苷酸，干扰嘌呤代谢，阻碍核酸合成，对 S 期细胞作用最为显著，对 $G_1$ 期有延缓作用。肿瘤细胞对 6-MP 可产生耐药性，因耐药细胞中 6-MP 不易转变成硫代肌苷酸或产生后迅速降解。6-MP 起效慢，主要用于急性淋巴细胞白血病的维持治疗，大剂量对绒癌也有较好的疗效。不良反应常见骨髓抑制及消化道黏膜损害，少数患者可出现黄疸和肝功能损害。

4. 核苷酸还原酶抑制剂

本类药物主要有羟基脲、肌苷二醛、腺苷二醛等，主要用于治疗慢性粒细胞白血病、对白消安（BU）耐药的慢性粒细胞白血病、黑色素瘤、肾癌、头颈部癌、子宫颈鳞癌等。

注意事项：水痘、带状疱疹及各种严重感染者禁用；骨髓抑制为剂量限制性毒性，有胃肠道反应、致睾丸萎缩、致畸胎和引起药物热的报道；偶有中枢神经系统症状和脱发；用药期间避免接种各类疫苗；用药期间应适当增加液体的摄入量，以增加尿量及尿酸的排泄。

羟基脲能抑制核苷酸还原酶，阻止胞苷酸转变为脱氧胞苷酸，从而抑制 DNA 的合成，对 S 期细胞有选择性杀伤作用，属于周期特异性药物。由于它能使 $G_1/S$ 的过渡发生阻滞，使细胞集中于 $G_1$ 期，故可用作同步化药物，以增加化疗或放疗的敏感性。治疗慢性粒细胞白血病有显著疗效，对黑色素瘤有一定作用。主要不良反应为骨髓抑制，并有轻度消化道反应。肾功能不全者慎用；可致畸胎，故孕妇禁用。

5. DNA 多聚酶抑制剂

本类药物主要有 Ara-C、吉西他滨等。Ara-C 主要用于治疗急性非淋巴细胞白血病、急性淋巴细胞白血病、慢性髓细胞性白血病（急变期）、儿童非霍奇金淋巴瘤、鞘内应用预防和治疗脑膜白血病。GEM 主要用于治疗局部晚期或已转移的非小细胞肺癌、局部晚期或已转移的胰腺癌。

注意事项：对本类药物过敏者禁用。GEM 禁上与放疗同时应用。严重肾功能不全患者禁上联合使用 GEM 与 DDP。GEM 与 DDP 联合使用可抑制骨髓，需密切观察骨髓情况。可引起严重的血小板减少，有时需要输注血小板。阿糖胞苷综合征表现为发热、肌痛、骨痛、偶尔胸痛、斑丘疹、结膜炎和全身不适，通常发生于用药后 6 ~ 12 小时，可给予皮质甾体预防和治疗。Ara–C 可引起继发于肿瘤细胞快速分解的高尿酸血症。使用苯甲醇作为溶媒药物，禁止用于儿童肌内注射。鞘内应用和大剂量治疗时，不要使用含苯甲醇的稀释液。鞘内注射后最常见的不良反应是恶心、呕吐和发热。放疗的同时给予 1000 $mg/m^2$ 的 GEM 可导致严重的肺或食管病变。如果 GEM 与放疗连续给予，由于严重辐射敏化的可能性，GEM 化疗与放疗至少间隔 4 周，如果患者情况允许可缩短间隔时间。吉西他滨滴注时间延长和用药频率增加可增加其毒性。

Ara–C 在化学结构上是脱氧胞苷的类似物，在体内经脱氧胞苷激酶催化成二或三磷酸胞苷，进而抑制 DNA 多聚酶的活性而影响 DNA 的合成，也可掺入 DNA 中干扰其复制，使细胞死亡。与常用抗肿瘤药无交叉耐药性。临床上用于治疗成人急性粒细胞白血病或单核细胞白血病。有严重的骨髓抑制和胃肠道反应，静脉注射可致静脉炎，对肝功能有一定影响。

GEM 为核苷同系物，属细胞周期特异性抗肿瘤药。主要杀伤处于 S 期的细胞，同时也阻断细胞增生由 $G_1$ 期向 S 期过渡的进程，在细胞内由核苷激酶代谢成有活性的二磷酸核苷和三磷酸核苷，其细胞毒性源于这两种核苷抑制 DNA 合成的联合作用。主要用于非小细胞肺癌、胰腺癌、膀胱癌、乳腺癌及其他实体肿瘤。不良反应主要为骨髓抑制，表现为白细胞和血小板减少、贫血、消化道反应、肝肾功能损害及变态反应等。

## 三、抗肿瘤抗生素类药物

抗肿瘤抗生素通常来源于微生物，多为细胞周期非特异性药物，对低生长指数的慢性生长肿瘤尤为有效，通过多种机制来杀伤肿瘤细胞。本类药物主要有蒽环类、放线菌素类、丝裂霉素类、博来霉素类等。主要用于治疗头颈部肿瘤、消化道肿瘤、皮肤癌、肺癌、乳腺癌、子宫颈癌。此外，丝裂霉素 C（MMC）对膀胱肿瘤有效，博来霉素（BLM）对恶性淋巴瘤和神经胶质瘤有效，平阳霉素（PYM）对恶性淋巴瘤、阴茎癌、外阴癌有效。

注意事项：禁用于对本类药物有过敏史，有严重肺、肝、肾功能障碍，严重心脏疾病的患者；胸部及其周围接受放疗者、骨髓功能抑制者、合并感染患者、水痘患者禁用或慎用。MMC 有时会引起严重骨髓功能抑制，故应定期进行临床检验（血液检查、肝功能及肾功能检查等）。充分注意可能出现的感染、出血倾向。BLM 或 PYM 用药过程中出现咳嗽、咳痰、呼吸困难等肺炎样症状，同时胸部 X 线出现异常，应停止给药，进行血气分析、动脉氧分压、一氧化碳扩散度等相关检查，可给予甾体激素和适当的抗生素。对于肺功能较差、60 岁以上高龄患者 BLM 的总药量应控制在 150 mg 以下。PYM 给药后如患者出现发热现象，可给予退热药；对出现高热的患者，在以后的治疗中应减少剂量，缩短给药时间，并在给药前后给予解热药或抗过敏剂。

1. 蒽环类

本类药物主要有柔红霉素、米托蒽醌、ADM、EADM、吡柔比星等。骨髓抑制及心脏毒性是最重要的不良反应，某些患者甚至发生严重的骨髓再生障碍。主要用于治疗急性白血病、恶性淋巴瘤、肉瘤；ADM、EADM、吡柔比星（THP）还可用于治疗乳腺癌、肺癌、消化道肿瘤、头颈部恶性肿瘤、泌尿生殖系统肿瘤；柔红霉素（DNR）对神经母细胞瘤有效；EADM 对黑色素瘤、多发性骨髓瘤有效。

注意事项：禁用于严重器质性心脏病或心功能异常患者、对本类药物过敏者、妊娠及哺乳期妇女；严重感染患者不提倡使用；过去曾用过足量 DNR、EADM 及 ADM 者不能再用。EADM 总限量为 800 $mg/m^2$；心脏毒性可表现为心动过缓、室上性心动过速和心电图改变；心脏毒性与累积剂量相关，用药期间应严密监测心功能，以减少发生心力衰竭的危险；心力衰竭有可能在完全缓解期或停药几周后发生，在累积剂量很高时，心力衰竭可随时发生，而心电图预先无任何改变。DNR、EADM 可迅速溶解肿瘤细胞而致血中尿素和尿酸升高，必要时给予充足的液体和别嘌醇，以避免尿酸性肾病；骨髓抑制及消化道反应明显，脱发常见；应监测血常规及肝肾功能。本类药物漏出外周血管外可导致局部组织坏死。

ADM 为蒽环类抗生素，能嵌入 DNA 碱基对之间，并与 DNA 紧密结合，阻止 RNA 转录过程，抑制 RNA 合成，也能阻止 DNA 复制，属细胞周期非特异性药物，S 期细胞对它更为敏感。ADM 抗瘤谱广、疗效高，主要用于急性淋巴细胞白血病或粒细胞白血病、恶性淋巴瘤、乳腺癌、卵巢癌、小细胞肺癌、胃癌、肝癌及膀胱癌等。最严重的心脏毒性为心肌退行性病变和心肌间质水肿，心脏毒性的发生可能与 ADM 生成自由基有关，右雷佐生作为化学保护剂可预防心脏毒性的发生，使用总剂量不宜超过 450 ~ 550 mg/m$^2$，以避免发生严重的心脏毒性。此外，还有骨髓抑制、消化道反应、皮肤色素沉着及脱发等不良反应。

EADM 在结构上与 ADM 的区别是在氨基糖部分 4 位的羟基由顺式变成了反式，这种立体结构的细微变化导致其心脏及骨髓毒性明显降低。本品为橘红色粉末状结晶，可溶于水，在生理盐水中稳定。当 pH 为 7 时呈橘红色，其主要作用是直接嵌入 DNA 碱基对之间，干扰转录过程，阻止 mRNA 的形成。它既能抑制 DNA 的合成，也能抑制 RNA 的合成，所以对细胞周期的各个阶段均有作用，为细胞周期非特异性药物；对细胞膜和转运系统均有作用，但最主要的作用部位还是细胞核。EADM 主要用于乳腺癌、恶性淋巴瘤、软组织肉瘤、胃癌、卵巢癌等。其不良反应主要为消化道反应、骨髓抑制、脱发及心脏毒性，但都明显低于 ADM。ADM 的主要急性及剂量限制性不良反应表现为白细胞下降和轻度血小板下降，一般在给药后第 10 天降至最低点，第 21 天恢复正常。

THP 在结构上与 ADM 相似，是 ADM 的氨基糖部分第 4 位羟基上的一个异构体。THP 的主要作用机制为抑制 DNA 聚合酶 α 和 β，阻止核酸的合成，并对 $G_2$ 期有阻断作用，半衰期较短，静脉给药 15 分钟后能很快从血液进入肿瘤组织，给药后 48 小时经胆道排出 20%、经肾排出 9%，在肝组织中的药物浓度明显低于 ADM。THP 主要用于头颈癌、乳腺癌、泌尿生殖系统肿瘤、卵巢癌、子宫癌、恶性淋巴瘤和急性白血病等。不良反应主要是骨髓抑制、胃肠道反应、口腔黏膜炎和脱发，少部分患者有心电图改变。

2. 放线菌素类

本类药物通过影响细胞核酸转录而发挥抗肿瘤作用。主要有 ACTD 等。常见不良反应包括骨髓抑制、胃肠道反应等。ACTD 主要用于治疗霍奇金病（HD）、神经母细胞瘤、无转移的绒癌、睾丸癌、儿童肾母细胞瘤（Wilms 瘤）、尤因肉瘤、横纹肌肉瘤。阿克拉霉素主要用于治疗肺癌、乳腺癌、消化道癌。

注意事项：ACTD 禁用于有水痘病史者；有骨髓功能低下、出血倾向、痛风病史、肝功能损害、感染、尿酸盐性肾结石病史、近期接受过放疗或抗癌药物者慎用。ACTD 的剂量限制性毒性为骨髓抑制；胃肠道反应多见于每次剂量超过 500 μg 时，为急性剂量限制性毒性；当 ACTD 漏出血管外时，应立即用 1% 的普鲁卡因局部封闭，或用 50 ~ 100 mg 氢化可的松局部注射及冷湿敷。

ACTD 为多肽类抗恶性肿瘤抗生素，能嵌入 DNA 双螺旋中相邻的鸟嘌呤和胞嘧啶碱基之间，与 DNA 结合成复合体，阻碍 RNA 多聚酶的功能，阻止 RNA 特别是 mRNA 的合成，属细胞周期非特异性药物，但对 $G_1$ 期作用较强且可阻止 $G_1$ 期向 S 期的转变。抗瘤谱较窄，对恶性葡萄胎、绒癌、霍奇金淋巴瘤、肾母细胞瘤、骨肉瘤及神经母细胞瘤疗效较好。与放疗联合应用，可提高肿瘤对放疗的敏感性。消化道反应如恶心、呕吐、口腔炎等较常见；骨髓抑制先出现血小板减少，后出现全血细胞减少；少数患者可出现脱发、皮炎和畸胎等。

3. 丝裂霉素类

丝裂霉素类抗生素包括丝裂霉素 A、丝裂霉素 B 和丝裂霉素 C。目前，临床使用的主要是 MMC。

MMC 化学结构中有乙撑亚胺及氨甲酰酯基团，具有烷化作用。能与 DNA 的双链交叉联结，可抑制 DNA 复制，也能使部分 DNA 链断裂，属细胞周期非特异性药物。其抗瘤谱广，用于胃癌、肺癌、乳腺癌、慢性粒细胞白血病、恶性淋巴瘤等。不良反应主要为明显而持久的骨髓抑制，其次为消化道反应，偶有心、肝、肾毒性及间质性肺炎的发生，注射局部刺激性大。

4. 博来霉素类

博来霉素类药物主要有 BLM、PYM、匹来霉素、利莱霉素等，其主要作用机制为引起 DNA 链断裂。

BLM 为含多种糖肽的复合抗生素，主要成分为 A2。BLM 能与铜或铁离子络合，使氧分子转成氧自由基，从而使 DNA 单链断裂，阻止 DNA 的复制，干扰细胞分裂繁殖，属细胞周期非特异性药物，但对 $G_2$ 期细胞作用较强。主要用于鳞状上皮癌（头、颈、口腔、食管、阴茎、外阴、子宫颈等），也可用于淋巴瘤的联合治疗。不良反应有发热、脱发等；肺毒性最为严重，可引起间质性肺炎或肺纤维化，可能与肺内皮细胞缺少使 BLM 灭活的酶有关。

PYM 是一种从我国平阳县土壤中分离得到的放线菌培养液中提取的抗肿瘤抗生素，经研究与国外的 BLM 成分相近，主要成分为单一的 A5，对鳞癌疗效较好，肺毒性相对较低。主要抑制胸腺嘧啶核苷掺入 DNA，与 DNA 结合使之破坏，另外它也能使 DNA 单链断裂，并释放部分游离碱基，可能因此破坏 DNA 模板，阻止 DNA 的复制。对皮肤癌、头颈部鳞癌、淋巴瘤、食管癌等疗效较好，对其他部位的鳞癌如肺、子宫颈及恶性黑色素瘤、睾丸肿瘤也有效。不良反应有发热、胃肠道反应、皮肤反应（色素沉着、皮炎、角化增厚、皮疹等）、脱发、肢端麻痛、口腔炎等。本品与 BLM 相比引起化学性肺炎或肺纤维化的机会较少。

（范　燕）

# 第二节 非细胞毒类抗肿瘤药

## 一、激素类抗肿瘤药

某些肿瘤如乳腺癌、前列腺癌、甲状腺癌、子宫颈癌、卵巢癌和睾丸肿瘤与相应的激素失调有关，因此，应用某些激素或其拮抗药来改变激素平衡失调状态，以抑制激素依赖性肿瘤的生长。严格来讲，该类药物不属于化疗药物，应为内分泌治疗药物。目前的内分泌治疗中除甲状腺激素对甲状腺癌的控制以外，都涉及甾体类激素浓度或活性的改变。甾体类激素，包括雌激素、孕激素、雄激素和肾上腺皮质激素等，这些激素都有共同的基本结构——甾核。激素类药物在乳腺癌、前列腺癌及子宫内膜癌的治疗中发挥了重要作用。激素类药物虽然没有细胞毒类抗肿瘤药的骨髓抑制等毒性反应，但因作用部位广泛，使用不当也会造成其他不良反应。在治疗过程中应密切观察疗效、药物毒性，并在肿瘤进展或毒性超出临床获益时，对治疗药物进行替换。

1. 雌激素类药物

常用于恶性肿瘤治疗的雌激素类药物是己烯雌酚，可通过抑制下丘脑及脑垂体，减少垂体促间质细胞激素（ICSH）的分泌，从而使来源于睾丸间质细胞与肾上腺皮质的雄激素分泌减少，也可直接对抗雄激素促进前列腺癌组织生长发育的作用。故对前列腺癌有效。

2. 雄激素类药物

常用于恶性肿瘤治疗的雄激素类药物有二甲睾酮、丙酸睾酮和氟羟甲酮，可抑制腺垂体分泌的促卵泡激素，使卵巢分泌的雌激素减少，并可对抗雌激素作用，雄激素对晚期乳腺癌，尤其是骨转移者疗效较佳。

3. 孕激素类药物

孕激素类药物主要有甲羟孕酮和甲地孕酮，为合成的孕酮衍生物，作用类似天然孕酮，主要用于肾癌、乳腺癌、子宫内膜癌，并可增强患者的食欲、改善一般状况。

4. 糖皮质激素类药物

常用于恶性肿瘤治疗的糖皮质激素类药物是泼尼松和泼尼松龙等。糖皮质激素能作用于淋巴组织，诱导淋巴细胞溶解。对急性淋巴细胞白血病及恶性淋巴瘤有较好疗效，作用快，但不持久，易产生耐药性；对慢性淋巴细胞白血病，除可降低淋巴细胞数目外，还可降低血液系统并发症（自身免疫性溶血性贫血和血小板减少症）的发生率或使其减轻。常与其他抗肿瘤药物合用，治疗霍奇金病及非霍奇金淋巴瘤。对其他恶性肿瘤无效，而且可因抑制机体免疫功能而使恶性肿瘤进展。仅在恶性肿瘤引起发热不退、毒血症状明显时，可少量短期应用以改善症状。

5．抗雌激素类药物

常用于恶性肿瘤治疗的抗雌激素类药物主要包括他莫昔芬和托瑞米芬。乳腺癌细胞的胞质内存在雌激素受体，他莫昔芬和雌激素均可自由通过细胞膜，并与雌激素竞争性结合胞质内的雌激素受体，形成他莫昔芬受体蛋白复合物。该复合物进入乳腺癌细胞核内，不能像雌激素与受体结合的复合物一样促使癌细胞的DNA与mRNA结合，结果抑制了雌激素依赖性蛋白质的合成，并最终抑制了乳腺癌细胞的生长与增生。他莫昔芬是目前临床上最常用的内分泌治疗药物，为合成的抗雌激素药物，是雌激素受体的部分激动剂，具有雌激素样作用，但强度仅为雌二醇的1/2；同时也有一定抗雌激素的作用，从而抑制雌激素依赖性肿瘤细胞的生长。主要用于治疗乳腺癌（雌激素受体/孕激素受体阳性患者，绝经前后均可使用）、化疗无效的晚期卵巢癌和晚期子宫内膜癌。托瑞米芬是选择性雌激素受体调节剂（SERM），竞争性结合雌激素受体，抑制雌激素受体阳性的乳腺癌生长。托瑞米芬与雌激素竞争性地与乳腺癌细胞质内的雌激素受体相结合，阻止雌激素诱导肿瘤细胞DNA合成及细胞增生作用，主要用于治疗妇女雌激素受体阳性的乳腺癌。

6．芳香化酶抑制剂类

芳香化酶抑制剂（AI）通过抑制芳香化酶的活性，阻断卵巢以外组织的雄烯二酮及睾酮经芳香化作用转化成雌激素，以达到抑制乳腺癌细胞生长、治疗肿瘤的目的。由于其不能抑制卵巢功能，故不能用于绝经前患者。主要有非甾体类芳香化酶抑制剂如来曲唑、阿那曲唑，甾体类芳香化酶灭活剂如依西美坦。来曲唑为选择性非甾体类芳香化酶抑制剂，通过竞争性地与细胞色素P450酶亚单位的血红素结合，从而抑制芳香化酶，减少雌激素的生物合成，主要用于绝经后雌激素或孕激素受体阳性的乳腺癌治疗。依西美坦为一种不可逆性甾体芳香化酶灭活剂，结构上与该酶的自然底物雄烯二酮相似，为芳香化酶的伪底物，可通过不可逆地与该酶的活性位点结合而使其失活（该作用也称自毁性抑制），从而明显降低绝经期妇女血液循环中的雌激素水平，但对肾上腺皮质激素和醛固酮的生物合成无明显影响，主要用于绝经后雌激素或孕激素受体阳性的乳腺癌治疗。

7．黄体生成素释放激素类药物

黄体生成素释放激素类药物包括戈舍瑞林、曲普瑞林和亮丙瑞林。该类药物主要作用于垂体－性腺轴，通过负反馈机制抑制垂体促性腺激素释放激素［又称促黄体素释放激素（LH-RH）］的生成和释放，导致垂体分泌促黄体素（LH）和促卵泡激素（FSH）的水平下降，进而抑制睾丸和卵巢生成睾酮和雌二醇。通过长期应用LHRHα而使男性血清中的睾酮和女性血清中的雌二醇水平维持在手术去势后的水平，这种药物作用是可逆的。使用这类药物可暂时增加男性血清睾酮和女性血清雌二醇的浓度，而使性激素依赖性肿瘤出现“暂时恶化”的现象，继而通过负反馈抑制脑垂体 LH 和 FSH 的合成，使血清 LH 和 FSH 的水平降低，从而降低睾酮和雌二醇的生成。该类药可用于绝经前及围绝经期晚期乳腺癌的治疗，以及前列腺癌的治疗，主要有戈舍瑞林和亮丙瑞林。

戈舍瑞林是 LH-RH 的一种类似物，长期使用戈舍瑞林会抑制脑垂体 LH 的合成，从而引起男性血清睾酮和女性血清雌二醇的下降。主要用于前列腺癌，适用于可用激素治疗的前列腺癌；乳腺癌，适用于可用激素治疗的绝经前期及绝经期妇女的乳腺癌；子宫内膜异位症，缓解症状包括减轻疼痛并减少子宫内膜损伤的大小和数目。

亮丙瑞林为 LH-RH 的高活性衍生物，在首次给药后能立即产生一过性的垂体－性腺系统兴奋作用（急性作用），然后抑制垂体生成和释放促性腺激素；还可进一步抑制卵巢和睾丸对促性腺激素的反应，从而降低雌二醇和睾酮的生成（慢性作用）。主要用于绝经前且雌激素受体阳性的乳腺癌和前列腺癌的治疗。

8．抗雄激素类药物

氟他胺（氟硝丁酰胺）是一种口服的非甾体类雄激素拮抗剂，氟他胺及其代谢产物 2-羟基氟他胺可与雄激素竞争雄激素受体，并与雄激素受体结合成复合物进入细胞核，与核蛋白结合，抑制雄激素依赖性的前列腺癌细胞生长，同时氟他胺还能抑制睾丸微粒体 17-α-羟化酶和 17，20 裂合酶的活性，因而能抑制雄激素的生物合成。主要用于治疗前列腺癌。

## 二、分子靶向药物

随着分子生物学技术和细胞遗传学等领域的发展，对肿瘤发生、发展过程中的分子机制，包括染色体异常、癌基因扩增、生长因子及其受体的过表达、肿瘤相关信号传导通路的激活等的认识不断深入，越来越多的针对不同靶点的分子靶向药物用于肿瘤治疗，迅速扩展着肿瘤药物治疗的领域，推进肿瘤的治疗观念和理论的发展。分子靶向治疗，是指针对参与肿瘤发生、发展过程中的细胞信号传导和其他生物学途径的治疗手段。靶向药物可以通过多种机制干扰肿瘤细胞的增生和播散。主要机制包括干扰或阻断与细胞分裂、迁移和细胞外信号转导等参与细胞基本功能调控的信号转导分子，抑制肿瘤细胞增生或诱导凋亡；直接作用于凋亡相关分子，诱导肿瘤细胞的凋亡；通过刺激或激活免疫系统，直接识别和杀伤肿瘤细胞或通过携带毒性物质杀伤肿瘤细胞。广义的分子靶向治疗的分子靶点包括参与肿瘤细胞分化、周期、凋亡、迁移、侵袭性行为、淋巴转移、全身转移等多过程，从 DNA 到蛋白或酶水平的任何亚细胞分子。

### （一）分子靶向药物的主要作用靶点

分子靶向药物主要针对恶性肿瘤发生、发展过程中的关键靶点进行治疗干预，一些分子靶向药物在相应的肿瘤治疗中已经表现出了较好的疗效。尽管分子靶向药物对其所针对的肿瘤有较好疗效，并且耐受性较好、毒性反应较轻，但一般认为在相当长的时间内分子靶向药物还不能完全取代传统的细胞毒类抗肿瘤药，临床上更常见的情况是两者联合应用。分子靶向药物的作用机制和不良反应与细胞毒类药物有所不同，使用中不一定非要达到剂量限制性毒性和最大耐受量，与常规化疗、放疗合并应用一般会有更好的疗效。此外，肿瘤细胞携带的分子靶点在治疗前、后的表达和突变状况往往决定靶向药物的疗效和疾病的预后，这就对靶向药物的个体化治疗提出了更高的要求。目前分子靶向治疗药物的主要作用靶点如下。

1．与信号传导相关的酶抑制药

如针对 BCR-ABL 融合蛋白和 c-Kit 激酶的抑制药、EGFR 酪氨酸激酶抑制药、RA-MERK-ERK 信号传导通路抑制药等。

2．抗新生血管生成药物

如抗 VEGF 抗体、VEGF 受体抗体、VEGF 受体酪氨酸激酶抑制药和血管内皮抑制素（endostatin，恩度）等。

3．单克隆抗体

如针对 B 淋巴细胞表面 CD20 抗原、上皮肿瘤细胞表面 HER-2 抗原和表皮生长因子受体（EGFR）的单克隆抗体等。

4．泛素 - 蛋白酶体抑制药

如硼替佐米（bortezomib）。

5．作用于细胞周期的药物

如周期蛋白依赖性激酶（cyclin-dependent kinase，CDK）抑制药和有丝分裂中Aurora激酶的抑制药等。

6．其他

如蛋白激酶C抑制药、组蛋白去乙酰化酶抑制药、法尼基转移酶抑制药和金属蛋白酶抑制药等。

## （二）分子靶向药物的分类

分子靶向药物目前尚无统一的分类方法，一般可根据药物的化学结构分为单克隆抗体和小分子化合物两类：单克隆抗体类药物多数不能穿透细胞膜，通过作用于肿瘤细胞生长的微环境和细胞表面的分子发挥作用；小分子化合物则可以穿透细胞膜，通过与细胞内的靶分子结合发挥作用。

1．单克隆抗体类

（1）作用于细胞膜分化相关抗原的单克隆抗体：细胞膜分化抗原是指在细胞分化、成熟及活化的过程中出现或消失的表面标志，通常以分化抗原簇（CD）来代表。血细胞表面的分化抗原通常称为白细胞分化抗原，在一些血液系统恶性肿瘤中会出现高表达。单克隆抗体与白细胞分化抗原结合后通过CDC和ADCC效应杀伤肿瘤细胞，还可以直接诱导肿瘤细胞凋亡。部分CD单克隆抗体可与化学药物、放射性核素构成单克隆抗体偶联物，将杀伤肿瘤细胞的活性物质特异性地输送到肿瘤细胞，以提高疗效。

目前临床常用的药物有利妥昔单克隆抗体和阿仑珠单克隆抗体。利妥昔单克隆抗体是一种针对CD20抗原的人鼠嵌合型单克隆抗体，CD20抗原位于前B和成熟B淋巴细胞的表面，但在造血干细胞、正常血细胞或其他正常组织中不存在。利妥昔单克隆抗体可与CD20特异性结合导致B细胞溶解，从而抑制B细胞增生，诱导成熟B细胞凋亡，临床用于治疗非霍奇金淋巴瘤，主要不良反应为畏寒、发热和寒战等与输液相关的不良反应。阿仑珠单克隆抗体是一种靶向CD52抗原的人源化、非结合型抗体，与携带CD52的靶细胞结合后，通过宿主效应的补体依赖的细胞溶解作用、抗体依赖的细胞毒作用和细胞凋亡等机制导致细胞死亡，临床用于治疗慢性淋巴细胞白血病，主要不良反应有发热、恶心、呕吐、感染、失眠等。

（2）作用于表皮生长因子受体（HER）单克隆抗体：生长因子是一种对细胞生长有高效调节作用的多肽物质，通过与细胞膜上特异性受体结合而产生生物效应。生长因子及其受体发生基因突变将导致细胞生长、增生失控，引起肿瘤。单克隆抗体与相应生长因子受体结合，阻断细胞增生信号转导，抑制肿瘤细胞生长，同时也能通过诱导免疫应答杀伤肿瘤细胞。针对细胞因子及其受体的单克隆抗体主要有 EGFR 单克隆抗体、VEGFR 单克隆抗体、IGFR 单克隆抗体等。

目前临床应用的 EGFR 单克隆抗体主要有以下几种：曲妥珠单克隆抗体为重组人单克隆抗体，选择性地结合 HER-2 的细胞外区域，阻断 HER-2 介导的 PI3K 和 MAPK 信号通路，抑制 HER-2 过度表达的肿瘤细胞增生。临床单用或者与紫杉类联合治疗 HER-2 高表达的转移性乳腺癌。主要不良反应为头痛、腹泻、恶心和寒战等；西妥昔单克隆抗体和帕尼单克隆抗体针对 HER-1 的细胞外区域，前者属于人 / 鼠嵌合型 IgG1 单克隆抗体，后者则是完全人源化的 IgG2 单克隆抗体，作用主要为拮抗 EGFR 信号转导通路后抑制由该受体介导的肿瘤增生作用，主要用于治疗转移性结直肠癌，西妥昔单克隆抗体也可用于治疗头颈部肿瘤；尼妥珠单克隆抗体（nimotuzumab，泰欣生）是我国研发的人源化单克隆抗体，用于 HER-1 阳性表达的Ⅲ或Ⅳ期鼻咽癌治疗。

（3）用于 VEGF 的单克隆抗体：肿瘤的生长和转移必须有新生血管的形成，VEGF 作为重要的促血管生长因子，与受体结合后能够诱导肿瘤血管形成，促进肿瘤生长。VEGFR 不仅在血管内皮细胞上表达，而且在肿瘤细胞上过表达。单克隆抗体与 VEGF 结合后不仅抑制肿瘤血管新生，还可以抑制肿瘤细胞增生，促进肿瘤细胞凋亡。贝伐珠单克隆抗体为重组人源化单克隆抗体，可选择性地与 VEGF 结合，阻碍 VEGF 与其位于肿瘤血管内皮细胞上的受体结合，抑制肿瘤血管生成，从而抑制肿瘤细胞生长。临床主要用于转移性结直肠癌、晚期非小细胞肺癌、转移性肾癌等的治疗。不良反应主要为高血压、蛋白尿、胃肠穿孔及阻碍伤口愈合等。

2. 小分子化合物类

（1）单靶点抗肿瘤小分子化合物：EGFR 酪氨酸激酶抑制剂（EGFR-TKI），目前已应用于临床的药物有吉非替尼、厄洛替尼和埃克替尼。EGFR-TKI 通过竞争 EGFR-TKI 催化区域上的 Mg-ATP 结合位点，阻断其信号传递，抑制有丝分裂原活化蛋白激酶的活化，促进细胞凋亡，并能抑制肿瘤血管生成。研究发现，只有存在 EGFR 敏感突变的非小细胞肺癌患者才能从 EGFR-TKI 治疗中获益。临床用于 EGFR 外显子突变阳性（如 19 外显子缺失突变或 21 外显子 L858 的突变等）的晚期非小细胞肺癌的一线治疗；既往化疗失败的晚期非小细胞肺癌的二线、三线治疗；厄洛替尼单药或联合 GEM 可用于治疗进展期胰腺癌。不良反应主要为腹泻、恶心、呕吐等消化道症状及丘疹、瘙痒等皮肤症状。

伊马替尼是针对 BCR-ABL 酪氨酸激酶的小分子抑制剂，与 ATP 竞争结合于酪氨酸激酶的 ATP 结合袋中，从而抑制该激酶的活性。此外，伊马替尼还可以抑制血小板衍生生长因子受体（PDGFR）、c-Kit 的酪氨酸激酶，大多数胃肠道间质瘤（GIST）存在 c-Kit 基因表达突变，对伊马替尼治疗有效率可达 90%。用于治疗费城染色体阳性的慢性髓系白血病的慢性期、加速期或急变期，成人复发的或难治的费城染色体阳性的急性淋巴细胞白血病，不能切除和（或）发生转移的恶性胃肠道间质瘤的成人患者，并用于 c-Kit（CD117）阳性的 GIST 手术切除后具有明显复发风险的成人患者的辅助治疗。轻、中度不良反应多见，如消化道症状、液体潴留、肌肉骨骼疼痛及头痛乏力等，较为严重的不良反应主要为血液系统毒性和肝脏损伤。

依维莫司（everolimus）是西罗莫司类的半合成衍生物，为一种 mTOR 抑制剂，可与细胞内的 FK506 结合蛋白结合形成复合物，再与 mTOR 的 FRB 区相结合，由此抑制 mTOR 的激酶活性。依维莫司还可以抑制缺氧诱导因子的表达，并可下调 VEGF，从而抑制肿瘤细胞增生，抑制血管生成。用于舒尼替尼或索拉非尼治疗失败的晚期肾细胞癌、室管膜下巨细胞性星形细胞瘤的治疗，还可用于复发的晚期乳腺癌的治疗。

硼替佐米是一种二肽硼酸盐，属可逆性蛋白酶体抑制剂，可选择性地与蛋白酶活性位点的苏氨酸结合，抑制蛋白酶体 26S 亚单位的糜蛋白酶和（或）胰蛋白酶活性。26S 蛋白酶体是一种大的蛋白质复合体，可降解泛蛋白，泛蛋白酶体通道在调节细胞内特异蛋白的浓度中起到重要作用，以维持细胞内环境的稳定，蛋白水解会影响细胞内多级信号串联，这种对正常细胞内环境的破坏会导致细胞死亡。临床上用于多发性骨髓瘤和套细胞淋巴瘤的治疗。乏力、腹泻、恶心、呕吐、发热、血小板减少等为主要不良反应。

（2）多靶点抗肿瘤的小分子化合物：索拉非尼是多靶点酪氨酸激酶抑制剂，其作用靶点包括 PDGFR、VEGF 受体（VEGFR-2 和 VEGFR-3）、c-Kit、Fms 样酪氨酸激酶 3（FLT3）和 RAF，通过抑制肿瘤增生和抑制肿瘤新生血管生长两方面作用抑制肿瘤生长。用于治疗不能手术的晚期肾癌和无法手术或远处转移的原发性肝癌。不良反应有乏力、体重减轻、皮疹、脱发、腹泻、恶心、腹痛等。

舒尼替尼能抑制多个受体酪氨酸激酶（RTK），对 PDGFR（α 和 β）、VEGF 受体（VEGFR-1、VEGFR-2 和 VEGFR-3）、c-Kit、FLT3、1 型集落刺激因子受体（CSF-1R）和胶质细胞衍生的神经营养因子受体（RET）等活性均具有抑制作用，其中某些受体酪氨酸激酶参与肿瘤生长、病理性血管形成和肿瘤转移的过程。用于既往治疗失败的胃肠道间质瘤，如 c-Kit 基因 9 号外显子突变的胃肠道间质瘤患者用伊马替尼治疗不理想，但用舒尼替尼疗效较好；还可用于治疗不能手术的晚期肾癌。不良反应有乏力、发热、腹泻、恶心、黏膜炎、高血压、皮疹等。

拉帕替尼是小分子靶向双重酪氨酸激酶抑制剂，在治疗剂量可同时阻断 ErbB1/EGFR 和 ErbB2/HER-2 的酪氨酸激酶活性，通过阻断 EGFR 和 HER-2 的同质和异质二聚体下调信号，抑制肿瘤的增生和转移。临床用于晚期和转移性乳腺癌的治疗。不良反应有胃肠道反应（包括恶心、腹泻、口腔炎和消化不良等）、皮肤干燥、皮疹、背痛、呼吸困难及失眠等。

（范　燕）

# 第六章

# 经典案例

## 案例1　肺恶性肿瘤合并纵隔淋巴继发恶性肿瘤

### 【基本信息】

患者男，53岁。

主诉：乏力3个月，发现血常规异常、脾大3天。

现病史：患者3个月前无明显诱因出现乏力，活动后明显，伴有活动耐量减低、食欲缺乏，无头晕黑矇，无高热寒战，无胸闷憋喘等，自行口服中药1月余（具体不详），疗效欠佳。近1个月时有双下肢凹陷性水肿，常在体力劳动后加重；近1周偶有低热、心悸。3天前当地医院查血常规示白细胞（WBC）$32.77 \times 10^9$/L、血红蛋白（HGB）63 g/L、血小板（PLT）$652 \times 10^9$/L；肝脾彩超示轻度脾大。为求进一步治疗，遂来我院就诊。复查血常规示WBC $40.3 \times 10^9$/L、HGB 76 g/L、PLT $792 \times 10^9$/L，门诊以“白细胞、血小板增多原因待查”收入血液内科。

### 【查体】

体格检查：体温36.6℃，脉搏100次/分，呼吸18次/分，血压113/73 mmHg。

专科检查：胸廓对称，胸骨无压痛，胸叩诊清音，双肺呼吸音粗，未闻及明显干湿啰音。

辅助检查：2023-04-01 床旁自动分析心电图示窦性心动过速。

2023-04-02　完善如下相关检查：

血常规 + 网织红细胞计数示 WBC $21.68\times10^9$/L、淋巴细胞百分比（LYM%）3.2%、中性粒细胞百分比（GRAN%）92.1%、嗜酸性粒细胞百分比（EO%）0.1%、LYM $0.69\times10^9$/L、中间细胞计数（MID）$0.98\times10^9$/L、GRAN $19.96\times10^9$/L、红细胞计数（RBC）$2.72\times10^{12}$/L、HGB 67 g/L、HCT 21.9%、MCH 24.6 pg、MCHC 305 g/L、MCV 80.6 fL、RDW-CV 16.6%、RDW-SD 47.8 fL、PLT $752\times10^9$/L、平均血小板体积（MPV）7.3 fL、大血小板比率 8.6%、网织红细胞（RET%）1.69%。肝功能示血清碱性磷酸酶（ALP）248 U/L、谷氨酰转移酶（GGT）75 U/L、唾液酸（SA）1227.42 mg/L、总蛋白（TP）52.6 g/L、血清白蛋白（ALB）27.5 g/L、白球比例（A/G）1.1、血清前白蛋白 37.98 mg/L；肾功能示血尿酸含量（UA）133 μmol/L、血尿素氮（UREA）2.9 mmol/L、肌酐（CREA）37 μmol/L；电解质示钙 2.02 mmol/L；$\beta_2$-微球蛋白（$\beta_2$-MG）2.63 mg/L；血脂分析示高密度脂蛋白胆固醇（HDL-C）0.60 mmol/L、载脂蛋白 A（Apo-A）0.46 g/L；C 反应蛋白（CRP）143 mg/L；B 型钠尿肽测定（BNP）108 pg/mL；凝血常规示凝血酶原时间（PT）15.5 秒、PT% 60.70%；发光免疫测定 FER 651.33 ng/mL。

2023-04-04　完善如下相关检查：

外院胸腹盆等部位 CT 示左肺下叶占位并周围炎症（脓肿？），建议进一步检查；双肺纤维灶、双肺微小磨玻璃结节，建议随诊复查；纵隔肿大淋巴结、冠状动脉粥样硬化、心包积液、左侧胸腔少许积液；肝内钙化灶、肝脏低密度、大网膜密度略增高；膀胱憩室、前列腺钙化灶。

2023-04-07　完善如下相关检查：

骨髓报告示粒系增生活跃，可见巨幼变粒细胞，红系比例减低，巨核细胞各型可见，血小板增多，请结合叶酸、维生素 $B_{12}$、骨髓活检及分子生物学检查。免疫分型 MDS/MPN 示粒细胞比例增高，其余未见明显异常。骨髓活检示骨髓增生较活跃，粒红巨三系造血细胞增生，可见一类胞质丰富细胞（粒系？组织细胞？肥大细胞？淋巴细胞？）。

2023-04-10　完善如下相关检查：

外院肝功能示丙氨酸氨基转移酶（ALT）80 U/L、谷草转氨酶（AST）69 U/L、ALP 290 U/L、GGT 153 U/L、SA 1263.61 mg/L、TP 55 g/L、ALB 8.8 g/L、A/G 1.1、ALB 21.08 mg/L。肾功能示 UA 131 μmol/L、CREA 31 μ mol/L；电解质示钙 1.93 mmol/L、$\beta_2$-MG 0.71 mmol/L。血常规 + 快速 C 反应蛋白示 WBC $34.18\times10^9$/L、LYM% 7.9%、GRAN% 87.1%、EO% 0%、MID $1.67\times10^9$/L、GRAN $29.76\times10^9$/L、RBC $2.85\times10^{12}$/L、

HGB 70 g/L、HCT 22.7%、MCV 79.6 fL、MCH 24.6 pg、MCHC 308 g/L、RDW-SD 50.6 fL、RDW-CV 17.5%、PLT 526 × $10^9$/L、血小板分布宽度（PDW）8.7 fL、CRP 95 mg/L。胸部增强 CT 示左肺下叶占位并纵隔、双侧锁骨上区多发肿大淋巴结，建议穿刺活检除外肿瘤；双肺纤维灶，双肺微小磨玻璃结节，较前变化不大，建议随诊复查；冠状动脉粥样硬化，心包积液；左侧胸腔少许积液，肝内钙化灶；肝脏多发囊肿，请结合临床。

2024-04-12　完善如下相关检查：

病理检查（4R 组淋巴结穿刺、4L 组淋巴结穿刺）示多量凝血块及少许淋巴组织内见少许异型细胞，结合免疫组化结果符合腺癌细胞，肺来源。免疫组化 A 组示 CK 细胞角蛋白广谱（后称 CK 广谱）阳性、TTF-1（+）、CD56（部分弱 +）、Syn（-）、P40（-）、CK7（+）、CgA（-）、Ki-67（50%）；免疫组化 B 组示 CK 广谱（+）、TTF-1（+）、CD56（部分弱 +）、Syn（-）、P40（-）、CK7（+）、CgA（-）、Ki-67（50%）。肺穿刺组织 NGS 阴性。

2024-04-17　完善如下相关检查：

颅脑 MRI 平扫 + 动态强化示双额叶皮质下区小缺血灶。

2024-04-20　完善如下相关检查：

全身骨显像未见明显骨转移征象。血常规示 WBC 34.01 × $10^9$/L、LYM 3.6%、MID 2.3%、GRAN 93.9%、EO% 0、MID 0.78 × $10^9$/L、GRAN 31.94 × $10^9$/L、嗜酸性粒细胞计数（EOS）0.00 × $10^9$/L、RBC 2.63 × $10^{12}$/L、HGB 64 g/L、HCT 21.1%、MCV 80.2 fL、MCH 24.3 g、MCHC 303 g/L、RDW-SD 51.2 fL、RDW-CV 17.5%、PLT 642 × $10^9$/L、PDW 8.5 L。肝功能示 ALP 251 U/L、GGT 126 U/L、SA 1320.11 mg/L、ALB 29.6 g/L、A/G 1、血清前白蛋白 53.43 mg/L。肾功能示 UA 129 μmol/L、CREA 27 μmol/L。大便常规 + 潜血阳性。电解质正常。病理检查，快速石蜡制片（左肺肿物穿刺）见恶性肿瘤，伴大片坏死，结合免疫组化符合低分化腺癌，伴肉瘤样分化。免疫组化结果示 CK 广谱阳性、PD-L1（22C3）TPS（%）=PD-L1 染色阳性肿瘤细胞数 / 活肿瘤细胞总数 ×100%=95%、PD-1（-）、CK7（+）、Vimentin（+）、TTF-1（-）、NapsinA（-）、CK5/6（-）、P40（-）、CgA（-）、CD56（-）、Syn（-）、Ki-67（55%）；ALK（D5F3）伴随诊断结果阴性（肿瘤细胞 -、阳控 +、阴控 -）。

## 【诊断】

初步诊断：白细胞、血小板增多；骨髓增生性肿瘤（待查）；贫血；消化道出血

（待查）；发热原因（待查）；呼吸道感染（待查）；脾大。

鉴别诊断如下：

（1）肺癌：多无急性感染中毒症状，有时痰中带血丝，血白细胞计数不高，若痰中发现癌细胞可确诊。肺癌可伴发阻塞性肺炎，经抗菌药物治疗炎症可消退，肿瘤阴影渐趋明显，或可见肺门淋巴结肿大，有时可出现肺不张，行纤支镜、CT、MRI 和痰脱落细胞学等检查。该患者肺部低密度阴影伴纵隔、肺门淋巴结肿大，肺恶性肿瘤不排除。

（2）肺脓肿：肺脓肿是肺组织遭受以厌氧菌为主的多种病原菌侵犯，发生炎症、坏死、液化，最终形成局限性脓液聚集的脓腔。患者多表现为高热、畏寒、咳嗽、咳大量脓臭痰等，部分患者可伴有咯血、胸痛、气急等症状，胸部 CT 可见类圆形阴影、空洞或伴气 – 液平面的脓腔影。该患者肺部可见类圆形阴影，密度较低，患者有发热、咳嗽、咳痰等症状，不除外肺脓肿，给予穿刺活检，送检穿刺液培养可明确诊断。

（3）纵隔肿瘤：中央型肺癌有时可能与纵隔肿瘤混淆。诊断性人工气胸有助于明确肿瘤所在的部位。纵隔肿瘤较少出现咯血，痰细胞学检查未能找到癌细胞。支气管镜检查和支气管造影有助于鉴别诊断。纵隔淋巴瘤较多见于年轻患者，常为双侧性病变，可有发热等全身症状。该患者纵隔占位性病变，伴发热、咳嗽、咳痰等，不除外纵隔原发肿瘤，淋巴结活检可明确诊断。

（4）肺结核：肺结核多见于青年患者，病变常见于上叶尖、后段或下叶背段，一般增长不明显，病程较长；在 X 线片上块影密度不均匀，可见到稀疏透光区，常有钙化点，边缘光滑，分界清楚；肺内常另有散在性结核病灶。该患者近期低热、盗汗、乏力、体重减轻等表现，但肺结核患者急性期可表现为高热，该患者仍不能完全排除。痰查抗酸杆菌或穿刺病理查见结核菌可明确诊断。

（5）淋巴瘤肺浸润：淋巴瘤肺转移早期可无明显症状，当肿块压迫阻塞支气管时，可出现反射性咳嗽、咳痰，甚至痰中带血，当出现肺不张时，可出现呼吸困难、发绀；若转移瘤侵犯患者胸膜时，可出现胸痛、胸腔积液。该患者多发纵隔淋巴结肿大、脾大，白细胞、血小板增多，胸部 CT 见实性肿块，不完全除外淋巴瘤转移，经皮肺穿刺活检可进一步鉴别。

最终诊断：左肺恶性肿瘤（腺癌伴肉瘤样分化，$cT_4N_3M_0$ Ⅲ C 期）；纵隔淋巴结继发恶性肿瘤；锁骨上淋巴结继发恶性肿瘤；细菌性肺炎；低蛋白血症；胸腔积液；心包积液；白细胞增多；血小板增多；急性胃黏膜病变伴出血；肝囊肿。

## 【诊疗经过】

2023-04-01、2023-04-02 完善相关辅助检查。

2024-04-03 行骨髓穿刺及活检。

2024-04-04 患者仍有反复发热，请院内专家组会诊，给予美罗培南、替考拉宁、伏立康唑联合抗感染治疗。

2024-04-05 请呼吸科会诊，考虑肺部阴影恶性肿瘤不除外，肺部低密度占位，肺脓肿不除外，建议待骨髓细胞学结果回报，若除外血液系统肿瘤，可转入呼吸科进一步治疗。

2024-04-09 骨髓细胞学结果显示粒系增生活跃，可见巨幼变粒细胞，红系比例减低，巨核细胞各型可见，血小板增多，请结合叶酸、维生素 $B_{12}$、骨髓活检及分子生物学检查。免疫分型 MDS/MPN：粒细胞比例增高，其余未见明显异常。骨髓活检显示骨髓增生较活跃，粒红巨三系造血细胞增生，可见一类胞质丰富细胞（粒系？组织细胞？肥大细胞？淋巴细胞？）。初步除外血液肿瘤，经患者及家属同意后转入呼吸内科继续诊疗。转科后给予头孢噻肟抗感染、溴己新化痰及对症治疗。

2024-04-10 完善胸部增强 CT，左肺下叶占位并纵隔、双侧锁骨上区多发肿大淋巴结，建议穿刺活检除外肿瘤；双肺纤维灶，双肺微小磨玻璃结节，较前变化不大，建议随诊复查，冠状动脉粥样硬化，心包积液；左侧胸腔少许积液，肝内钙化灶；肝脏多发囊肿，请结合临床。

2024-04-12 患者肺内病变考虑肺癌可能性大。为进一步明确诊断，行超声支气管镜检查，镜下见声带活动正常，气管通畅，隆突锐利。左下叶背段两亚段管腔外压性狭窄，换用超声小探头，远端管腔不通畅，未探及异常回声，余左肺及右肺各叶段支气管通畅。换用超声支气管镜，探及 4R 组、4L 组淋巴结肿大，于此两处行 EBUS-TBNA 穿刺活检送病理。患者肺部低密度占位，不除外肺脓肿，行 CT 引导下肺穿刺活检。

2024-04-15 超声引导下纵隔淋巴结活检病理：（4R 组淋巴结穿刺、4L 组淋巴结穿刺）多量凝血块及少许淋巴组织内见少许异形细胞，结合免疫组化结果符合腺癌细胞，肺来源。诊断肺恶性肿瘤，进一步完善颅脑 MRI、骨扫描全身评估。

2024-04-17 完善相关辅助检查。

2024-04-18 患者诊为肺恶性肿瘤，体质消瘦、贫血、低蛋白血症、食欲缺乏，请临床营养科会诊，给予口服营养补充支持治疗。

2024-04-19 肺癌 MDT 讨论诊断为左肺恶性肿瘤，腺癌伴肉瘤样分化，$cT_4N_3M_0$ ⅢC 期。MDT 意见：①无手术治疗指征；②一般情况差，不能耐受全身化疗；③送检基因检测明确有无靶向治疗指征。

2024-04-20　患者肺腺癌伴肉瘤样分化诊断明确，临床分期为 $cT_4N_3M_0$ ⅢC 期，无手术指征，行肺癌 MDT。考虑患者一般情况差，不能耐受全身化疗，建议送检基因检测明确有无靶向治疗指征，向患者及家属交代病情，告知检查及治疗的必要性、费用、风险、放疗及免疫治疗等替代方案。家属拒绝进一步抗肿瘤及对症支持治疗，拒绝送检基因检测，自动出院。

## 【出院情况】

患者仍有发热，咳嗽、咳痰减轻，静息状态下胸闷不严重，无胸痛、咯血、心悸等不适。

查体：左下肺叩诊呈浊音，听诊呼吸音低，左上肺及右肺叩诊呈清音，听诊呼吸音清，双肺未闻及明显干湿啰音。心律齐，心音可，各瓣膜听诊区未闻及病理性杂音。腹部无压痛，肝脾肋下未触及，双下肢不肿。

## 【讨论】

该患者因发热、咳嗽、咳痰入院，既往体健，查体无明显阳性体征，血常规提示白细胞明显升高，胸部 CT 提示左肺下叶低密度类圆形占位，纵隔、肺门淋巴结肿大。需考虑以下疾病：淋巴瘤伴肺内浸润；肺恶性肿瘤（黏液腺癌）、纵隔淋巴结继发恶性肿瘤、肺门淋巴结继发恶性肿瘤；急性肺脓肿，淋巴结反应性增生；纵隔肿瘤；急性肺结核感染伴淋巴结增生。

患者发热，WBC、CRP、PCT 升高，胸部 CT 提示左肺下叶类圆形低密度占位，急性肺脓肿不除外，给予积极抗感染、对症补液等治疗，同时密切复查炎症指标变化，注意到炎症指标进行性升高，给予升级为碳青霉烯类抗生素联合伏立康唑抗感染治疗。请呼吸科会诊协助诊治。

患者高热、白细胞明显升高，与感染程度不完全相符，胸部 CT 可见纵隔、肺门淋巴结明显肿大，淋巴瘤不除外，完善血常规、骨髓穿刺活检及基因检测明确诊断并与其他疾病鉴别。结果提示粒系增生活跃，可见巨幼变粒细胞，红系比例减低，巨核细胞各型可见，血小板增多，请结合叶酸、维生素 $B_{12}$、骨髓活检及分子生物学检查。

患者初步除外血液系统疾病后，请呼吸科会诊，转入呼吸科。患者高热、咳嗽、咳痰，胸部 CT 见类圆形低密度占位，急性肺脓肿不除外，继续积极抗感染治疗，同时完善胸部增强 CT 检查，准备行穿刺活检并引流，送检脓液培养，进一步明确诊断及与肺恶性肿瘤鉴别。患者纵隔、肺门淋巴结肿大，行超声支气管镜检查并纵隔、肺门淋巴结穿刺活检。超声支气管镜是一种利用超声探头扫描，联合微生物学、细胞学、病理学等多个方法检查的诊断技术，在超声引导下可精准定位病灶位置并取材，临床应用广泛。

淋巴结穿刺病理提示多量凝血块及少许淋巴组织内见少许异形细胞，结合免疫组化结果符合腺癌细胞，肺来源。肺部占位穿刺（左肺肿物穿刺）病理提示恶性肿瘤，伴大片坏死，结合免疫组化符合低分化腺癌，伴肉瘤样分化。病理及免疫组化结果两者相符。穿刺液培养及涂片未见感染征象。诊断肺恶性肿瘤，纵隔淋巴结继发恶性肿瘤，肺门淋巴结继发恶性肿瘤明确。

患者肺恶性肿瘤诊断明确后，进一步完善肝胆胰脾肾、肾上腺、颈部淋巴结彩超、全身骨显像、颅脑 MRI 等检查，进一步明确病情并分期。根据《IASLC 第 9 版肺癌 TNM 分期》，诊断为左肺恶性肿瘤（腺癌伴肉瘤样分化，$cT_4N_3M_0$ Ⅲ C 期），行 MDT 讨论制订下一步治疗方案。

肺癌是我国第一大癌症，其发病率及死亡率位居癌症榜首，调查结果显示 2022 年我国新发肺癌约 1060 600 例，发病率约为 75.13/10 万，因肺癌死亡约 733 300 例，死亡率约 51.94/10 万。近年来肺癌治疗取得了显著进步，如新辅助全身免疫治疗、靶向治疗等，肺癌患者的生存率也逐渐提高。该患者诊疗过程规范，依据 2023 年版《NCCN 肿瘤临床实践指南：非小细胞肺癌》进行临床诊治工作。

（任　桥）

# 案例 2　肺恶性肿瘤合并机化性肺炎

## 【基本信息】

患者男，67 岁。

主诉：反复发热 50 余天。

现病史：患者 50 余天前无明显原因及诱因出现发热，最高 38.5℃，伴畏寒、寒战，咳嗽，咳少量白痰，伴胸闷、憋气，活动后显著，无胸痛、咯血，口服“布洛芬”退热，体温可降至正常，但有反复；就诊于外院，胸部 CT 示右上肺结节（未见报告）。进一步完善胸部增强 CT 示，考虑右上肺占位，右肺内转移并癌性淋巴管炎；双肺炎症复查；双肺气肿，双肺纤维灶；双肺胸膜肥厚粘连；冠状动脉钙化；肝内多发囊肿可能，肝内钙化灶；右肾结石。患者及家属为行进一步诊治前往上级外院，于 2023-03-23 行穿刺活检 + 局部微波消融术，病理学检查示肺腺癌，免疫组化 CK7（+）、TTF-1（-）、P63（-）。诊断“右上肺腺癌（$cT_4N_0M_0$ Ⅲ A 期）；右肺内转移并癌性淋巴管炎；慢性支气管炎”。完善基因检测未见突变。PD-L1：阳性肿瘤细胞占肿瘤细胞比例约 30%。于 2023-03-31 行培美曲塞二钠 + 奈达铂全身化疗，联合卡瑞利珠单抗免疫治疗，于 2023-04-01 出院。出院第 2 天，患者再次出现发热，就诊于外院，给予抗感染、降温等治疗（具体不详），仍反复发热，伴活动后胸闷、憋气，伴腰痛不适，体温正常后可减轻。2023-04-24 患者就诊于上级外院呼吸科及感染科，完善血常规示 WBC $14.08 \times 10^9$/L。为进一步诊治来我院，门诊以“发热待诊”收住院。

既往史：“慢性支气管炎”30 余年，口服“氨茶碱”治疗。“青霉素”过敏史，使用后出现瘙痒感。

## 【查体】

体格检查：体温 36.8℃，脉搏 86 次 / 分，呼吸 17 次 / 分，血压 118/68 mmHg。

专科检查：胸廓对称，胸部叩诊清音，听诊双肺呼吸音低，闻及散在干啰音，右肺显著。

辅助检查：

外院辅助检查如下：

2023-03-12　胸部 CT 示，双肺炎症，治疗后复查；右上肺结节，进一步检查；双肺气肿，双肺纤维灶；双侧胸膜肥厚粘连；冠状动脉钙化；肝内多发囊肿可能，肝内钙化灶；右肾结石。

2023-03-21　癌胚抗原（CEA）5.42 ng/mL、神经元特异性烯醇化酶（NSE）17.96 ng/mL、细胞角蛋白 19 片段 9.15 ng/mL。肝肾功能、电解质、血糖、血脂未见明显异常。

2023-03-22　胸部 CT 示，右肺上叶软组织密度灶，建议穿刺活检；右肺上叶密度增高影，癌性淋巴管炎不除外，请结合临床；双肺结节，建议随诊；双肺炎症；双侧胸膜局部增厚。

2023-03-28 胸部CT示，右肺上叶占位术后改变，请结合临床；右肺上叶密度增高影，癌性淋巴管炎不除外，请结合临床；双肺炎症，较前变化不大，建议治疗后复查；双肺结节，建议随诊；双侧胸膜局部增厚；右侧少许胸腔积液。

2023-04-12 胸部CT示，右肺上叶占位术后改变，考虑右肺上叶癌性淋巴管炎，双肺炎症，较前变化不大；双肺结节；双侧胸膜局部增厚；右侧少量胸腔积液。

2023-04-12 白介素-6（IL-6）41.10 pg/mL、CRP 62.8 mg/L、WBC 7.68 × $10^9$/L、SAA 151.12 mg/L、AST 44.2 U/L。

2023-04-19 WBC 14.298 × $10^9$/L、GRAN 8.92 × $10^9$/L、RBC 3.85 × $10^{12}$/L、HGB 115 g/L、PLT 442 × $10^9$/L、CRP 15.11 mg/L。

2023-04-19 真菌培养示白假丝酵母。

2023-04-22 肝肾功能、电解质、血糖、PCT、结核抗体等未见异常。血沉（ESR）73 mm/h。

2023-04-24 甲状腺、颈部淋巴结彩超示甲状腺左叶结节，考虑结节性甲状腺肿（TI-RADS 3类）。

2023-04-24 血常规+快速C反应蛋白示WBC 14.08 × $10^9$/L、LYM 25.4%、EOS 0.3%、MID 1.41 × $10^9$/L、GRAN 8.89 × $10^9$/L、RBC 3.62 × $10^{12}$/L、HGB 110 g/L、PLT 453 × $10^9$/L、MPV 7.5 fL、CRP 148.55 mg/L。

本院辅助检查如下：

2023-04-25 心肌酶谱+肌钙蛋白I，LDH 365 U/L、CK 37 U/L。降钙素原（PCT）0.105 ug/L。凝血常规+D-二聚体PT% 77.10%、FIB 6.13 g/L、D-D 1.60 μg/mL。血常规+快速C反应蛋白示WBC 12.24 × $10^9$/L、LYM% 17.8%、EOS% 0.1%、MID 1.18 × $10^9$/L、GRAN 8.83 × $10^9$/L、RBC 3.44 × $10^{12}$/L、HGB 106 g/L、HCT 0.32、RDW-SD 48.8 L、PLT 477 × $10^9$/L、MPV 7.5 fL、CRP 131.4 mg/L。

肥达外斐、布氏杆菌、出血热抗体、TORCH、痰查抗酸杆菌、肝肾功能、真菌D、血气分析等未见明显异常。

2023-04-26 心脏彩超示左室大左室壁弥漫性动度减弱、主动脉瓣少量-中量反流、二尖瓣少量-中量反流、三尖瓣少量反流（估测肺动脉收缩压约37 mmHg）、左室收缩功能减低。胸部（肺）CT平扫示射频消融术后右肺上叶软组织影，建议进一步检查双肺多发结节，请结合原片除外转移；双肺气肿、双肺间质性改变、双肺炎症，建议治疗后复查；双肺纤维灶、右肺门稍大淋巴，结主动脉及冠状动脉粥样硬化；肝脏多发低密度灶，肝内钙化灶，右肾高密度影（结石？），请结合临床。肝胆胰脾肾彩超示肝囊肿、肝内钙化灶、脾大、双肾囊肿。双侧髂总、髂内、髂外、股总、股浅、腘、胫前、胫后静脉＋小腿肌间静脉彩超未见明显血栓。床旁自动分析心电图示窦性心律、异常 Q 波（$V_{1\sim3}$）、房性期前收缩，建议动态心电图检查。

2023-05-01　腰椎 MRI 平扫＋水成像示腰椎退行性病变，$L_2$ 椎体变扁并椎管狭窄，所见椎体多发异常信号，请结合临床 $L_{2\sim3}$、$L_{3\sim4}$ 椎间盘膨出，$L_{4\sim5}$ 椎间盘突出，腰背部皮下软组织水肿。

2023-05-05　血常规＋快速 C 反应蛋白示 WBC $13.73\times10^9$/L、LYM% 8.5%、MID 1.1%、GRAN% 90.4%、GRAN $12.42\times10^9$/L、RBC $3.55\times10^{12}$/L、HGB 107 g/L、HCT 0.33、RDW-SD 49.5 fL、PLT $434\times10^9$/L、大血小板比率 11%、CRP 124.2 mg/L。肝功能示 ALP 157 U/L、GGT 93 U/L、SA 985.17 mg/L、ALB 34.8 g/L、血清前白蛋白 178 mg/L。PCT 2.380 μg/L。

2023-05-07　胸腹 CT 平扫临床提示射频消融术后，右肺上叶软组织影，较前变化不大，建议进一步检查双肺多发结节；左肺下叶部分减小，双肺气肿，双肺间质性改变，双肺炎症，建议治疗后复查；双肺纤维灶，右肺门稍大，淋巴结主动脉及冠状动脉粥样硬化，心包积液，双侧胸腔积液，肝脏多发低密度灶，肝内钙化灶，考虑胆汁淤积，十二指肠憩室，双肾高密度影（结石？），PCT 1.590 μ g/L。发光免疫测定 FER ＞ 1650 g/mL。血常规＋快速 C 反应蛋白示 LYM% 16%、MID% 0.9%、GRAN% 82.7%、EOS% 0.2%、MID $0.07\times10^9$/L、GRAN $6.74\times10^9$/L、RBC $3.36\times10^{12}$/L、HGB 100 g/L、HCT 0.30、RDW-SD 48.7 fL、PLT $379\times10^9$/L、PDW 8.6 fL、CRP 81.8 mg/L。

2023-05-09　血常规＋快速 C 反应蛋白示，MID% 2.4%、RBC $3.23\times10^{12}$/L、HGB 97 g/L、HCT 0.28、PDW 8.1 fL、大血小板比率 12.2%、CRP 79.1 mg/L。肝功能示 SA 913.74 mg/L、TP 55.8 g/L、ALB 30.2 g/L、血清前白蛋白 128 mg/L、肾功能、PCT、电解质未见明显异常。

2023-05-11　颅脑 MRI 平扫＋动态强化示双侧放射冠区腔隙性脑梗死，双侧筛窦及上颌窦炎症，请结合临床。

2023-05-12　支气管镜检查见左肺所见各级支气管管腔通畅，大量脓性分泌物，给予吸除。根据影像学提示于左肺下叶给予生理盐水灌洗，收集灌洗液送检培养及 NGS，右肺所见各级支气管管腔通畅，黏膜充血、水肿改变。复查血常规＋快速 C 反应蛋白，WBC $2.87\times10^9$/L、GRAN $1.25\times10^9$/L、RBC $2.80\times10^{12}$/L、HGB 83 /L、HCT 25.1%、CRP 120.1 mg/L、PCT 正常。

2023-05-14　NGS 回报示肠球菌、肠杆菌、白念珠菌、EB 病毒阳性。

2023-05-20　胸部CT示临床提示肺癌射频消融术后，右肺上叶纵隔旁软组织影，较前变化不大；双肺多发结节，左肺下叶部分减小，双肺气肿，双肺间质性改变，双肺炎症，建议治疗后复查；双肺纤维灶，右肺门稍大，淋巴结、主动脉及冠状动脉粥样硬化，心包积液，双侧胸腔积液，右侧胸腔积液较前增多，肝脏多发低密度灶，肝内钙化灶，考虑十二指肠憩室，右肾高密度影（结石？），左肾低密度影。

2023-05-26　风湿免疫指标、白介素-6、CEA、NSE、CY211、血常规、CRP、PCT、布氏杆菌试验、ESR、FER。

2023-05-28　心脏彩超见左室节段性室壁动度减弱，主动脉瓣关闭不全、中量反流，二尖瓣关闭不全、中量反流，三尖瓣少量反流，左室舒张功能减低。抗O试验+类风湿因子示RF 25.5 IU/mL。血常规+快速C反应蛋白示WBC $10.76\times10^9$/L、LYM% 8.8%、GRAN% 83%、LYM $0.95\times10^9$/L、MID $0.89\times10^9$/L、GRAN $8.92\times10^9$/L、RBC $3.08\times10^{12}$/L、HGB 91 g/L、HCT 0.29、MCHC 306 g/L、RDW-CV 17.6%、RDW-SD 60.3 fL、PLT $426\times10^9$/L、MPV 7.4 fL、大血小板比率10.2%、CRP 114.7 mg/L、ESR 128 mm/h、FeR 1320.27 ng/mL、NSE 26.49 ng/mL、CYFRA21-1 14.61 ng/mL。IL-6 13.28 pg/mL。抗核抗体谱，ANA胞质颗粒型1∶100，免疫球蛋白、CCP、ANCA、CEA、PCT正常。

## 【诊断】

初步诊断：发热原因待查（感染性发热？肿瘤热？）；慢性阻塞性肺疾病急性加重期；右肺上叶恶性肿瘤（腺癌 $cT_3N_0M_0$ ⅢA期，EGFR阴性）；肺癌射频消融术后；肺结节；胸腔积液；甲状腺结节；肝囊肿；肾囊肿。

鉴别诊断如下：

（1）感染性发热：全身各部位感染均可有发热症状，同时伴有原发感染部位相应症状，呼吸系统感染可有咳嗽、咳痰、胸闷、胸痛等症状；该患者伴咳嗽、咳痰，考虑合并呼吸系统感染，细菌感染可能性大。消化系统感染可有恶心、呕吐、腹痛、腹泻、黄疸等表现；该患者肝胆胰脾肾上腺腹膜后彩超未见感染征象，予以排除。泌尿系统感染可出现尿频、尿急、尿痛、腰痛、血尿等症状；该患者尿常规示PRO（+），双肾、输尿管、膀胱、前列腺彩超均未见异常，予以排除。

（2）结缔组织病：SLE、干燥综合征、类风湿关节炎、皮肌炎、强直性脊柱炎等结缔组织病均可有发热表现，同时可有关节痛、皮疹、脱发、口腔溃疡、腰痛等表现。该患者风湿免疫指标阴性，暂不考虑。

（3）亚急性甲状腺炎：多见于中年女性，发病前多有上呼吸道感染史，特征性表现为甲状腺部位疼痛和压痛，咀嚼和吞咽时加重，伴发热伴畏寒、寒战、乏力、食欲减退，甲功示 $T_3$、$T_4$、$FT_3$、$FT_4$ 升高，甲状腺核素检查示甲状腺摄碘率降低；甲状腺扫描可见甲状腺肿大，但图像显影不均匀或残缺，也有完全不显影的。该患者甲状腺彩超示甲状腺右叶囊实性结节，倾向良性，甲功 5 项示 $FT_3$ 略低，考虑感染所致保护性低 $T_3$，嘱定期复查。

（4）血液系统疾病：可有血常规异常、胸骨压痛、溶血、血尿、发热、出血、贫血等表现，可完善血常规、骨髓穿刺等检查以明确诊断。

（5）流行性出血热：病前 2 个月内进入疫区并有与鼠类或其他宿主动物接触史，出现发热中毒症状，充血、出血、外渗征和肾损害。典型病例有发热期、低血压休克期、少尿期、多尿期和恢复期，不典型病例可越期或者前 3 期之间重叠。实验室检查示血液浓缩、白细胞升高、血小板减少、尿蛋白阳性和尿液出现膜状物有助于诊断，血清中检测出特异性 IgM 抗体可以明确诊断。

（6）伤寒：伤寒是由伤寒杆菌引起的急性传染病；临床表现包括持续高热，腹部不适，肝脾大，白细胞低下，部分患者有玫瑰疹及相对缓脉。从标本中分离到伤寒杆菌是确诊依据，或肥达反应 O、H 抗原效价增高有意义。

（7）菌血症：外界细菌经体表或感染的入口进入血液系统，在血液内繁殖并全身播散可引起菌血症；临床表现为高热、头痛、头晕、恶心、呕吐，可有意识障碍，心率快，呼吸急促或困难。

（8）感染性心内膜炎：多为严重全身感染的一部分，致病微生物毒性强，常因化脓性细菌侵入心内膜引起；表现为突发高热伴畏寒、寒战，全身毒血症症状明显，可短期内出现高调心脏杂音或原有心脏杂音性质改变，部分患者可出现出血性皮疹，少数患者可出现脾大。心脏彩超可见心脏瓣膜赘生物，血培养可查见阳性病原体。

（9）亚急性心内膜炎：患者多有器质性心脏病病史（风湿性心脏瓣膜病、室间隔缺损、动脉导管未闭等），发病前可有上呼吸道感染、有创操作等病史；表现为中低热，进行性贫血、乏力、肝脾大；血培养可查见阳性病原体。

最终诊断：机化性肺炎；细菌性肺炎；肠球菌感染；肠杆菌感染；念珠菌感染；慢性阻塞性肺疾病急性加重期；右肺上叶恶性肿瘤（腺癌 $T_3N_0M_0$ Ⅲ A 期，EGFR 阴性）；恶性肿瘤免疫治疗；恶性肿瘤维持性化学药物治疗；化疗后骨髓抑制；肺癌射频消融术后；低蛋白血症；肺结节；胸腔积液；甲状腺结节；肝囊肿；肾囊肿。

## 【诊疗经过】

入院后完善相关辅助检查。

2023-04-25　送检痰培养，给予头孢哌酮舒巴坦抗感染，溴己新化痰，二羟丙茶碱及雾化吸入解痉平喘治疗，甲泼尼龙抗感染治疗。

2023-05-03　患者无发热，咳嗽、咳痰、胸闷不适等症状好转，病情稳定，排除禁忌，给予培美曲塞二钠 + 奈达铂全身化疗，联合卡瑞利珠单抗免疫治疗。停用氢化可的松后患者再次出现发热，体温最高达 38.7℃。

患者化疗后，反复发热，白细胞、CRP、PCT 明显升高，考虑严重感染，给予比阿培南抗感染治疗。请感染科会诊，进一步完善甲状腺及颈部淋巴结彩超、双侧腹股沟彩超，未探及明显异常淋巴结。

2023-05-07　患者白细胞、CRP、PCT 降低，考虑治疗有效，继续给予比阿培南抗感染治疗。

2023-05-11　患者仍有反复发热，进一步完善支气管镜检查并灌洗治疗，送检灌洗液培养及 NGS。

2023-05-12　考虑化疗后骨髓抑制，给予瑞白升白治疗。

2023-05-14　NGS 回报示肠球菌、肠杆菌、白念珠菌、EB 病毒阳性，给予调整为万古霉素抗球菌治疗，比阿培南降级为头孢哌酮舒巴坦，加用伏立康唑口服抗真菌治疗。

患者仍有反复发热，复查胸部 CT 临床提示肺癌射频消融术后，右肺上叶纵隔旁软组织影，较前变化不大；双肺多发结节，左肺下叶部分减小，双肺气肿，双肺间质性改变，双肺炎症，建议治疗后复查；双肺纤维灶，右肺门稍大，淋巴结肿大，主动脉及冠状动脉粥样硬化，心包积液，双侧胸腔积液，右侧胸腔积液较前增多，肝脏多发低密度灶，肝内钙化灶，考虑十二指肠憩室，右肾高密度影（结石？），左肾低密度影。

2023-05-22　将头孢哌酮舒巴坦调整为莫西沙星，覆盖不典型病原菌，加用复方新诺明经验性抗感染治疗。

2023-05-28　停用所有抗菌药物，观察体温。

2023-06-01　患者仍有反复发热，结合患者病史、诊疗经过及辅助检查，考虑机化性肺炎，给予氢化可的松抗感染治疗。

患者未再出现发热，2023-06-04 带药出院。

## 【出院情况】

患者无发热，无咳嗽、咳痰、胸闷，无咯血、胸痛，无畏寒、寒战，饮食、睡眠可。

查体：神志清，精神可，双肺呼吸音低，双肺未闻及干湿啰音。

## 【讨论】

患者因反复发热，完善胸部 CT 发现肺部阴影，经 CT 引导下肺穿刺活检，获得组织学病理，根据病理诊断肺恶性肿瘤，腺癌明确。入我院后完善颈部彩超、肝胆、双肾、肾上腺、全身骨显像、颅脑 MRI 检查进行全身评估，分期为 $cT_3N_0M_0$ ⅢA 期。行 MDT 讨论，患者慢性阻塞性肺疾病，心功能不全，肺部多发结节，不除外转移，建议内科保守治疗。送检基因检测提示无基因突变，经科室内讨论，排除禁忌，给予一线培美曲塞二钠联合铂类全身化疗，并联合卡瑞利珠免疫治疗。

患者全身化疗后出现化疗后骨髓抑制，依据 2024 年第 1 版《NCCN 肿瘤临床实践指南：非小细胞肺癌》及《CSCO 肿瘤放化疗相关中性粒细胞减少症规范化管理指南》，分级为Ⅱ度骨髓抑制，中危，给予升白细胞对症治疗后，复查血常规示白细胞恢复正常，骨髓抑制恢复。

患者反复发热可分为 3 个阶段。

（1）初始反复发热，患者自述于当地检测新型冠状病毒核酸为阳性，诊断为新型冠状病毒感染，经抗病毒治疗后体温好转，但胸部 CT 出现散在间质性炎症，并逐渐进展。患者经积极抗感染治疗效果不佳，后于外院就诊，给予 CT 引导下穿刺活检并射频消融后，患者炎症反应进一步加重，为进一步治疗于我院住院，经积极抗感染并激素抗感染治疗后，患者 CRP 逐渐好转，体温恢复正常，考虑机化性肺炎已形成。

（2）患者体温恢复正常，炎症指标恢复正常后，因患者肺恶性肿瘤诊断明确，需进一步治疗。除外禁忌，给予培美曲塞联合奈达铂全身化疗，并给予卡瑞利珠免疫治疗。后患者再次出现发热，伴白细胞减低，CRP、PCT 升高，完善支气管镜并灌洗治疗，结果提示肠球菌、肠杆菌感染，给予积极抗感染覆盖球杆菌治疗后，患者炎症指标逐渐恢复正常。此阶段考虑化疗后骨髓抑制为诱因，出现肺部细菌感染合并机化性肺炎。

（3）患者炎症指标恢复后，仍有反复发热，复查胸部 CT 示双肺间质性炎症改变较前进展，完善风湿免疫指标排除风湿系统病变，经糖皮质激素治疗后体温好转。该阶段考虑机化性肺炎所致发热。

患者反复发热，双肺可见多发间质样斑片影，抗生素抗感染治疗效果欠佳，激素治疗效果明显，考虑隐源性机化性肺炎。隐源性机化性肺炎为病因不明的机化性肺炎，属特发性间质性肺炎的一种。该病的特征性表现是使用抗生素治疗基本无效，而使用糖皮质激素治疗效果显著。其诊断依赖于典型的病理学和临床影像学特征。该病一般为亚急性起病，起初类似于轻度流感，其全身症状主要表现为发热、乏力、食欲减退和体重下降；呼吸系统症状表现为干咳、轻度呼吸困难，当病变处于快速进展期时呼吸困难会加重；咯血一般少见，出现时往往也不严重；其他少见症状还有夜间盗汗、胸痛、关节痛、肌痛等，出现肌痛时要除外是否有结缔组织病。

不足之处：根据 CSCO 指南，肺恶性肿瘤确诊后，需全面评估、分期，经 MDT 讨论明确是否可手术治疗，有无靶向治疗机会。在患者身体素质差，不能耐受手术或无手术机会，不能耐受全身化疗，且无靶向治疗等适应证的情况下，可考虑局部姑息性治疗。该患者 2023-03-23 就诊于行穿刺活检同时局部微波消融术，与 CSCO 指南推荐相悖。

患者反复发热，经糖皮质激素治疗后，体温恢复正常，未停用糖皮质激素。观察患者体温及炎症指标情况，行全身化疗及免疫治疗，导致患者炎症反应再次加重；并合并细菌性感染，导致患者病程延长，增加患者感染风险。

（任　桥）

# 案例 3　肺恶性肿瘤维持性化疗

## 【基本信息】

患者女，50 岁。

主诉：确诊为肺恶性肿瘤 1 年余。

现病史：患者于 1 年前因咳嗽、咳痰就诊于我科，完善胸部增强 CT、肺动脉 CTA，考虑恶性肿瘤并侵犯右上肺静脉。支气管镜检查并给予活检，病理结果示分化差的癌，结合免疫组化符合浸润性腺癌。行 MDT 讨论，考虑手术风险高，右肺结节密切复查，送检基因检测发现 21 位点突变，后行埃克替尼靶向治疗。

2023-12-26　全身骨显像 $L_1$ 椎体放射性异常增高，较前片（2023-10-09）全身骨显像范围增大，倾向骨转移。遂就诊于外院，建议行化疗联合抗血管治疗，口服阿美替尼治疗。于 2024-01-12、2024-02-02、2024-02-22、2024-03-14、2024-04-14 入院后排除禁忌，后给予培美曲塞二钠 + 奈达铂全身化疗，联合贝伐珠单抗抗血管治疗，辅以昂丹司琼、甲氧氯普胺、异丙嗪止吐，雷尼替丁抑酸护胃等治疗。于 2024-05-06、2024-05-27、2024-06-17 予培美曲塞二钠单药化疗，联合贝伐珠单抗抗血管治疗，辅以昂丹司琼、甲氧氯普胺、异丙嗪止吐，雷尼替丁抑酸护胃等治疗，无不适出院。患者恶性胸腔积液，排除禁忌后进行胸腔积液引流并给予顺铂、恩度反复胸腔注入。

患者院外有咳嗽、胸痛症状，性质不明，咳嗽时加重，无发热，无胸闷、喘憋，无恶心、呕吐，为行进一步诊治，就诊于我院，今门诊以“肺恶性肿瘤”收入院。患者自入院以来，神志清、精神可，饮食、睡眠尚可，二便正常，近期体重未见明显变化。

既往史：乙肝大三阳 10 年余，口服替诺福韦治疗。

## 【查体】

体格检查：体温 36.5℃，脉搏 52 次 / 分，呼吸 19 次 / 分，血压 120/74 mmHg。

专科检查：胸廓对称，双侧呼吸动度对称，胸骨无压痛，双侧胸叩诊清音，听诊双肺呼吸音粗，双肺未闻及干湿啰音。

辅助检查：

2022-11-04　本院胸部（肺）CT 平扫 + 增强示右肺门占位并右肺中叶阻塞性肺炎，考虑恶性肿瘤并侵犯右上肺静脉，请结合临床进一步检查；纵隔增大、淋巴结左肺下叶部分实性结节、双肺小磨玻璃结节，请随诊复查；肝内钙化灶，左侧肾上腺钙化灶。肺动脉 CTA 未见异常，请结合临床。

2022-11-07　胸部增强 CT+ 肺动脉 CTA 示右肺门占位并右肺中叶阻塞性肺炎，考虑恶性肿瘤并侵犯右上肺静脉，请结合临床进一步检查；纵隔增大、淋巴结左肺下叶部分实性结节、双肺小磨玻璃结节，请随诊复查；肝内钙化灶，左侧肾上腺钙化灶。肺动脉 CTA 未见异常请结合临床。

2022-11-08　本院气管镜见右中间干远端见黏膜隆起凹凸不平，继续进镜见右肺中叶支气管狭窄、黏膜凹凸不平，此处活检。

2022-11-10　本院病理见（右肺中叶支气管开口黏膜）分化差的癌细胞，结合免疫组化符合浸润性腺癌。免疫组化示 CK 广谱阳性、CK7（+）、TTF-1（+）、NapsinA（少许 +）、CK5/6（-）、P40（个别 +）、CgA（-）、CD56（个别 +）、Syn（-）、PD-1（-）、ALK（D5 F3）伴随诊断结果阴性（肿瘤细胞 -、阳控 +、阴控 -）、PD-L1（22C3）TPS（%）=PD-L1 染色阳性肿瘤细胞数 / 活肿瘤细胞总数 × 100% < 1%、Ki-67（35%）。

2022-11-12　本院颈胸腹盆 CT 平扫示甲状腺低密度灶，建议结合超声检查；肝内钙化灶，左侧肾上腺钙化灶，盆腔内富血供占位（子宫肌瘤？），请结合临床。本院颅脑 MRI 平扫 + 动态强化示双侧额叶皮质下区腔隙性缺血灶。

2022-11-15　本院全身骨显像未见明显骨转移征象。

2022-11-22　本院基因检测发现 EGFR21 位点突变（L858R 31.09%）。

2022-12-19　本院胸部（肺）CT 平扫示原诊右肺门占位并右肺中叶阻塞性肺炎，较前片右肺门占位略减小，肺炎范围增大；纵隔增大淋巴结，较前略减小；左肺下叶部分实性结节、双肺小磨玻璃结节，较前变化不大；肝内钙化灶，左侧肾上腺钙化灶，请结合临床。

2023-03-13　本院胸部（肺）CT 平扫示原诊右肺肿瘤治疗后，较前片右肺门占位减小，右肺炎症范围减小；右肺间质性改变，较前好转；纵隔增大淋巴结，大致同前；左肺下叶部分实性结节、双肺小磨玻璃结节，较前变化不大；肝内钙化灶，左侧肾上腺钙化灶，请结合临床。

2023-05-13　本院颅脑颈胸腹盆 CT 平扫 + 强化示原诊右肺肿瘤治疗后，较前片右肺门占位变化不大，右肺间质性改变；纵隔增大淋巴结，较前变化不大；左肺下叶部分实性结节、双肺小磨玻璃结节，较前左肺下叶部分实性结节变大；甲状腺低密度灶，建议结合超声检查；肝内钙化灶，左侧肾上腺钙化灶，左肾囊肿，盆腔内富血供占位，较前增大，建议进一步检查；左侧附件区囊性灶，请结合临床。

2023-08-28　本院胸部（肺）CT 平扫示原诊右肺肿瘤治疗后，较前片（2023-05-13）右肺门占位变化不大，右肺间质性改变（淋巴转移？），右上肺多发实变影（炎症？），建议复查；双肺多发磨玻璃结节，右上肺较前片增多；双肺实性结节，较前片大致相同；纵隔增大淋巴结，较前变化不大；甲状腺低密度灶，建议结合超声检查；肝内钙化灶，左侧肾上腺钙化灶，请结合临床，必要时进一步检查。

2023-09-25　本院胸部（肺）CT 平扫示原诊右肺肿瘤治疗后，右肺门旁病变较前片范围变化不大，右肺间质性改变（淋巴转移？），考虑右肺上叶炎症，较前进展，建议治疗后复查；双肺多发实性及磨玻璃密度结节，较前变化不大；纵隔增大淋巴结，较前变化不大；甲状腺改变，建议结合超声检查；肝内钙化灶，左侧肾上腺钙化灶，请结合临床，必要时进一步检查。本院肝胆胰脾肾彩超未见明显异常。

2023-10-09　本院全身骨显像见腰 1 椎体点状浓聚灶，建议定期随诊观察（3 ~ 6 个月）。

2023-10-13　胸部（肺）CT 平扫示原诊右肺肿瘤治疗后复查，右肺门旁病变较前范围变化不大；右肺间质性改变（癌性淋巴管炎？），较前变化不大；原诊右肺上叶炎症治疗后复查，较前片局部范围减小、部分病灶新发；双肺多发实性及磨玻璃密度结节，较前变化不大；纵隔增大淋巴结，较前变化不大；甲状腺密度欠均匀，肝内钙化灶，左侧肾上腺钙化灶，请结合临床。

2023-11-27　本院胸部（肺）CT 平扫示原诊右肺肿瘤治疗后复查，右肺门旁病变较前范围变化不大；右肺间质性改变（癌性淋巴管炎？），较前范围稍增大；原诊右肺上叶炎症治疗后复查，较前片部分新发；局部空洞形成，双肺微、小结节，较前变化不大；纵隔增大淋巴结，较前变化不大；右侧胸腔积液；甲状腺密度欠均匀，肝内钙化灶，左侧肾上腺钙化灶，$L_1$ 椎体低密度区（转移？），请结合临床及相关检查。

2023-11-30　胸部（肺）CT 直接强化示原诊右肺癌治疗后复查，右肺门旁病变较前范围稍增大；右肺中叶实变影，较前片进展；原诊右肺上叶炎症治疗后复查，较前片进展；右肺间质性改变（癌性淋巴管炎？），较前进展；左肺下叶混合磨玻璃结节，双肺微、小结节，建议复查；纵隔肿大淋巴结，右侧胸腔积液；甲状腺密度欠均匀，肝内钙化灶，胆囊壁稍厚，左侧肾上腺钙化灶，$L_1$ 椎体低密度区（转移？），请结合临床及相关检查。心肌酶谱 + 肌钙蛋白 I 示乳酸脱氢酶（LDH）251 U/L、CK 37 U/L。血糖（Glu）9.6 mmol/L。电解质示钾 3.49 mmol/L。肾功能示 UA 132 μ mol/L。肝功能示 ALT 85 U/L、AST 36 U/L、ALP 155 U/L、GGT 206 U/L、ALB 36.1 g/L。D- 二聚体 2.95 μg/mL。凝血常规 FIB 6.46 g/L。血常规 + 快速 C 反应蛋白示 WBC $10.36 \times 10^9$/L、LYM% 15.1%、GRAN% 80.1%、EOS% 0.3%、GRAN $8.30 \times 10^9$/L、RBC $3.65 \times 10^{12}$/L、HGB 110 g/L、HCT 33.8%、PLT $357 \times 10^9$/L、CRP 124.6 mg/L、血气分析示 pH 7.58、二氧化碳分压 32 mmHg、氧分压 130 mmHg、钠 131 mmol/L、钾 2.8 mmol/L、钙 1.09 mmol/L、Glu 7.8 mmol/L、HCT 34%、$HCO_3^-$ 30 mmol/L、总二氧化碳（$TCO_2$）31 mmol/L、BE（B）8 mmol/L、$SO_2$ 99%、THbc 116 g/L、肺泡 – 动脉氧分压差 65 mmHg。

2023-12-26　全身骨显像见 $L_1$ 椎体放射性异常增高，较前片（2023-10-09）全身骨显像范围增大，倾向骨转移，建议进一步检查或定期复查（3 ~ 6 个月）；其余骨骼未见明显骨转移征象。

2024-01-11 胸部（肺）CT 平扫示原诊右肺肿瘤治疗后复查，右肺门旁病变较前片变化不大；右肺炎症治疗后复查较前进展；左肺下叶混合磨玻璃结节，较前变化不大；纵隔增大淋巴结，右侧胸腔积液，右侧胸膜增厚，甲状腺密度欠均匀，肝内钙化灶，左侧肾上腺钙化灶，$L_1$ 椎体低密度区，请结合临床及相关检查。

2024-02-01 胸部（肺）CT 平扫示原诊右肺肿瘤治疗后复查，右肺门病变较前（2024-01-11）变化不大；右肺炎症治疗后复查较前片略好转；右肺上叶含气囊腔壁局部略变薄；左肺下叶混合磨玻璃结节，较前变化不大；纵隔增大淋巴结，右侧胸腔积液较前片略减少；右侧胸膜增厚，甲状腺密度欠均匀，肝内钙化灶，左侧肾上腺钙化灶，$L_1$ 椎体低密度区较前片变化不大，请结合临床及相关检查。

2024-02-01 CEA 31.78 ng/mL、NSE 20.98 ng/mL、CYFRA21-1 3.38 ng/mL、糖类抗原 724 9.53 U/mL。大生化检查示 ALP 155 U/L、GGT 206 U/L、ALB 39 g/L、GLB 40.9 g/L、A/G 1、UREA 2.4 mmol/L、TG 2.61 mmol/L、Apo-B 1.21 g/L、LDH 360 U/L、HBDH 257 U/L。

2024-02-22 胸部（肺）CT 平扫示原诊右肺肿瘤治疗后复查，右肺门病变较前片变化不大，考虑右侧癌性淋巴管炎可能；原诊右肺炎症治疗后复查较前片略好转；右肺上叶含气囊腔范围减小；左肺下叶混合磨玻璃结节，较前变化不大；纵隔增大淋巴结，右侧胸腔积液，较前片稍增多；右侧胸膜增厚，甲状腺密度欠均匀，肝内钙化灶，左侧肾上腺钙化灶，$L_1$ 椎体低密度区较前片变化不大，请结合临床及相关检查。

2024-03-14 胸部（肺）CT 平扫右肺癌治疗后复查，右肺门病变较前变化不大，考虑右侧癌性淋巴管炎；右肺炎症治疗后复查较前片大部分好转；右肺上叶含气囊腔壁变薄，右肺中叶新发类结节（04-29）；左肺下叶混合磨玻璃结节，较前变化不大；纵隔增大淋巴结较前片缩小；右侧胸腔积液较前片稍增多；右侧胸膜增厚，甲状腺密度欠均匀，肝内钙化灶，左侧肾上腺钙化灶，$L_1$ 椎体低密度区较前片变化不大，请结合临床及相关检查。

2024-04-04 肝胆胰脾肾彩超示肝脏大小形态正常，包膜光滑，实质回声欠均匀，肝内管道系统走行清晰自然，肝内外胆管无扩张。肝内探及数个强回声，大者 1.1 cm × 0.5 cm。胆囊形态大小正常，壁不厚，内透声好。胰腺头体部大小正常，实质回声均匀，尾部显示欠清。脾脏形态大小正常，实质回声均质。双肾大小形态正常，实质回声均匀，集合系统无分离。胸部（肺）CT 平扫右肺癌治疗后复查，右肺门病变较前变化不著，考虑右侧癌性淋巴管炎；右肺炎症治疗后复查较前好转；右肺上叶含气囊腔壁变薄；左肺下叶混合磨玻璃结节较前变化不大；纵隔增大淋巴结部分较前缩小；右侧胸腔积液较前积液量减少；右侧胸膜增厚，甲状腺密度欠均匀，肝内钙化灶，左侧肾上腺钙化灶，$L_1$ 椎体低密度区较前片变化不大，请结合临床及相关检查。

2024-05-06　双侧髂总、髂内、髂外、股总、股浅、腘、胫前、胫后静脉彩超未见明显血栓。胸部（肺）CT 平扫右肺癌治疗后复查，右肺门病变较前片变化不大，考虑右侧癌性淋巴管炎；右肺炎症治疗后复查较前好转，右肺上叶含气囊腔较前增大、囊壁变薄，右肺下叶炎症局部稍好转，建议继续治疗后复查；左肺下叶混合磨玻璃结节较前变化不大；纵隔增大淋巴结较前相仿；右侧胸腔积液较前相仿；右侧胸膜增厚，甲状腺密度欠均匀，肝内钙化灶，左侧肾上腺钙化灶，$L_1$ 椎体低密度区较前片变化不大，请结合临床及相关检查。

2024-05-27　胸部（肺）CT 平扫右肺癌治疗后复查，右肺门病变较前片变化不著，考虑右侧癌性淋巴管炎；右肺炎症治疗后复查较前变化不大；左肺下叶混合磨玻璃结节较前变化不大；纵隔增大淋巴结较前相仿；心包少量积液，右侧胸腔积液较前相仿；右侧胸膜增厚，甲状腺密度欠均匀，肝内钙化灶，左侧肾上腺钙化灶 $L_1$ 椎体低密度区较前片变化不大，请结合临床及相关检查。

2024-06-17　胸部（肺）CT 平扫右肺癌治疗后复查，右肺门病变较前片变化不大，考虑右侧癌性淋巴管炎；右肺炎症治疗后复查较前变化不大（空洞壁较前局部略厚）；左肺下叶混合磨玻璃结节较前变化不大；纵隔增大淋巴结较前相仿；心包少量积液，右侧胸腔积液较前相仿；右侧胸膜增厚，甲状腺密度欠均匀，肝内钙化灶，左侧肾上腺钙化灶，$L_1$ 椎体骨质改变，请结合临床及相关检查。

2024-07-09　肝胆胰脾肾彩超肝脏大小形态正常，包膜光滑，实质回声不均匀，肝内管道系统走行清晰自然，肝内外胆管无扩张，肝内探及 0.7 cm × 0.5 cm 强回声。胆囊形态大小正常，壁不厚，内透声好。胰腺头体部大小正常，实质回声均匀，尾部显示欠清。脾脏形态大小正常，实质回声均匀。双肾大小形态正常，实质回声均匀，集合系统无分离。胸腔内探及液性暗区，最大液深约 5.3 cm。肝脏不均质改变，请结合肝功能；肝内钙化灶。胸腔积液。胸部（肺）CT 平扫右肺癌治疗后复查，右肺门病变较前变化不大，考虑右侧癌性淋巴管炎；原诊右肺炎症较前减轻；左肺下叶混合磨玻璃结节，较前变化不大；纵隔增大淋巴结较前相仿；心包少量积液，右侧胸腔积液较前增多；右侧胸膜增厚，甲状腺密度欠均匀，肝脏、左侧肾上腺钙化灶，请结合临床及相关检查。

入院后完善相关检验。

2024-10-21　血常规示 RDW-CV 16.1%，PDW 17.1 fL，MID $0.87\times10^9$/L。肝功能示 AST 52 U/L、ALP 179 U/L、GGT 221 U/L、SA 954.32 mg/L、TBA 17.1 μmol/L、PALB 139 mg/L。CEA 99.46 ng/mL、CYFRA21-1 9.57 ng/mL。自动分析心电图示，窦性心律、房性期前收缩、房早未下传、房性逸搏、短 P-R 间期、ST-T 改变、Q-Tc 间期延长。

2024-10-22　耻区（双肾水平）CT 平扫 + 强化示原右肺癌治疗后复查，较前右肺门病变进展，累及右肺动静脉、左心房，右肺上叶空洞壁较前增厚，右肺癌性淋巴结炎进展；左肺下叶混合磨玻璃结节，较前变化不大，随诊；双侧胸腔积液，右肺部分膨胀不张；纵隔增大淋巴结；心包积液，较原片积液量增多；右侧胸膜增厚；甲状腺密度欠均匀，建议结合专科检查；肝实质强化不均；肝内钙化灶；肝镰状韧带旁假病灶；右侧肾上腺结节，左侧肾上腺饱满并钙化灶；左肾小囊肿；考虑子宫肌瘤；盆腔内富血供占位，建议结合专科检查；盆腔积液；$L_1$ 椎骨骨质密度增高；请结合临床，消化道及骨质情况请结合其他相关检查。

2024-10-24　凝血示，FIB 5.15 g/L。乙肝五项 +HIV+TP+HCV+HCV-cAg 示 HBsAg ＞ 125 IU/mL、HBeAg 23.98 S/CO、HBcAb 0.17 S/CO。凝血示 FIB 5.15 g/L。

## 【诊断】

诊断：恶性肿瘤维持性化疗；恶性肿瘤靶向治疗；右肺中叶恶性肿瘤（腺癌 $T_4N_2M_1$ ⅣA 期，PD-L1 35%）；肺门淋巴结继发恶性肿瘤；纵隔淋巴结继发恶性肿瘤；骨继发恶性肿瘤；急性胃黏膜病变；肺结节；慢性乙型病毒性肝炎。

## 【诊疗经过】

2022-11-04　完善相关辅助检查。给予头孢哌酮舒巴坦抗感染，氨溴索化痰，机械辅助排痰，氨酚双氢可待因片止咳治疗。患者既往患慢性乙型肝炎，继续替诺福韦抗病毒治疗。

2022-11-13　颈腹盆腔 CT 平扫 + 强化示甲状腺低密度灶，建议结合超声检查；肝内脏钙化灶，左侧肾上腺钙化灶，盆腔内富血供占位（子宫肌瘤？），请结合临床。颅脑 MRI 平扫 + 动态强化双侧额叶皮质下区腔隙性缺血灶。

2022-11-16　经 MDT 讨论，认为手术风险较高，因此不建议手术，行基因检测以明确是否可行靶向药物治疗。

2022-11-24　基因突变示 L858R+，口服埃克替尼靶向治疗。定期门诊复查随诊。

2023-10-05　患者咳嗽、咳痰伴痰中带血。完善辅助检查。血常规 + 快速 C 反应蛋白示 WBC 16.70 × $10^9$/L、EOS 0.2%、LYM 3.49 × $10^9$/L、MID 0.75 × $10^9$/L、GRAN 12.43 × $10^9$/L、RDW-SD 46.2 fL、CRP 27.2 mg/L。IL-6 8.20 pg/mL、肝功能示 ALT 264 U/L、AST 61 U/L、GGT 186 U/L、ALB 39.9 g/L。血脂分析示血清总胆固醇（CHO）15.8 mmol/L、血清甘油三酯（TG）1.77 mmol/L、低密度脂蛋白胆固醇（LDL-C）2.46 mmol/L。尿液分析 + 尿沉渣定量 Glu 2+。降钙素原、肾功能、电解质、血糖、凝血常规 +D- 二聚体无明显异常。考虑社区获得性肺炎，给予哌拉西林钠他唑巴坦钠抗感染，甲泼尼龙减轻渗出、促进炎症吸收，溴己新化痰，丙酸倍氯米松雾化缓解气管痉挛，阿斯美、杏贝止咳颗粒止咳，奥美拉唑抑酸护胃等治疗。

2023-10-10　血常规 + 快速 C 反应蛋白示 WBC 12.89 × $10^9$/L、LYM 3.94 × $10^9$/L、MID 0.61 × $10^9$/L、GRAN 8.23 × $10^9$/L、CRP 8.7 mg/L。肝功能示 ALT 55 U/L、GGT 136 /L、ALB 35.2 g/L、电解质示钾 2.76 mmol/L、$CO_2$ 32.9 mmol/L，肾功能、降钙素原、IL-6 无明显异常。肺功能见通气功能大致正常，支气管扩张试验阴性。

2023-10-16　患者既往有恶性肿瘤病史，肺部渗出影，反复抗感染效果欠佳，考虑恶性肿瘤不除外，同时不除外特殊致病菌导致的感染如隐球菌、结核等，行 CT 引导下肺穿刺活检明确病理诊断，同时行组织穿刺培养 + 药敏。

2023-10-22　病理结果见（右肺肿物穿刺）肺组织急、慢性炎症，伴肺泡间隔增宽、泡沫细胞聚集及纤维组织增生，部分肺泡腔充血、出血。

2023-10-24　患者肺炎，抗感染治疗效果不佳，行纤支镜检查，镜下见鼻咽通气道置入，局部暴露不清。声带活动正常。气管未见明显异常，隆突增宽。左肺所见各级支气管开口未见明显异常。右上叶后段开口黏膜肥厚、增生，根据影像学于右肺上叶后段行生理盐水灌洗送检培养、GM 试验及 NGS，右中间段支气管黏膜肥厚、增生，右肺中叶支气管狭窄，黏膜肥厚、增生、充血，远端管腔不能进入，右下叶开口黏膜肥厚，远端管腔通畅。

2023-10-28　灌洗液培养结果正常，曲霉菌抗原定量正常。NGS 结果示空肠普雷沃菌、苍白普雷沃菌、产黑素普雷沃菌、真菌结果：检出耶氏肺孢子菌。诊断耶氏肺孢子菌病，加用复方磺胺甲噁唑（新诺明）治疗。

2023-11-30　床旁自动分析心电图大致正常。给予磺胺甲噁唑抗感染，溴己新化痰，喘定平喘治疗。

2023-12-01　乙肝五项 + 乙肝前 S1 蛋白 +HIV+TP+HCV+HCV-cAg，HBsAg ＞ 125 IU/mL、HBeAg 37.57 S/CO、HBcAb 0.08 S/CO、HBV-PreS1 Ag 6 S/CO。ESR 23 mm/h。

患者病灶较前增大，不除外肿瘤病理类型转化，行 CT 引导下经皮肺穿刺活检。

2023-12-03　患者肺癌，病变较强进展，行 MDT 讨论，患者肺腺癌诊断明确，无手术指征，建议内科保守治疗，口服阿美替尼靶向治疗。

2023-12-05　病理（右肺门肿物）非小细胞癌，结合免疫组化符合浸润性腺癌。免疫组化示 CK7（+）、TTF-1（+）、NapsinA（部分+）、P40（-）、CK5/6（-）、Ki-67（index 6%）。G 试验、GM 试验、呼吸道病原体、痰培养未见异常。

2023-12-05　患者胸闷、喘憋缓解不明显，喘定调整为 0.5 g，每日 2 次，平喘治疗；不除外心功能减低所致，给予呋塞米、螺内酯利尿减轻心脏负荷治疗；患者反复咳嗽、喘憋，既往真菌性肺炎、肺孢子菌病，经抗感染治疗效果不佳，给予伏立康唑抗真菌治疗。

2023-12-14　胸部（肺）CT 平扫原诊右肺肿瘤治疗后复查，右肺门旁病变较前相仿，部分较前略好转，部分较前新增左肺下叶混合磨玻璃结节，建议复查。纵隔肿大淋巴结，右侧胸腔积液，甲状腺密度欠均匀，肝内钙化灶，胆囊壁稍厚，左侧肾上腺钙化灶，$L_1$ 椎体低密度区（转移？），请结合临床及相关检查。

患者自行就诊于外院，建议行化疗联合抗血管治疗。

2024-01-11　完善相关检查。

2024-01-13　患者浸润性腺癌诊断明确，完善相关检查未见明显异常，排除禁忌，给予培美曲塞二钠+奈达铂全身化疗，联合贝伐珠单抗抗血管治疗，辅以昂丹司琼、甲氧氯普胺、异丙嗪止吐，雷尼替丁抑酸护胃等治疗。

2024-01-13　腰椎 MRI 平扫+水成像示腰椎退行性变 $L_1$ 椎体异常信号（转移瘤？），$L_1$、$L_2$、$L_4$、$L_5$ 椎体血管瘤，$L_{3\sim4}$、$L_{4\sim5}$ 椎间盘膨出，$L_5\sim S_1$ 椎间盘突出腰骶椎后方软组织水肿请，请结合临床及相关检查。

2024-02-01　完善相关检查，排除禁忌，给予培美曲塞二钠+奈达铂全身化疗，联合贝伐珠单抗抗血管治疗，辅以昂丹司琼、甲氧氯普胺、异丙嗪止吐，雷尼替丁抑酸护胃等治疗。

2024-02-22　完善相关检查。

2024-02-23　给予培美曲塞二钠+奈达铂全身化疗，联合贝伐珠单抗抗血管治疗，辅以昂丹司琼、甲氧氯普胺、异丙嗪止吐，雷尼替丁抑酸护胃等治疗。

2024-03-14　给予培美曲塞二钠+奈达铂全身化疗，联合贝伐珠单抗抗血管治疗，辅以昂丹司琼、甲氧氯普胺、异丙嗪止吐，雷尼替丁抑酸护胃等治疗。

2024-04-04　完善相关检查。

2024-04-14　给予培美曲塞二钠+奈达铂全身化疗，联合贝伐珠单抗抗血管治疗，辅以昂丹司琼、甲氧氯普胺、异丙嗪止吐，雷尼替丁抑酸护胃等治疗。

2024-05-06　完善相关检查，给予培美曲塞二钠全身化疗，联合贝伐珠单抗抗血管治疗，辅以昂丹司琼、甲氧氯普胺、异丙嗪止吐，雷尼替丁抑酸护胃等治疗。

2024-05-27　完善相关检查，给予培美曲塞二钠全身化疗，联合贝伐珠单抗抗血管治疗，辅以昂丹司琼、甲氧氯普胺、异丙嗪止吐，雷尼替丁抑酸护胃等治疗。

2024-06-17　完善相关检查，给予培美曲塞二钠全身化疗，联合贝伐珠单抗抗血管治疗，辅以昂丹司琼、甲氧氯普胺、异丙嗪止吐，雷尼替丁抑酸护胃等治疗。

2024-07-09　患者咳嗽、咳痰伴胸痛，完善相关检查。

2024-07-12　患者胸腔积液，给予胸腔穿刺引流，送检胸腔积液脱落细胞学检查。腹上区 MRI 平扫 + 动态强化肝左叶钙化灶，肝右叶小囊肿；胆囊壁厚，胆囊内胆汁淤积可能；左肾小囊肿；双侧胸腔积液，考虑胸腹壁皮下脂肪间隙水肿改变；$L_1$ 椎体结节，结合病史考虑转移瘤可能。

2024-07-14　脱落细胞学检查与诊断 + 图文病理报告，（胸腔积液）涂片及细胞块内查见少许腺癌细胞。

2024-07-15　结合患者辅助检查，考虑病情进展，行 MDT 讨论，建议更换二线方案全身化疗，可更换靶向药物为舒沃替尼治疗，胸膜继发恶性肿瘤、恶性胸腔积液，可局部胸腔注药治疗。患者表示拒绝，自动出院。

## 【出院情况】

患者诉咳嗽，呈阵发性，咳白黏痰，量较多，无痰中带血及拉丝，未诉明显胸闷、憋气，无发热、乏力，无胸痛、心慌，无恶心、呕吐，睡眠、饮食可，大小便正常。查体双肺叩诊呈清音，听诊呼吸音低，未闻及明显的干湿啰音。心律齐，心音可，各瓣膜听诊区未闻及病理性杂音。

## 【讨论】

患者右肺中叶腺癌诊断明确，根据《IASLC 第 9 版肺癌 TNM 分期》，分期为 $T_4N_2M_0$ ⅢA 期。行 MDT 讨论：手术风险高，不建议手术，送检基因检测明确是否可行靶向药物治疗。基因检测结果提示 EGFR21 位点 L858R+ 突变。表皮生长因子受体（EGFR）敏感突变包括 19 号外显子缺失突变（19del）和 21 号外显子点突变（L858R），占 EGFR 突变的 90%。根据 2021 年版《CSCO 非小细胞肺癌诊疗指南》推荐，给予口服埃克替尼靶向治疗。

研究表明，EGFR 基因突变靶向药物治疗，多在 6 个月至 1 年出现靶向药物耐药，该患者 2023 年 12 月出现淋巴结肿大，考虑出现耐药，根据 CSCO 指南，给予更换为一线化疗联合抗血管生成治疗，行培美曲塞二钠联合卡铂全身化疗，同时使用贝伐珠单抗抗血管生成治疗。

患者肺癌治疗过程中，纵隔淋巴结进行性增大，考虑肺恶性肿瘤缓慢进展，可行超声支气管镜检查并淋巴结穿刺活检明确纵隔淋巴结性质。超声支气管镜是一种利用超声探头扫描，联合微生物学、细胞学、病理学等多个方法检查的诊断技术，在超声引导下可精准定位病灶位置并取材，临床应用广泛。

患者肺恶性肿瘤诊断明确，根据 CSCO 指南行靶向治疗，后患者肺部靶病灶逐渐进展，更换阿美替尼靶向治疗，同时给予培美曲塞二钠、卡铂一线方案全身化疗，联合血管内皮抑制剂贝伐珠单抗抗血管生成治疗，患者靶病灶仍缓慢进展，2024 年版 CSCO 指南新增“舒沃替尼”为晚期 EGFR exon20ins NSCLC 患者的Ⅰ级推荐。给予调整为舒沃替尼联合全身化疗及抗血管生成治疗。WU-KONG6 是一项单臂、多中心Ⅱ期临床试验，旨在评估舒沃替尼单药治疗既往接受铂化疗失败、进展的晚期 EGFR exon20ins NSCLC 患者的疗效和安全性。

肺癌是严重威胁人类生命的重大疾病，虽然近年来肺癌治疗取得了显著进步，如新辅助全身免疫治疗、靶向治疗等，肺癌患者的生存率也逐渐提高，但肺癌的治疗仍只是延缓疾病的进展。对于部分患者，全身化疗、靶向治疗、免疫及抗血管治疗，效果较差。

（任　桥）

# 案例 4　肺上皮样血管内皮瘤

## 【基本信息】

患者女，60 岁。

主诉：痰中带血 4 年余，近 1 个月确诊为肺上皮样血管内皮瘤。

现病史：患者自上次出院后，至外院就诊，建议行肺肿物消融治疗，患者目前无咳嗽、咳痰，无痰中带血，现为行进一步治疗，门诊以“肺恶性肿瘤”收住入院。患者自患病以来，神志清，精神一般，睡眠可，大小便正常，近期体重无明显增减。

既往史：患者 4 年前无明显原因及诱因出现咳嗽、咳痰，痰中带血丝，无胸闷、憋气，无发热，无心悸，无头痛、头晕，无恶心、呕吐，来我院就诊。2019-06-30 曾于我院门诊行胸部 CT 示双肺结节，未治疗及复查。2023-12-02 前往外院复查胸部 CT 示肺结节。2023-12-03 至我院呼吸内科门诊行胸部 CT 平扫见双肺多发实性小结节，建议进一步检查除外转移。为行明确诊治入住我院呼吸内科，2023-12-06 行 PET/CT 检查。甲状腺高代谢结节，进一步完善甲状腺彩超未见明显异常。鼻咽部高代谢，不除外恶性肿瘤并肺内转移，请耳鼻喉科会诊，给予活检，病理未见恶性肿瘤细胞。2023-12-11 行肺穿刺活检，2023-12-18 行活检病理，建议全身化疗，患者及家属拒绝，要求到上级医院进一步就诊，签署拒绝治疗及自动出院告知书后办理出院。

## 【查体】

体格检查：体温 36.7℃，脉搏 72 次 / 分，呼吸 19 次 / 分，血压 115/75 mmHg，身高 161 cm，体重 58 kg。

专科检查：胸廓对称，胸骨无压痛，双侧胸叩诊清音，听诊双肺呼吸音粗，双肺未闻及干湿啰音。

辅助检查：

2023-12-03　胸部 CT 平扫见双肺多发实性小结节，建议进一步检查。不排外转移可能；双肺少许纤维灶；双肺下叶脊柱旁骨赘相关性间质性改变；右肺门区、纵隔钙化；灶主动脉粥样硬化；迷走右锁骨下动脉、双侧腋窝稍大淋巴结、左肾上腺区可疑结节。

2023-12-04　床旁自动分析心电图显示窦性心律 ST 段改变。心脏彩超示，主动脉瓣钙化；二尖瓣少量反流，三尖瓣少量反流。胸部增强 CT 示双肺多发实性小结节，不排除转移可能，双肺少许纤维灶；双肺下叶脊柱旁骨赘相关性间质性改变；右肺门区、纵隔钙化灶；主动脉粥样硬化、迷走右锁骨下动脉、双侧腋窝稍大淋巴结、左肾上腺结节。血气分析，钙 0.99 mmol/L、Glu 6.2 mmol/L、$HCO_3^-$ 28.5 mmol/L、$TCO_2$ 29.8 mmol/L、BE（B）3.9 mmol/L、肺泡 – 动脉氧分压差 9 mmHg。

2023-12-05　肾功能示 UA 361 μmol/L，余检验结果未见明显异常。

2023-12-06 PET/CT 见双肺多发结节，部分代谢略增高，考虑转移可能性大；甲状腺左叶略高代谢结节，建议专科检查除外原发恶性病变；左侧鼻咽壁高代谢灶（恶性病变？头长肌生理性改变？），建议内镜及增强 CT 检查；左侧肾上腺结节，代谢未见明显增高，多考虑腺瘤，请随诊；双肺纤维灶；鼻旁窦炎；考虑双侧腋窝炎性增生性淋巴结；宫腔积液。

2023-12-11 病理检查，快速石蜡制片见黏膜组织（鼻咽壁）急、慢性炎，伴淋巴组织增生及淋巴滤泡形成。免疫组化示 CK 广谱阴性、CD3（部分 +）、CD20（部分 +）、CD21（FDC 网 +）、CD4（部分 +）、CD8（部分 +）、CD56（个别 +）、Ki-67（生发中心 95%，余 10%）。

2023-12-18 活检病理（左肺肿物穿刺）示间叶源性肿瘤，结合远程病理专家会诊意见及免疫组化结果符合上皮样血管内皮瘤。免疫组化示 CK 广谱阴性、CK7（-）、Vimentin（+）、TTF-1（-）、TGIHC（-）、S-100（-）、Syn（部分 +）、CD68（-）、Galectin-3（+）、CD56（部分 +）、PR（-）、SMA（少许 +）、D2-40（-）、CD34（部分 +）、Desmin（-）、HMB45（-）、CgA（-）、SSTR-2（-）、ERG（+）、CK5/6（-）、P63（-）、Ki-67（3%）。

## 【诊断】

初步诊断：肺上皮样血管内皮瘤双肺转移；鼻咽部炎症；左侧肾上腺腺瘤。

鉴别诊断如下：

（1）肺结核：多见于青年患者，病变常见于上叶尖、后段或下叶背段，一般增长不明显，病程较长，在 X 线片上块影密度不均匀，可见到稀疏透光区，常有钙化点，边缘光滑，分界清楚，肺内常另有散在性结核病灶。

（2）肺部良性肿瘤：一般无临床症状，生长缓慢，病程长。在 X 线片上显示接近圆形的块影，可有钙化点，轮廓整齐，边界清楚，多无分叶状。

（3）转移瘤：指原发于其他部位的恶性肿瘤经血液或淋巴道转移到肺组织，多为双肺多发性病灶，大小不一，类圆形，密度均匀，多位于下叶的外 1/3，肺穿刺活检可明确诊断。

最终诊断：肺上皮样血管内皮瘤双肺转移；鼻咽部炎症；鼻咽部肿瘤待诊；左侧肾上腺腺瘤；甲状腺占位。

## 【诊疗经过】

入院完善辅助检查。

2023-12-04　患者咳嗽、咳痰，胸部 CT 示多发实性结节，考虑恶性肿瘤、转移瘤。

2023-12-06　进一步完善甲状腺彩超未见明显异常，嘱密切复查。

2023-12-07　甲状腺、颈部淋巴结彩超显示甲状腺、颈部淋巴结未见明显异常。鼻咽部高代谢，不除外恶性肿瘤并肺内转移，请耳鼻喉科会诊，给予活检，病理未见恶性肿瘤细胞。

2023-12-11　行 MDT 讨论，无手术及放疗机会，建议全身化疗，患者及家属拒绝。

2024-01-17　患者肺上皮样血管内皮瘤、双肺转移。颅脑 MRI 平扫 + 动态强化见双侧额顶叶皮层下区、脑干、双侧放射冠及半卵圆中心区腔隙性脑梗死，脑白质疏松，部分鼻旁窦炎症。

2024-01-18　鼻咽部 MRI 平扫 + 动态强化见左侧鼻咽壁增厚，恶性可能，颈部稍大淋巴结，建议首选全身化疗。患者家属要求先局部控制病情，拟行肺占位射频消融治疗。

术前讨论结论及术前小结如下。

简要病情：患者诊断为肺上皮样血管内皮瘤，目前存在双肺多发转移病灶，患者拒绝全身化疗，为减轻肿瘤负荷，提高患者生活质量，现提请科内讨论，拟行肺消融手术。

术前诊断：肺上皮样血管内皮瘤，双肺转移。

手术指征：患者为肺上皮样血管内皮瘤，已无手术机会，目前尚无统一的全身化疗治疗方案，经上级医院会诊，可行局部治疗。

拟施手术名称和方式：CT 引导下肺消融手术。

拟施麻醉方式：局部麻醉。

术前准备：血常规、凝血常规、大生化未见明显异常，双下肢静脉超声未见血栓形成，PET/CT 等，无手术禁忌。

注意事项：患者行肺消融手术，该病灶邻近血管、神经等，进针应注意选择合适路径，避开重要血管、神经及脏器，尽量做到粒子分布均匀。

手术者术前查看患者相关情况：患者病情稳定，精神状态良好，各项辅助检查无影响手术实施的阳性指标，各项术前准备充分，可以按时进行手术。嘱术中精细操作，注意保护毗邻重要结构；术中术后注意生命体征变化情况，予以镇痛对症治疗。有关术中及术后可能出现的猝死、大出血、恶性心律失常、心衰等意外情况、并发症及预后等（详见手术知情同意书），已向其授权委托人交代清楚，患者授权委托人已了解手术有关情况，签字同意手术。

于 2024-01-18 行左肺肿瘤消融术，术后出现发热及疼痛不适，复查胸部 CT 提示肿瘤局部渗出，给予对症退热及止痛治疗，目前病情平稳，给予办理出院。

## 【出院情况】

患者一般情况好，无发热、乏力，无恶心、呕吐，无胸闷、憋气。

查体：双肺呼吸音清，左下肺可闻及干啰音，其余部位未闻及干湿啰音，腹软，肝脾肋下未触及，肝肾区无叩击痛，双下肢不水肿。

## 【讨论】

上皮样血管内皮瘤（EHE）是一种罕见的起源于血管内皮细胞的低至中等级别恶性肿瘤。Dail 等于 1975 年首次报道本病，Weiss 和 Enzinger 于 1982 年根据肿瘤细胞来源将其命名为 EHE。EHE 可发生于全身多个部位，其中肺上皮样血管内皮瘤（pulmonary epithelioid hemangio endothelioma，P-EHE）极为罕见，目前无标准治疗策略。无症状患者可定期随访，其中可手术的部分患者行根治性手术疗效较好。P-EHE 的放疗敏感性较差，对有症状且无法手术根治的患者，全身化疗成为最常用的治疗手段。铂类、紫杉醇、依托泊苷等多种化疗药物均被使用过，尽管有个别患者取得一定疗效，但整体疗效并不确切。鉴于肿瘤细胞来源以及血管内皮生长因子在 P-EHE 发生发展过程中具有重要作用，抗血管生成药物似乎是治疗转移性 P-EHE 的最佳选择。

P-EHE 好发于中年女性，中位发病年龄约为 40 岁，多数为体检时偶然发现，部分患者可有咳嗽、呼吸困难、胸痛、体重减轻、贫血等非特征性临床表现。CT 常表现为双肺多发的沿中小血管和支气管分布的高密度结节影，形态较规则，增强后均匀强化，可伴有肺门及纵隔淋巴结肿大，累及胸膜时常有胸膜增厚和胸腔积液。

PET/CT 多表现为病灶摄取 18F- 氟代脱氧葡萄糖（18F-fluorode-oxy-glucose，18F-FDG）增加。病理检查是确诊 P-EHE 的关键，光镜下肿瘤细胞呈巢状、腺管状排列，细胞质丰富，可见细胞质内空泡、Weibel-Palade 小体等特征性结构。免疫组化显示 CD31、CD34、ERG 等血管内皮标志物阳性。

综上所述，P-EHE 是一种罕见的血管源性肿瘤，由于发病率极低且缺乏特征性临床及影像学表现，极易被误诊。对于晚期 P-EHE 患者，应用安罗替尼单药治疗取得的疗效可能有限，抗血管生成治疗联合化疗可能会获得更好的疗效。

（任　桥）

## 案例 5　左肺上叶腺癌合并气管食管瘘

### 【基本信息】

患者男，54 岁。

主诉：确诊肺癌 1 年，发现脑转移 6 个月，咳嗽、咽痛 1 月余。

现病史：患者因发现左肺占位 4 天于 2023-11-10 就诊于我院胸外科，完善胸部增强 CT 见左肺上叶占位，考虑恶性肿瘤并左肺门、纵隔增大淋巴结。经科室讨论，暂不适合手术。2024-10 患者感阵发性刺激性咳嗽加重，无咳痰，伴咽痛及右侧胸骨旁疼痛。2024-10-14 患者为行进一步诊疗入住我科，电子喉镜下见鼻咽部黏膜光滑，口咽黏膜充血，下咽、喉部黏膜光滑，未见新生物，会厌活动正常，杓间区黏膜粗糙，右侧声带前端白膜覆盖，双声带活动好，发“一”时闭合可。支气管镜下见左肺下叶基底段脓性分泌物。结合患者症状、既往肺部放疗史及近期胸部 CT 结果，考虑患者存在放射性肺炎，给予静脉补充维生素、氧气雾化吸入、化痰、平喘治疗，症状好转出院。患者院外仍有阵发性刺激性咳嗽，有少许白痰，不易咳出，伴咽痛，伴胸闷、憋气，活动后加重，于我院肿瘤内科住院治疗，给予抗感染、化痰、止咳等对症支持治疗，疗效不佳，1 天前出现痰中带血，现为行进一步诊疗就诊于我科，门诊以“左肺癌”收入院。患者近 3 个月以来，神志清，精神可，饮食、睡眠可，大小便正常，体重近期增加 5 kg。

既往史：2014 年因右肾结石于外院行碎石术，目前仍存在右肾结石。

## 【查体】

体格检查：体温 36.5℃，脉搏 78 次 / 分，呼吸 19 次 / 分，血压 86/55 mmHg，身高 168 cm，体重 76 kg。

专科检查：胸廓对称，双侧呼吸动度对称，胸骨无压痛，双侧胸叩诊清音，听诊双肺呼吸音粗，可闻及干啰音。

辅助检查：

外院辅助检查如下。

2023-11-06　胸部 CT（外院）见左肺上叶占位。

2023-11-12　胸部 CT 见右肺上叶占位，考虑恶性肿瘤并左肺门、纵隔增大淋巴结，双肺微小结节，主动脉及冠状动脉粥样硬化，甲状腺改变，脂肪肝，肝中静脉旁异常密度灶，血管瘤可能。

2023-11-13　颅脑 MRI 见脑内少许缺血灶；部分空蝶鞍；双侧筛窦炎。

2023-11-15　穿刺病理（左肺肿物穿刺）结合免疫组化符合浸润性腺癌。免疫组化，CK7（+）、TTF-1（+）、NapsinA（+）、P40（-）、CK5/6（-）、CK20（-）、CDX-2（-）、SATB-2（-）、 Villin（+）、Ki-67（55%）。PD-L1（22C3）TPS（%）=PD-L1 染色阳性肿瘤细胞数 / 活肿瘤细胞总数 ×100% ＜ 1%。

2023-12-22　胸部 CT 平扫见左肺恶性肿瘤并左肺门、纵隔肿大淋巴结，较前肿瘤范围见缩小，淋巴结变化不大；双肺微、小结节，较前变化不大，双肺胸膜下轻度间质性改变，主动脉及冠状动脉粥样硬化，左侧胸膜局部增厚，甲状腺右叶脂肪瘤可能，轻度脂肪肝。

2024-01-18　胸部 CT 见原诊左肺恶性肿瘤并左肺门、纵隔肿大淋巴结，较前肿瘤范围稍小，淋巴结变化不大；双肺微、小结节，较前变化不大，双肺胸膜下轻度间质性改变，主动脉及冠状动脉粥样硬化，左侧胸膜局部增厚，甲状腺右叶脂肪瘤可能，请结合专科检查，考虑轻度脂肪肝，肝右前叶异常强化灶，血管瘤可能。颅脑 CT 平扫考虑双侧基底核区腔隙性脑梗死，请结合临床。

2024-01-29　术后病理左肺肿物穿刺活检及化疗后再切标本（左肺上叶及肿物）浸润性腺癌，低分化（筛状或复杂腺样约 92%，实性约占 5%，腺泡状约 3%）可见气腔播散，间质淋巴组织增生，伴坏死及纤维组织增生，可见泡沫细胞聚集及胆固醇结晶肉芽肿形成，符合治疗后改变，总体积 4.5 cm × 4 cm × 3.5 cm，未累及肺被膜，累及细支气管，未见明确脉管内癌栓及神经侵犯；支气管、血管断端净，肺断端净；淋巴结内未见癌转移（支气管旁 0/1、第 5 组 0/1、第 6 组 0/9、第 7 组 0/1、第 10 组 0/3、第 11 组 0/3、第 12 组 0/4）。新辅助治疗后病理反应评估：残存活肿瘤细胞 70%、坏死 10%、间质 20%。病理学分期 $ypT_{2b}N_0M_x$。免疫组化示 TTF-1（+）、NapsinA（+）、P40（-）、CK7（+）、CK20（-）、CDX-2（局灶 +）、Ki-67（i45%）。特殊染色结果弹力纤维（+）。

2024-05-27　颅脑 MRI 见右侧顶叶占位性病变，结合病史考虑转移，脑内少许缺血灶，部分空蝶鞍，左侧上颌窦、双侧筛窦炎。

2024-05-29　PET/CT 示，左肺上叶肺癌综合治疗后右侧顶叶高代谢占位并周围组织水肿，考虑脑转移瘤，必要时请结合 MRI 检查；纵隔 4L 区肿大淋巴结，代谢略增高，考虑转移可能性大，建议对比前片左肺下叶多发斑片状高密度影，代谢增高，考虑炎性病变，建议治疗后复查；左侧第 6 前肋周围软组织局部代谢增高，考虑术后改变，建议随诊；考虑甲状腺右叶脂肪瘤；右肺小结节及微结节，代谢不高，建议随诊观察；脂肪肝；右肾形态改变，请结合临床；前列腺钙化灶；动脉硬化；脊柱退行性变；PET/CT 断层显像余部未见明显异常代谢。

2024-05-31　心脏彩超见三尖瓣少量反流。

2024-06-17　下肢超声显示双侧髂静脉、下肢深静脉未见明显血栓。

2024-06-18　颈胸腹盆 CT 左肺上叶术后复查，见右侧顶叶占位（转移瘤？），右肺微、小结节，较前片变化不大；考虑双肺炎症；主动脉及冠状动脉粥样硬化；纵隔肿大淋巴结，较前片变化不大；心包及左侧胸腔少许积液；甲状腺右叶脂肪瘤可能；脂肪肝；肝内异常强化灶，血管瘤？建议复查考虑右肾结石，右肾局部萎缩；右肾稍低密度灶，前列腺钙化灶；盆腔钙化灶。

2024-07-10　心脏彩超显示二尖瓣少量反流；三尖瓣少量反流。胸部 CT 平扫见左肺上叶术后复查，见右肺微、小结节，右叶部分较前片新增；考虑双肺炎症；主动脉及冠状动脉粥样硬化；纵隔肿大淋巴结，较前片变化不大；心包少许积液；甲状腺右叶脂肪密度影。

2024-07-17　胸部 CT 平扫左肺上叶术后复查，与前片（2024-07-10）所见大致相同；双肺微、小结节，与前片所见大致相同；原诊双肺炎症复查，较前片似略进展；主动脉及冠状动脉粥样硬化；纵隔肿大淋巴结，较前片变化不大；心包少许积液；甲状腺右叶脂肪密度。

2024-07-24　胸部 CT 平扫左肺上叶术后；原诊双肺炎症复查较前片大致相同；双肺微、小结节；主动脉及冠状动脉粥样硬化；左侧锁骨下及纵隔稍大淋巴结，较前片变化不著；心包少许积液；甲状腺右叶脂肪密度。

2024-08-06　胸部 CT 平扫见左肺上叶术后较前片（2024-07-24）对照大致相同；

双肺微、小结节，建议随诊；主动脉及冠状动脉粥样硬化；左侧锁骨下及纵隔稍大淋巴结，较前片变化不大；心包少许积液；甲状腺右叶脂肪密度影。

2024-09-05　颈胸腹盆 CT 左肺上叶术后复查所见；右肺微、小结节，较前部分结节稍增大；原诊双肺炎症，较前右肺上叶局部新增；主动脉及冠状动脉粥样硬化；纵隔增大淋巴结，较前片变化不大；右肺门稍大淋巴结，左侧胸腔积液；心包积液；肝内异常强化灶（血管瘤？），较前大致相仿，建议复查；右肾局部欠规整，右肾多发高密度灶；右肾稍低强化灶，较前相仿。

2024-09-06　颅脑 MRI 见右侧顶叶占位性病变，结合病史考虑转移，较前片病变实性成分及周围水肿范围缩小；脑内缺血灶；脑白质高信号，符合 Fazekas 1 级部分空蝶鞍双侧上颌窦、筛窦少许炎症。

2024-09-21　心脏彩超见二尖瓣少量反流。

2024-09-30　胆囊彩超见胆囊大；胆囊壁增厚。颈胸腹盆 CT 见左肺上叶术后复查所见；甲状腺改变；双侧上颌窦炎症；右肺微、小结节，较前相仿；原诊双肺炎症，较前相仿；主动脉及冠状动脉粥样硬化；右肺门稍大淋巴结、纵隔增大淋巴结，较前片变化不大；左侧胸腔积液，左侧胸膜局部增厚；心包积液；食管、胃壁略增厚；右肾局部欠规整，右肾多发高密度灶；前列腺钙化灶；盆腔钙化灶。

2024-10-07　胸部 CT 平扫左肺上叶术后复查所见左肺片状影（放疗后改变？），双肺多发小结节，双肺慢性炎症；主动脉及冠状动脉粥样硬化；左侧胸腔积液，双侧胸膜局部增厚；少量心包积液；食管壁稍厚。

2024-10-14　胸部 CT 平扫左肺上叶术后复查所见左肺片状影，较前片变化不大；双肺微、小结节，较前变化不大；双肺纤维灶；主动脉及冠状动脉粥样硬化；双侧胸膜局部增厚；少量心包积液。

2024-10-17　肺功能测定提示轻度限制性通气功能障碍，轻度弥散功能障碍。电子喉镜鼻咽部黏膜光滑，口咽黏膜充血，下咽、喉部黏膜光滑，未见新生物，会厌活动正常，杓间区黏膜粗糙，右侧声带前端白膜覆盖，双声带活动好，发“一”时闭合可。

2024-10-18　支气管镜检查左肺下叶基底段可见脓性分泌物。

2024-10-22　胸部 CT 平扫示左肺上叶术后复查所见；左肺片状影，较前片变化不大；双肺微、小结节，较前左肺下叶磨玻璃结节新发，余结节变化不大；双肺纤维灶；主动脉及冠状动脉粥样硬化；双侧胸膜局部增厚；少量心包积液；甲状腺改变，建议结合专科检查。

2024-11-12　颈胸腹盆腔 CT 见甲状腺右叶低密度灶；左肺上叶术后复查所见；

左肺片状影，较前片变化不大；双肺微结节，较前变化不大；双肺纤维灶；主动脉及冠状动脉粥样硬化；右肺门稍大淋巴结、纵隔增大淋巴结，较前片变化不大；双侧胸膜局部增厚；心包少量积液；右肾局部欠规整，右肾多发高密度灶；前列腺钙化灶；盆腔钙化灶。

2024–11–13　颅脑 MRI 见右侧顶叶占位性病变，结合病史考虑转移，较前片周围水肿范围略缩小；脑内缺血灶脑白质高信号，符合 Fazekas 1 级部分空蝶鞍；左侧上颌窦炎。

入院后辅助检查如下：

2024–11–27　血气分析示 Glu 6.2 mmol/L、乳酸（Lac）1.7 mmol/L。2024–11–28 肝功示 GGT 198 U/L、ALB 38.2 g/L。血常规示 WBC 13.96 × $10^9$/L、LYM 9.6%、GRAN 85.8%、EOS 0.1%、MID 0.63 × $10^9$/L、GRAN 11.98 × $10^9$/L、EO 0.01 × $10^9$/L、RDW–SD 56.3 fL、RDW–CV 15.8%。肾功示 UA 566 μmol/L、UREA 10.5 mmol/L。电解质示 $CO_2$ 20.6 mmol/L。血脂分析示 CHO 7.4 mmol/L、TG 2.32 mmol/L、LDL–C 3.63 mmol/L。凝血常规示 FIB 6.72 g/L、TT 13.7 s。快速 C– 反应蛋白＞ 150 mg/L、＞ 5 mg/L。BNP 测定示 NT–proBNP 762.6 pg/mL。尿液分析示 KET 3+mmol/L。余检验结果未见明显异常。

2024–12–02　心脏彩超（心脏彩色多普勒超声 + 左心功能测定 + 室壁运动分析 + TDI）见二尖瓣少量反流。电子胃镜检查 + 幽门螺杆菌检测见食管气管瘘、慢性非萎缩性胃炎伴胆汁反流、十二指肠壶腹炎。D– 二聚体 1.26 μ g/mL。肝功示 GGT 134 U/L、SA 1145 mg/dL、ALB 34.1 g/L、A/G 1.1。肾功示 UA 572 mmol/L、UREA 13.2 mmol/L。胃镜（左侧卧位麻醉后），进镜见食管距门齿 30 cm 左右处有食管气管瘘口；进镜贲门距离门齿 40 cm，齿状线清晰，胃底、胃体黏膜充血水肿，黏液湖黄绿色，黏膜黄染；胃角、胃窦黏膜充血水肿，黏膜黄染；幽门黏膜光滑，幽门口圆，蠕动规律；十二指肠壶腹部黏膜充血水肿，无溃疡；十二指肠降段黏膜无异常；予以放置鼻胃肠营养管至十二指肠降段，位置满意后吸气退镜，无明显活动性出血。镜下诊断食管气管瘘；慢性非萎缩性胃炎伴胆汁反流；十二指肠壶腹炎；鼻胃肠营养管置入术。观察有无黑便、便血、腹痛等不适。

2024–12–03　支气管镜见患者肺癌术后，食管气管瘘，为进一步明确病情，行电子纤维支气管镜检查见声带活动正常。气管中下段见膜部向前突出，管腔呈外压狭窄，黏膜浸润改变，上覆白苔样物，隆突变钝。左主支气管起始段呈外压狭窄，约85%，黏膜充血，浸润样改变，勉强进镜，见左肺上叶支气管闭塞，左肺下叶基底段及背段支气管尚通畅，黏膜充血，也呈浸润样改变。右肺上叶支气管黏膜充血水肿。余右肺中叶及下叶支气管未见异常。镜下未见明确气管食管瘘口。较多脓性分泌物，给予吸引，未取活检及刷检。

## 【诊断】

初步诊断：放射性肺炎；细菌性肺炎；左肺上叶腺癌（$cT_3N_2M_0$ Ⅲ B；$ypT_{2b}N_2M_0$ Ⅲ A 期；r Ⅳ期）；左肺门淋巴结转移；纵隔淋巴结转移；脑转移；肿瘤性贫血；心包积液（少量）；右肾结石。

鉴别诊断如下：

（1）咳嗽变异性哮喘：通常有过敏体质，以阵发性痉挛性咳嗽为主，有时咳少许白痰，偶伴喘息、胸闷，吸入冷空气、异味或运动可诱发或加剧；常在夜间或晨起发作，影响睡眠，抗生素无明显疗效，支气管激发试验或舒张试验阳性，应用支气管扩张剂可改善。

（2）胃食管反流：咳嗽常伴胸骨后烧灼感、反酸，钡餐检查可见食管反流或食管疾病，胃镜检查可见反流性食管炎改变，食管 24 小时 pH 检测可发现酸性物反流，制酸剂和胃动力药治疗有效。

（3）上气道咳嗽综合征：为鼻炎、鼻窦炎、鼻息肉、咽喉炎、扁桃体肥大增生等多种疾病引起的综合征，可有原发病症状，常有分泌物滴入咽喉感或咽部异物感，仰卧位及晨起加重，检查口咽部有黏液或脓性分泌物，黏膜呈鹅卵石样改变，氨苯那敏、麻黄素、激素类药物治疗有效。

（4）肺结核：可有午后低热、乏力、盗汗等结核中毒症状，痰检可发现抗酸杆菌，胸部 X 线检查可发现病灶。

（5）变态反应性肺浸润：见于热带嗜酸性粒细胞增多症、肺嗜酸性粒细胞增多性浸润、多源性变态反应性肺泡炎等。致病菌为寄生虫、原虫、花粉、化学药品、职业粉尘等，多有接触史，症状较轻。患者常有发热，胸部 X 线检查可见多发性、此起彼伏的淡薄斑片浸润影，可自行消失或再发，肺组织活检有助于鉴别。

（6）变应性支气管肺曲霉菌病（ABPA）：该病常在慢性哮喘或囊性纤维化的基础上发生，急性期可表现为发热、咳嗽、咳痰，部分可出现咯血，慢性期除有肺纤维化导致的呼吸困难、全身乏力和发绀外，可出现支气管扩张合并感染的症状。影像学表现为急性期一过性改变，主要为肺浸润、黏液填塞或气道分泌物阻塞，表现为双轨征和手套征。

（7）上气道阻塞：可见于中央型肺癌、气管支气管结核、复发性多软骨炎等气道疾病或气管异物吸入，导致支气管狭窄或感染时，可出现喘鸣或类似哮喘样呼吸困难，肺部可闻及哮鸣音。根据临床病史，特别是出现吸气性呼吸困难，以及痰液细胞学或细菌学检查，胸部 X 线摄片、CT 或 MRI 检查或支气管镜检查，常可确诊。

最终诊断：气管食管瘘；细菌性肺炎；放射性肺炎；左肺上叶腺癌（$cT_3N_2M_0$ Ⅲ B 期；$ypT_{2b}N_2M_0$ Ⅲ A 期；r Ⅳ期）；左肺门淋巴结转移；纵隔淋巴结转移；脑转移；肿瘤性贫血；心包积液（少量）；右肾结石。

## 【诊疗经过】

2023-11-10　入院后给予头孢呋辛抗感染，氨溴索化痰治疗。肺通气功能正常，弥散功能正常。

2023-11-11　肝胆胰脾肾彩超见脂肪肝，右肾结石。双侧肾上腺彩超未见明显异常。

2023-11-14　行经皮肺穿刺活检，送检病理检查。

2023-11-15　全身骨显像未见明显异常。

2023-11-17　MDT 讨论患者左肺上叶恶性肿瘤诊断明确，纵隔及左肺门淋巴结较大，不能除外转移可能，经科室讨论，患者目前暂不适合手术治疗，建议继续完善相关检查，排除禁忌，行全身抗肿瘤治疗。

2023-11-18　血常规 + 快速 C 反应蛋白示 WBC $11.99\times10^9$/L、RBC $4.96\times10^{12}$/L、HGB 147 g/L、PLT $386\times10^9$/L、CRP 26.3 mg/L。肝功能 + 蛋白电泳，AST 31 U/L、ALT 48 U/L、ALB 42.9 g/L。电解质示钠 141 mmol/L、钾 5.03 mmol/L、氯 103 mmol/L。未见明显化疗禁忌。结合患者身高体重计算出患者体表面积，给予“第 1 天培美曲塞 700 mg+ 第 2 天卡铂 500 mg”方案化疗，同时辅以升白、抗肿瘤、止吐等辅助治疗，嘱患者长期口服叶酸。

2023-11-24　基因检测发现 KRAS EXON2（codon12/13）突变。

2023-12-18　血常规示 WBC $10.44\times10^9$/L、MID $0.67\times10^9$/L、GRAN $6.43\times10^9$/L、BASO $0.08\times10^9$/L、PDW 8.7 fL、2023-12-18 肝功能示 ALT 153 U/L、AST 94 U/L、GGT 261 U/L、SA 906.53 mg/L、TP 82.9 g/L。给予谷胱甘肽、甘草酸二铵保肝治疗。

2023-12-22　胸部 CT 平扫见左肺恶性肿瘤并左肺门、纵隔肿大淋巴结，较前肿瘤范围缩小；淋巴结变化不大；双肺微、小结节，较前变化不大，建议随诊；双肺胸膜下轻度间质性改变；主动脉及冠状动脉粥样硬化；左侧胸膜局部增厚；甲状腺右叶脂肪瘤可能，请结合专科检查；轻度脂肪肝，请结合临床。评估治疗有效。

2023-12-25　复查血常规、肝肾功能提示明显好转。给予“第 1 天培美曲塞

700 mg+ 第 2 天卡铂 500 mg”方案进行化疗，同时辅以升白、抗肿瘤、止吐等辅助治疗。

2024-01-18　完善各项术前检查，进一步明确有无手术禁忌证。心脏彩超、肺功能、心电图大致正常。原诊左肺恶性肿瘤并左肺门、纵隔肿大淋巴结，较前肿瘤范围稍小；淋巴结变化不大；双肺微、小结节，较前变化不大，建议随诊；双肺胸膜下轻度间质性改变；主动脉及冠状动脉粥样硬化；左侧胸膜局部增厚；甲状腺右叶脂肪瘤可能，请结合专科检查；轻度脂肪肝；肝右前叶异常强化灶，血管瘤可能，请结合临床。

2024-01-19　支气管镜检查声带活动正常，气管未见明显异常，隆突锐。双肺所见各级支气管管腔通畅，未行活检及刷检。

2024-01-23　术前讨论结论及术前小结记录如下：

简要病情：患者约 2 个月前因“肺肿物”入住我院。住院期间胸部增强 CT 示左肺上叶占位，考虑恶性肿瘤并左肺门、纵隔增大淋巴结，双肺微、小结节，经科室讨论，暂不适合手术。2023-11-14 行 CT 引导下肺穿刺活检术，术后病理示（左肺肿物穿刺）结合免疫组化符合浸润性腺癌（腺癌 $cT_3N_2M_0$ Ⅲ B 期），给予“培美曲塞 + 卡铂”方案化疗 2 个周期，过程顺利，患者未诉特殊不适，顺利出院。今患者为行进一步治疗，遂来我院就诊，门诊以“恶性肿瘤维持性治疗”收入我科。患者出院期间，无明显咳嗽、咳痰，无痰中带血及咯血，无胸痛及胸闷、气短，无发热、盗汗及全身乏力，无头痛、头晕，无腹痛、腹胀及恶心、呕吐，无声音嘶哑及呛咳，食欲无明显变化，身体无消瘦乏力，大小便无异常。

术前诊断：左肺上叶恶性肿瘤 $cT_3N_2M_0$ Ⅲ B 期；恶性肿瘤维持性化疗。

肿瘤初治：否。

手术指征：患者肺恶性肿瘤诊断明确，术前血常规、肝肾功能、凝血常规、心电图、肺功能等检查已完善，心肺功能经评估能够耐受手术，其余无明显手术禁忌，具备手术指征，患者及家属手术意愿强烈。

拟施手术名称和方式：胸腔镜下肺叶切除 + 淋巴结清扫术（具体术式根据术中情况确定）。

拟施麻醉方式：气管插管全身麻醉。

术前准备：入院后积极完善各项检查、化验，未见主要指标明显异常，心肺功能可，余相关检查未见手术禁忌，术前完善胸部 CT 等影像学检查，明确需手术处理的病灶位置及手术切除范围。现经科室讨论，已制订手术方案，并向患者及家属交代手术方案及术中可能使用的相关耗材，已告知患者家属手术相关风险及术后可能出现并发症，患者及家属表示理解，并签署知情同意书，术前配血以备术中术后大出血。

注意事项：术前配血以备术中、术后大出血；术前、术后静脉滴注抗生素预防感染；严格无菌操作，术中操作细致轻柔，减少出血，避免损伤；有关术中及术后可能出现的意外情况及预后，已反复向其家属交代清楚；家属已了解手术有关情况及手术风险，愿意承担手术风险，签字同意手术。

手术者术前查看患者相关情况：主刀医师即副主任医师查房看过患者，向患者及家属说明手术必要性及围术期风险，做好患者安抚工作，术前与家属共同完成手术部位标记。有关术中及术后可能出现的意外情况及预后，已向其家属交代清楚；家属已了解手术有关情况，签字同意手术。

2024-01-24　胸腔镜下左肺上叶切除 + 胸膜粘连松解术 + 淋巴结清扫术。术中未输血，清醒后安返病房。给予胸腔引流，头孢呋辛抗感染，氨溴索化痰治疗。

2024-01-27　拔除胸腔引流管。

2024-01-29　外院病理检查，左肺肿物穿刺活检及化疗后再切标本示（左肺上叶及肿物）浸润性腺癌，低分化（筛状或复杂腺样约 92%，实性约占 5%，腺泡状约 3%），可见气腔播散，间质淋巴组织增生，伴坏死及纤维组织增生，可见泡沫细胞聚集及胆固醇结晶肉芽肿形成，符合治疗后改变，总体积 4.5 cm × 4 cm × 3.5 cm，未累及肺被膜，累及细支气管，未见明确脉管内癌栓及神经侵犯；支气管、血管断端净，肺断端净；淋巴结内未见癌转移（支气管旁 0/1、第 5 组 0/1、第 6 组 0/9、第 7 组 0/1、第 10 组 0/3、第 11 组 0/3、第 12 组 0/4）。新辅助治疗后病理反应评估：残存活肿瘤细胞 70%、坏死 10%、间质 20%。病理学分期 $ypT_{2b}N_0M_x$ 免疫组化结果示 TTF-1（+），NapsinA（+），P40（-），CK7（+），CK20（-），CDX-2（局灶 +），Ki-67（index 45%）。特殊染色结果，弹力纤维（+）。

2024-03-04　外院胸部（肺）CT 平扫示左肺上叶术后复查所见，左侧胸腔少量积液，请结合临床；右肺微结节，考虑为增生灶；主动脉及冠状动脉粥样硬化；纵隔肿大淋巴结；上腔静脉及右心房高密度影；甲状腺右叶脂肪瘤可能，请结合专科检查；轻度脂肪肝，请结合临床。

2024-03-19　评估病情稳定，行同步放化疗，放疗 8 次。

2024-03-20　排除禁忌，行培美曲塞二钠 900 mg，第 1 天 + 卡铂 500 mg，第 1 天全身化疗，辅以抑酸、护胃、止吐及叶酸、激素预处理等对症治疗。

2024-04-01　患者诉颈段食管疼痛不适，进食时加重，伴咳嗽，伴咳痰，白痰。考虑放射性食管炎，给予地塞米松抗感染，雷尼替丁抑酸，补液治疗。

2024-04-02　胸部 CT 平扫示，左肺上叶术后复查所见，右肺微结节，较前片变化不大，考虑多为增生灶；主动脉及冠状动脉粥样硬化；纵隔肿大淋巴结；甲状腺右叶脂肪瘤可能，请结合专科检查；脂肪肝，请结合临床。

2023-04-11　评估病情稳定，同步放化疗，放疗 23 次。排除禁忌证，行培美曲塞二钠 900 mg，第 1 天 + 卡铂 500 mg，第 1 天全身化疗，辅以抑酸、护胃、止吐及叶酸、激素预处理等对症治疗。

2024-05-15　外院胸部（肺）CT 平扫 + 强化示左肺上叶术后复查所见，右肺微、小结节，较前片部分略有增大，建议随诊；左肺上部改变，考虑放射性肺炎可能，请结合临床或随诊复查；左肺下部部分新发实变，考虑炎症；主动脉及冠状动脉粥样硬化；纵隔肿大淋巴结，较前片略减小；心包及左侧胸腔少许积液；甲状腺右叶脂肪瘤可能，请结合专科检查；脂肪肝，请结合临床。

2024-05-26　患者出现头痛、双下肢活动障碍。

2024-05-27　外院颅脑 MRI 平扫 + 动态强化见右侧顶叶占位性病变，结合病史考虑转移，请结合临床；脑内少许缺血灶、部分空蝶鞍，左侧上颌窦、双侧筛窦炎。

2024-05-29　外院 PET/CT 全身糖代谢显像见，左肺上叶肺癌综合治疗后右侧顶叶高代谢占位并周围组织水肿，考虑脑转移瘤，必要时请结合 MRI 检查；纵隔 4L 区肿大淋巴结，代谢略增高，考虑转移可能性大，建议对比前片；左肺下叶多发斑片状高密度影，代谢增高，考虑炎性病变，建议治疗后复查；左侧第 6 前肋周围软组织局部代谢增高，倾向考虑术后改变，建议随诊；考虑甲状腺右叶脂肪瘤；右肺小结节及微结节，代谢不高，建议随诊观察；脂肪肝；右肾形态改变，请结合临床；前列腺钙化灶；动脉硬化；脊柱退行性变；PET/CT 断层显像余部未见明显异常代谢。

2024-06-03　评估左肺癌同步放化疗后进展，脑转移。自 2024-06-04 行放疗，脑转移病灶，剂量 PTV 27 Gy/3 次。放疗过程顺利，无明显不适。其间给予甘露醇脱水、激素减轻水肿等对症治疗。

2024-06-18　颈胸腹盆 CT：左肺上叶术后复查所见；右侧顶叶占位，转移瘤？右肺微、小结节，较前片变化不大；考虑双肺炎症，建议复查；主动脉及冠状动脉粥样硬化；纵隔肿大淋巴结，较前片变化不大；心包及左侧胸腔少许积液；甲状腺右叶脂肪瘤可能；脂肪肝，肝内异常强化灶（血管瘤），右肾局部萎缩，右肾稍低密度灶；前列腺钙化灶，考虑右肾结石；盆腔钙化灶。

2024-06-18　给予升白、升血小板、输血小板、补液、抗感染、止泻、肠外营养支持、静脉补充人血清白蛋白治疗。

2024-06-19　根据患者病情、循证医学证据及 2023 年版《CSCO 非小细胞肺癌诊疗指南》、诊疗规范及目前诊疗水平，排除禁忌，行多西他赛 140 mg，第 1 天（75 mg/m$^2$）+ 顺铂 140 mg，第 2 天（75 mg/m$^2$）+ 贝伐珠单抗 600 mg，第 1 天（7.5 mg/kg）；每 3 周治疗 1 次。

2024-07-04　血常规示 WBC 10.33 × 10$^9$/L、GRAN 8.94 × 10$^9$/L、HGB 102 g/L、PLT 148 × 10$^9$/L。

2024-07-17　患者阵发性咳嗽，咳少量白痰，伴胸闷不适。结合病史及辅助检查，考虑放射性肺炎，给予哌拉西林他唑巴坦抗感染、氨溴索化痰、甲泼尼龙抗炎、奥美拉唑抑酸护胃等治疗。

2024-09-22　排除禁忌，行多西他赛 140 mg，第 1 天（75 mg/m$^2$）+ 顺铂 70 mg，第 2 天（75 mg/m$^2$）+ 贝伐珠单抗 600 mg，第 1 天（7.5 mg/kg）；每 3 周治疗 1 次。

2024-09-28　血常规示 WBC 1.02 × 10$^9$/L、GRAN 0.57 × 10$^9$/L、PLT 60 × 10$^9$/L、CRP 319.3 mg/L。镜下见白细胞数量减少，分类以中性粒系为主，其细胞胞质内可见粗染颗粒；中晚幼粒细胞可见；大血小板可见；血小板小堆聚集可见。给予升白细胞、升血小板、补液、抗感染、止泻、肠外营养等对症支持治疗。

2024-10-04　血常规示 WBC 15.16 × 10$^9$/L、PLT 109 × 10$^9$/L、CRP 105.1 mg/L。镜下白细胞增多，分类以中性粒细胞为主；中晚幼粒细胞可见；部分红细胞中心浅染区扩大。患者骨髓抑制恢复。

2024-10-14　患者阵发性咳嗽伴咽痛，考虑细菌性肺炎、放射性食管炎。给予哌拉西林他唑巴坦抗感染、氨溴索化痰、甲泼尼龙抗炎、奥美拉唑抑酸等治疗。

2024-10-15　血常规示 WBC 12.29 × 10$^9$/L、GRAN 90.3%、CRP 24.5 mg/L。镜下白细胞增多，中性粒细胞比率增高，部分胞质颗粒粗染；可见血小板聚集。

2024-10-18　支气管镜检查左侧主支气管末端黏膜可见白斑，左肺上叶可见手术残端，表面覆盖白苔，给予生理盐水 40 mL 灌洗，遵医嘱送检灌洗液行脱落细胞学检查。左肺下叶各段叶支气管管腔通畅，黏膜略有充血，未见出血及新生物，有少许分泌物，给予充分吸引。

2024-10-22　患者咳嗽、咽痛好转。

2024-11-12　患者再次出现阵发性剧烈咳嗽，伴咽痛。

2024-11-13　给予哌拉西林他唑巴坦抗感染、氨溴索化痰、甲泼尼龙抗炎、奥美拉唑抑酸等治疗。

2024-11-20　患者咳嗽、咽痛无好转，复查电子纤维喉镜见鼻中隔向左偏曲，会厌形态正常，黏膜稍充血，杓间区黏膜水肿，右侧声带前端见白色黏膜覆盖，声门闭合可。考虑过敏性咳嗽，给予加用西替利嗪抗过敏治疗，效果欠佳。

2024-11-27　结合本地流行病学，支原体感染高发，不除外合并支原体感染，给予调整为莫西沙星抗感染治疗，完善支原体相关检测。患者呛咳明显，与饮食相关，考虑气管食管瘘可能性大，拟行胃管鼻饲饮食，插胃管困难，请营养科会诊，给予肠外营养支持治疗。

2024-12-02　请营养科会诊，给予鼻饲流质饮食。

2024-12-03　支气管镜检查见较多脓性分泌物，给予吸引，未取活检及刷检。经科室内讨论，并请介入放射科会诊，考虑气管镜下未见明显瘘口，气管支架植入效果不佳，且不能有效改善食管瘘口情况，建议转入介入放射科行食管支架植入封堵治疗，并告知相关风险及并发症。患者及家属商议后拒绝转科行食管支架植入治疗，要求出院，自行联系上级医院进一步就诊，并签署自动出院告知书，予以办理出院手续。

## 【出院情况】

患者仍有阵发性咳嗽，咳少量白痰，无痰中带血，胸闷、胸痛不适减轻，无发热、盗汗等不适，禁饮食、睡眠欠佳，大小便可。查体：可见经鼻胃肠管置入，左侧胸壁可见陈旧性手术瘢痕，听诊左肺呼吸音低，右肺呼吸音清，双肺未闻及干湿啰音。

## 【讨论】

气管食管瘘（TEF）是指气管或支气管与食管之间的病理性瘘管，包括气管－食管瘘和支气管－食管瘘（BEF），临床以气管食管瘘较多见。TEF 致病原因较多，临床并不罕见，治疗困难且病死率较高。该病可引起严重的并发症，恶性 TEF 患者病情进展迅速，如治疗不及时可在短期（6 ~ 12 周）内死亡。既往研究显示，TEF 未及时治疗者预后很差，即使成功接受治疗的患者，病死率仍高达 12%。

TEF 可分为先天性和获得性两大类。先天性 TEF 主要发生于患儿的胚胎发育时期，常与食管闭锁同时出现，因此合并称为食管闭锁－气管食管瘘。获得性 TEF 可在病理学上进一步分为非恶性与恶性 TEF。获得性非恶性 TEF（NMTEF）主要与医源性损伤包括机械性通气的并发症、气管食管相关手术并发症、肉芽肿性纵隔感染、外伤、腐蚀性损伤、异物、结核分枝杆菌等病原微生物感染或支气管局部炎症等相关。获得性恶性 TEF（MTEF）是由食管癌、肺癌或甲状腺癌等恶性肿瘤进展侵犯引起，也可由肿瘤相关的治疗措施导致，如颈胸部食管肿瘤切除重建后吻合口瘘、食管/气管

恶性肿瘤致食管 / 气管狭窄的扩张手术和支架置入术、气管食管肿瘤的放化疗或食管 / 气管的侵入性治疗等，导致气管、支气管等呼吸道与食管的病理性瘘口。

非先天性患者当出现气管分泌物突然增多，吞咽后阵发性呛咳，咳出食物残渣时，有必要排除 TEF。影像学检查包括食管造影、胸部 X 线检查、胸部增强 CT 和内镜检查等。

治疗一般处理原则：用 $H_2$ 受体阻滞剂或质子泵抑制剂进行抑酸治疗，以降低胃酸的酸度和体积。卧床患者需抬高床头至 45°，严格限制经口进食，应用抗反流药物，加强口腔吸引，并予祛痰药和吸痰等对症治疗。对于有创机械通气的患者，可将气管内插管向前推进，将气囊置于瘘口远端，以防止呼吸道污染。

TEF 的外科治疗包括气管食管瘘切除术、气管食管瘘口分别修补术、切除气管 / 食管病变端端吻合及通过胸腔镜修复等。

气管支架：单气管支架的理想指征是存在气管狭窄相关的潜在因素或 TEF 发生于近端气管，且食管支架的放置在技术上具有挑战性。这是由于 TEF 的位置近端处于食管狭窄或肿瘤引起的食管腔阻塞处，使得扩张或支架置入具有挑战性，故考虑气管支架置入。气管支架的位置必须完全覆盖瘘口，理想的是超过瘘口半径 20 mm。从理论上说，这种方式可保证支架置入后不会出现瘘管纵向扩张。然而，由于瘘口位置的不确定性，20 mm 的安全范围可能难以实现。

食管支架：食管支架置入是封堵食管中段和远端瘘口的良好选择，尤其是对无气管狭窄的患者。此外，食管壁柔韧性好，可更好地贴合支架。SEMS 是大多数恶性病例理想的食管支架，这是由于其在各种恶性食管疾病中所展示出的持久性、适用性和良好的疗效。当将覆膜与未覆膜的 SEMS 进行比较时，覆膜的支架展现出抗肿瘤生长的特性，但其发生移位的概率更高。

食管与气管双支架：当 TEF 患者食管和气管均存在中重度狭窄，或者单独使用食管或气管支架封闭瘘口不能实现时，可采用食管和气管支架联合置入的治疗方式。此时由于解剖学结构的原因，单独置入食管支架可能造成支气管压迫而导致窒息。因此，双支架的应用是必要的。首先放置的应该是气管支架，然后再置入食管支架。应避免食管支架对气管的压迫而加重气管狭窄，加剧患者的呼吸困难甚至威胁生命。

医用生物蛋白胶：生物蛋白胶是从动物血液中提取的相关成分，由主体和催化剂两部分组成，主体含纤维蛋白原、凝血酶原因子，催化剂主要含凝血酶、氯化钙溶液。医用生物蛋白胶具有局部刺激少、固化迅速、胶接强度大和显著的抗菌性等特点，适合瘘口吻合粘接。经胃镜应用医用生物蛋白胶封堵术是一种有效的治疗手段，值得临床选择使用。其对小瘘口（< 5 mm）在内镜下成功治疗的可能性相对较大。其对大瘘口（> 8 mm），如果胶水流入气管，则会对支气管造成致命损伤；而且其黏稠性可使气管镜 / 胃镜的前端镜体黏着，影响进一步操作，是其难以规避的缺点。

双盘封堵器（Amplatzer）起初设计是用于经导管闭合心脏缺损，后来应用于治疗 TEF 和与非恶性原因有关的支气管食管瘘。但有报道使用 Amplatzer 装置可能会出现严重的气管并发症，如黏膜粘连和肉芽组织形成引起气管阻塞，与装置本身有关的糜烂性改变会引起新的 TEF 等。此外，与气管支架不同，Amplatzer 减少了气管横截面积。因此，这种装置其实难以应用于 TEF 的处理。

（任　桥）

# 案例 6　肺腺癌

## 【基本信息】

患者男，52 岁。

主诉：诊断肺癌 2 月余。

现病史：患者 2021-12-28 因左下腹不适至外院查胸部 + 腹上区增强 CT 示，①右下肺占位考虑周围性肺癌，伴纵隔淋巴结转移，后腹膜占位考虑转移；②盆腔未见异常。后患者于 2021-12-29 至我院呼吸科完善胸部 CT 平扫 + 增强见右肺下叶肿块影，考虑癌症，纵隔及肺门淋巴结转移，腹膜后淋巴结转移，肝内异常密度影，转移待排；肺内多发小结节影，有转移的可能。心脏彩超示静息状态下心内结构及血流未见明显异常。2021-12-29 行经彩超引导下皮下包块穿刺术（淋巴结穿刺）转移或浸润性腺癌。免疫组化结果示 CK7（3+）、CK5/6（-）、P40（-）、TTF-1（2+）、NapsinA（3+）、Syn（-）。头颅磁共振增强 3.0 诊断：考虑颅内多发转移瘤可能，请结合临床及其他相关检查，随诊。腹部彩超（空腹）检查诊断为肝多发低回声结节，考虑转移瘤可能；腹膜后多发低回声结节，考虑转移性淋巴结可能；胆囊壁毛糙。患者于

2021-12-30 行肺穿刺，病理示（肺穿刺活检组织）腺癌。ECT 示腰 5 椎体异常核素浓聚，考虑退行性改变。建议定期复查（6 ~ 12 个月）。患者无手术指征，于 2022-01-12 行“培美曲塞 + 顺铂”方案化疗 1 个周期，患者行基因检测示阴性；2022-02-07 行“贝伐珠单抗 + 培美曲塞 + 顺铂”方案化疗 1 个周期。今入我院进一步检查和治疗。病程中，患者无发热，无胸闷、胸痛，无声音嘶哑、吞咽困难、头痛、四肢活动不灵，饮食睡眠可，大小便无异常。

既往用药史：未述有药物依赖史，无镇痛药物使用史。

家族史：无结核、肝炎、性病等传染性疾病，无血友病等遗传性疾病。家族中无类似患者。

伴发疾病与用药情况：无。

过敏史：否认食物过敏史、药物过敏史。

药物不良反应及处置史：无。

诊断：肺腺癌（Ⅳ期）。

## 【化疗方案分析】

“卡瑞利珠单抗 + 贝伐珠单抗 + 培美曲塞 + 顺铂”方案化疗，具体为注射用贝伐珠单抗注射液 400 mg，第 1 天 + 注射用培美曲塞 0.8 g，第 2 天 + 顺铂注射液 30 mg，第 2 ~ 5 天 + 卡瑞利珠单抗 200 mg，第 6 天。

PS 评分 0 分，患者 2021-12-29 胸部 CT 见右肺下叶肿块影，考虑癌症，纵隔及肺门淋巴结转移，腹膜后淋巴结转移，肝内异常密度影，转移待排；肺内多发小结节影，转移可能。2021-12-29 行经彩超引导下皮下包块穿刺术（淋巴结穿刺），考虑转移或浸润性腺癌。免疫组化结果示 CK7（3+）、CK5/6（-）、P40（-）、TTF-1（2+）、NapsinA（3+）、Syn（-）。头颅磁共振考虑颅内多发转移瘤可能，请结合临床及其他相关检查，随诊。腹部彩超（空腹）检查肝多发低回声结节，考虑有转移的可能，腹膜后多发低回声结节，考虑转移性淋巴结可能，胆囊壁毛糙。患者于 2021-12-30 行肺穿刺，病理示腺癌。ECT 示腰 5 椎体异常核素浓聚，考虑退行性改变。临床诊断：肺腺癌（Ⅳ期），患者无手术指征，根据 2020 年版《CSCO 非小细胞肺癌诊疗指南》，Ⅳ期无驱动基因、非鳞 NSCLC 一线建议培美曲塞联合铂类 + 培美曲塞单药维持、贝伐珠单抗联合含铂双药化疗、帕博利珠单抗单药（建议 PD-L1 大于 1%）、帕博利珠单抗 / 卡瑞利珠单抗联合培美曲塞和铂类等。患者未行 PD-L1 检测，且目前的指南并未建议免疫 + 抗血管 + 含铂双药化疗，因此患者方案不符合指南推荐，建议结合临床疗效和不良反应综合评价。

## 【用药监护方案】

“卡瑞利珠单抗 + 贝伐珠单抗 + 培美曲塞 + 顺铂”方案。

（1）出血的监护：应用贝伐珠单抗后可能会增加重度或致死性出血，包括咯血、胃肠道出血、CNS 出血、鼻出血或阴道出血的概率，最多可达 5 倍。

（2）高血压的监护：应用贝伐珠单抗后，已经观察到的高血压的发生率大约是 42.1%，通过口服抗高血压药物，例如 ACEI、利尿剂、CCB 可以有效控制。

（3）应用卡瑞利珠单抗过程中的相关监护，临床药师注意监护周围毛细血管增生、肝功能、心电图、心肌酶谱、肺功能等。3 级及以上不良反应的发生率为 24%，发生率＞ 1% 的包括：贫血、低钠血症、肺部感染、天门冬氨酸氨基转移酶升高、γ-谷氨酰转移酶升高、血胆红素升高、结合胆红素升高、肝功能异常、中性粒细胞计数降低、白细胞计数降低、血小板计数降低、淋巴细胞计数降低、低钾血症、丙氨酸氨基转移酶升高、肺部炎症、血碱性磷酸酶升高、脂肪酶升高。有部分患者用药后会影响免疫系统，出现糖尿病（三多一少症状）、甲减（心情不佳、心跳缓慢、全身无力等）、免疫性肺炎（咳嗽、呼吸困难等）等，如果出现要及时告知医师。

（4）培美曲塞预处理：①皮质甾体 - 地塞米松 4 mg 口服，每日 2 次，第 1 ~ 2 天。②第 1 次给予本品治疗开始前 7 天至少服用 5 次日剂量的叶酸，一直服用整个治疗周期，在最后一次本品给药后 21 天可停服。叶酸给药剂量 350 ~ 1000 μg，常用剂量是 400 μg。③患者还需在第 1 次本品给药前 7 天内肌内注射维生素 $B_{12}$ 1 次，以后每 3 个周期肌内注射 1 次，以后的维生素 $B_{12}$ 给药可与本品用药在同一天进行。维生素 $B_{12}$ 剂量 1000 μg。善存中含有 400 μg 叶酸，可以保证叶酸用量；患者化疗当天肌内注射维生素 $B_{12}$ 1 mg，也是合理的；但患者未服用地塞米松，增加了皮疹的发生率，应与医师沟通，建议给予地塞米松 4 mg，口服，每日 2 次，第 1 ~ 2 天，以降低皮肤反应的发生率及其严重程度。

（5）骨髓抑制的监护：多数抗肿瘤药物均有骨髓抑制作用，其通过影响血细胞生长和分化的不同环节抑制造血，这种作用机制与其对肿瘤细胞的抑制作用机制相同。铂类药物化疗所致的血液学特点表现为剂量限制性，对粒细胞系的影响最大，其次为血小板。铂类药物抑制骨髓的程度随其累积剂量的增加而逐渐加重，恢复时间也逐渐延长。一般在 3 周左右达高峰，4 ~ 6 周可恢复。培美曲塞二钠导致Ⅲ、Ⅳ度中性粒细胞减少的发生率分别为 23% 和 24%，Ⅲ、Ⅳ度血小板减少的发生率分别为 7% 和

5%。因此，临床药师应督促患者遵循医嘱，严格按处方接受培美曲塞的预处理治疗，每周检查 1 ~ 2 次血常规。

（6）神经毒性的监护：顺铂具有神经毒性，表现为听觉障碍、听力降低、耳鸣，应加强监测，对于轻度的神经毒性可以通过按摩肢体来缓解症状。临床药师建议在此次化疗前及用药期间进行适当的听力检查，发现异常及时停药并做适当处理。

（7）胃肠道反应的监护：顺铂是高度催吐危险的化疗药，呕吐发生率＞ 90%；培美曲塞具有低度催吐危险，呕吐发生率为 10% ~ 30%，可引起胃肠道反应，包括恶心、呕吐等。根据肿瘤治疗相关呕吐防治指南，对于使用高度催吐风险的药物建议使用 DXM+NK-1+ 劳拉西泮 +$H_2$ 受体阻滞剂或质子泵抑制剂。另外，还需注意有无腹泻或便秘症状。临床药师嘱患者平时食用清淡易消化食物，少食多餐。同时需要严密监控阿帕替尼可能造成的上消化道或胃肠道出血的风险。

（8）肾毒性的监护：培美曲塞主要通过尿路以原药形式排出体外，如果患者肌酐清除率≥ 45 mL/min，培美曲塞无须调整剂量。对于肌酐清除率＜ 45 mL/min 的患者，不应给予培美曲塞治疗。顺铂具有肾毒性，引起血尿素氮、血肌酐升高，肌酐清除率下降，以及血尿、蛋白尿、少尿、代偿性酸中毒及尿酸升高等。大剂量顺铂（80 ~ 120 mg/m$^2$）化疗在无水、无利尿措施时肾毒性发生率为 100%。水化可缩短顺铂血浆浓度半衰期、增加顺铂肾脏清除率。水化可不改变顺铂血药浓度及尿液顺铂排泄量，同时降低尿中顺铂浓度，减少与肾小管细胞结合，从而减少顺铂肾脏毒性。考虑患者顺铂用量不大，故可不做水化。临床药师建议患者多饮水，增加排尿，同时建议医师检查患者肾功能。

## 【治疗用药】

治疗用药见表 6–1。

表 6–1　治疗用药

| 开始日期 | 医嘱名称 | 停止日期 |
|---|---|---|
| 2022–03–03 8：13 | 地塞米松磷酸钠注射液 5 mg，静脉推注 | |
| 2022–03–03 8：13 | 盐酸苯海拉明注射液 20 mg，肌内注射 | |
| 2022–03–03 8：12 | 贝伐珠单抗注射液 400 mg，静脉滴注，每日 1 次 | 2022–03–08 8：37 |
| 2022–03–03 8：12 | 0.9% 氯化钠注射液 250 mL，静脉滴注，每日 1 次 | 2022–03–08 8：37 |
| 2022–03–04 8：21 | 盐酸帕洛诺司琼胶囊（若善）1.5 mg，口服 | |
| 2022–03–04 8：21 | 注射用福沙匹坦双葡甲胺（坦能）0.15 g，静脉滴注，每日 1 次，1 天 | 2022–03–05 8：22 |
| 2022–03–04 8：21 | 0.9% 氯化钠注射液 150 mL，静脉滴注，每日 1 次 | 2022–03–05 8：22 |
| 2022–03–04 8：21 | 顺铂注射液 30 mg，静脉滴注，每日 1 次，4 天 | 2022–03–08 8：22 |

续表

| 开始日期 | 医嘱名称 | 停止日期 |
|---|---|---|
| 2022-03-04 8：21 | 0.9% 氯化钠注射液 250 mL，静脉滴注，每日 1 次，4 天 | 2022-03-08 8：22 |
| 2022-03-04 8：21 | 注射用培美曲塞二钠（普莱乐）（集采）0.8 g，静脉滴注 | |
| 2022-03-04 8：21 | 0.9% 氯化钠注射液 100 mL，静脉滴注 | |
| 2022-03-04 8：21 | 5% 葡萄糖注射液 250 mL，静脉滴注，每日 1 次 | 2022-03-08 8：37 |
| 2022-03-04 8：21 | 氢化可的松注射液 50 mg，静脉滴注，每日 1 次 | 2022-03-08 8：37 |
| 2022-03-04 8：21 | 盐酸甲氧氯普胺注射液 20 mg，肌内注射，每日 1 次 | 2022-03-08 8：37 |
| 2022-03-04 8：21 | 盐酸苯海拉明注射液 20 mg，肌内注射，每日 1 次 | 2022-03-08 8：37 |
| 2022-03-08 7：33 | 注射用卡瑞利珠单抗 200 mg，静脉滴注 | |
| 2022-03-08 7：33 | 0.9% 氯化钠注射液 100 mL，静脉滴注 | |

## 【用药经过】

2022-03-01　患者入院，诊断为肺腺癌（Ⅳ期），诊断明确，汇总病史资料和体格检查、辅助检查结果，以住院患者病情评估表进行评估，患者病理分型为 C 型。患者心理状况健康，依从性良好，营养状况良好，自理能力良好，有家庭支持。本次入院拟完善相关检查，并行化疗、抑酸、止吐、中成药辅助抗肿瘤等对症治疗。

2022-03-02　患者病史无补充，查体神清，浅表淋巴结不肿大，双肺呼吸音清，未闻及干湿啰音。心率 82 次 / 分，律齐，未闻及病理性杂音。腹平软，肝脾肋下未触及，移动性浊音阴性。双下肢不肿。血常规示 GRAN% 78.1%，LYM% 11.1%，GRAN $6.74 \times 10^9$/L，LYM $0.95 \times 10^9$/L，单核细胞绝对值 $0.75 \times 10^9$/L，HGB 124 g/L，RBC $4.06 \times 10^{12}$/L，HCT 38.1%，MPV 8.5 fL。肝功能示 ALT 111 U/L，AST 66 U/L，GGT 124 U/L，LDH 281 U/L，谷胱甘肽还原酶 76.9 U/L；肿瘤七项示甲胎蛋白（AFP）8.45 ng/mL，CEA 238 ng/mL，CA-153 63.54 U/mL，铁蛋白 619.80 ng/mL；头颅 MRI 示颅内多发转移瘤治疗后，请结合临床及老片。左侧中耳乳突炎。胸腹部 CT 示右下肺癌治疗后，病灶较前片（2022-01-11）缩小；纵隔多发增大淋巴结；两肺多发小结节；肝内多发低密度灶，考虑转移；肝胃间隙多发增大淋巴结，考虑转移；胰腺炎不能除外，请结合临床及其他检查。主任医师查房嘱根据患者既往病史及相关辅助检查，目前患者可明确诊断为“肺癌”。恶性肿瘤患者血液处于高凝状态，容易形成血栓，有出现心、脑、肺栓塞的意外风险，危及生命，总体预后欠佳；治疗目的是延长生存期、提高患者生活质量；患者既往化疗胃肠道反应重，恶心呕吐明显，此次化疗应加强止吐、抑酸护胃等治疗。患者诊断明确，病情稳定，心理状况健康，营养状况良好，自理能力良好，有家庭支持，完善相关检查以评估化疗疗效。

2022-03-03　患者无畏寒发热，无咳嗽咳痰，无胸闷气喘，大小便正常。查体神志清，精神可，全身浅表淋巴结未及肿大，双肺呼吸音粗，未闻及明显干湿啰音。心率 78 次 / 分，律齐，未闻及杂音。腹平软，无压痛及反跳痛，肝脾肋下未触及，双下肢不肿。副主任医师查房后分析患者病情好转，计划予“贝伐珠单抗 + 培美曲塞 + 顺铂”联合“卡瑞利珠单抗”，有关患者病情、化疗方案的制订及不良反应向患者及家属讲明并取得理解。

2022-03-05　患者化疗期间，一般情况可，消化道反应重。查体神清，浅表淋巴结未及肿大，双肺呼吸音清，未闻及干湿啰音。心率 80 次 / 分，律齐，未闻及病理性杂音。腹平软，肝脾肋下未触及，移动性浊音阴性。双下肢不肿。注意观察血常规，按计划化疗。

2022-03-08　患者本周期化疗结束，偶有恶心、乏力，无呕吐，食纳欠佳，睡眠可，大小便正常。查体神清，浅表淋巴结未及肿大，双肺呼吸音清，未闻及干湿啰音。心率 78 次 / 分，律齐，未闻及病理性杂音。腹平软，肝脾肋下未触及，移动性浊音阴性。双下肢不肿。患者入院诊断与出院诊断相符，病情好转，今日可予预防性升白药物应用，今日可办理出院。嘱门诊随诊，定期复查血常规，按期化疗。

## 【用药治疗总结】

患者本周期化疗结束，对化疗的耐受性良好，出院时对患者进行用药教育如下。

（1）应用贝伐珠单抗后可能会出现轻微的鼻血，不需处理，但是如果出现严重出血（咯血等）应该立即就医。

（2）用药后可能出现高血压，可能合并头晕，每天监测血压变化，如有异常，及时告知医师。

（3）有部分患者用药后会影响免疫系统，出现周围毛细血管增生、糖尿病（三多一少症状）、甲减（心情不佳、心跳缓慢、全身无力等）、免疫性肺炎（咳嗽、呼吸困难等）等，如果出现要及时告知医师。

（4）培美曲塞预处理：①预服地塞米松（或相似物）可以降低皮肤反应的发生率及其严重程度。建议患者每日口服地塞米松 2 次，每次 4 mg，于培美曲塞给药前 1 天、给药当天和给药后 1 天连服 3 天。②培美曲塞治疗必须同时服用低剂量叶酸或其他含有叶酸的复合维生素制剂。临床药师建议您在首次培美曲塞治疗开始前 7 天至少服用 5 次日剂量的叶酸，一直服用整个治疗周期，在最后一次培美曲塞给药后 21 天可停服。患者还需在首次培美曲塞给药前 7 天内肌内注射 1 次维生素 $B_{12}$，以后每 3 个周期肌内注射 1 次，以后的维生素 $B_{12}$ 给药可与培美曲塞用药在同一天进行。叶酸常用剂量为

400 μg；维生素 $B_{12}$ 剂量为 1000 μg。

（5）肾毒性：使用小剂量顺铂时，虽不必水化，但为了减轻不良反应，用药期间还应多饮水，使排尿量保持在每日 2000 mL 左右。

（6）消化道反应：静脉滴注培美曲塞和顺铂的患者会出现消化道反应，用药期间需要预防性和（或）治疗性地给予止吐药。

（范　燕）

# 案例 7　血管炎相关 ILD 合并肺腺癌

## 【基本信息】

患者男，67 岁。

主诉：反复咳嗽 1 年。

现病史：患者 1 年前反复咳嗽，干咳为主，症状进行性加重，伴双下肢乏力明显，于 2024-06-25 到外院查胸部 CT 提示双肺下叶炎症、慢支、肺气肿，后就诊我院呼吸科住院治疗，完善相关辅助检查，诊断考虑为“ANCA 相关性血管炎累及肺、神经、肺气肿合并肺大疱”，后分别于 2024-07-16、2024-08-27、2024-10-16 予环磷酰胺 0.8 g 抑制免疫治疗，平素予口服吗替麦考酚酯 0.50 g 每日 2 次、甲泼尼龙 8 mg 每日 1 次等治疗，自诉经治疗后咳嗽较前减轻，仍阵发性干咳，拟继续环磷酰胺治疗收住入院。

## 【查体】

专科检查：双肺呼吸音稍弱，双下肺可闻及 Velcro 啰音。

辅助检查：肺肿瘤五项，CA125 51.30 U/mL ↑；KL-6 522 U/mL、ESR 78 mm/h、铁蛋白 751 ng/mL、CRP 7.49 mg/dL、LDH 正常。

2024-08-29 全身 PET/CT 提示左下肺后基底段结节代谢增高（实性结节影，边界尚清，直径约 1.3 cm，见放射性摄取增高，$SUV_{max}$ 约为 6.0）；右下肺外基底段斑片灶代谢增高（不规则，$SUV_{max}$ 约为 7.3）；综合考虑为肉芽肿性炎。

2024-11-27 胸部 CT 提示右下肺外基底段病灶较前稍增大（范围约 29 mm × 20 mm，原大小约 23 mm × 14 mm），左下肺后基底段结节大致同前，肉芽肿性病变？建议行增强扫描以进一步评估。

## 【诊疗经过】

行磁导航支气管镜活检，病理提示腺癌。免疫组化，CK（+）、Ki-67（约 30%+）、CDX-2（弱 +）、CK20（弱 +）。建议临床进一步检查排除胃肠道转移后可考虑为肺原发。完善胃肠镜未见相关肿瘤表现。经 MDT 讨论，因患者合并间质性肺病，予外科手术切除右下肺叶，左下肺结节随访观察。术后病理示浸润性腺癌，组织形态结合临床病史及免疫组化结果考虑为肺肠型腺癌，以腺泡状（约占 40%）、复杂腺体（约占 40%）及微乳头状（约占 20%）方式生长；参照第五版 WHO 肺浸润性腺癌分级为 3 级，低分化腺癌。PL-L1 TPS=1%，无驱动基因。

## 【诊断】

诊断：肺肠型腺癌Ⅲ A 期；ANCA 相关性血管炎。

## 【出院情况】

患者术后恢复良好，间质性肺病（ILD）稳定未见进展。

## 【讨论】

本例患者既往有长期吸烟史，在血管炎相关 ILD 的基础上合并肺结节。右下肺结节经病理证实为腺癌。ILD 与肺癌的共存增加了诊断和治疗的复杂性。ILD 患者的肺功能通常较差，手术切除肺癌的风险较高且可能加重 ILD 的进展。本例患者在术前给予吡非尼酮抗纤维化，术后予加强甲泼尼龙抗炎、补充白蛋白等一系列措施，未出现 AE-ILD 的情况。

间质性肺病（ILD）患者发生肺癌的风险较普通人群显著增加，尤其是特发性肺纤维化（IPF）患者。ILD 与肺癌的共同危险因素包括吸烟、慢性炎症和纤维化。ILD 背景下的肺癌通常表现为腺癌，可能与肺泡上皮细胞的异常增生和恶性转化有关。所以在日常诊疗过程中对于肺结节的出现应该格外关注。对于肺结节的评估，不能仅依赖 PET/CT 结果，还需要对患者的基础疾病、肿瘤血清学、CT 影像学特征等进行综合全面的判断。

（唐安珏）

# 案例 8　肝癌

## 【基本信息】

患者男，66 岁。

主诉：间断性恶心 2 周，发现肝占位 1 天。

现病史：该患者 2 周前无明显诱因出现恶心，呈间断性，无呕吐，无腹痛、腹胀，10 余天前出现咳嗽、咳痰、发热、咽痛，考虑为“感冒”，在诊所给予抗感染对症治疗，病情好转，但仍间断性恶心，今日来院检查肝胆胰脾彩超，发现肝脏占位性病变，为求进一步诊治门诊以“肝占位性病变”收入院。自述发病以来饮食欠佳，睡眠正常，大小便正常。

既往史：原发性高血压史 6 余年，血压最高约 174/114 mmHg，口服“拜新同、缬沙坦”药物治疗，血压控制可。乙肝病史 20 余年，已治愈。8 年前因前列腺增生行手术治疗。

## 【查体】

专科检查：腹部平坦，未见胃肠型及蠕动波，无腹壁静脉曲张，腹软，无腹部压痛，无反跳痛及肌紧张，Murphy 征阴性，肝脾未触及，肝区叩击痛阴性，肾区叩击痛阴性，腹部未触及明显包块，叩诊呈鼓音，移动性浊音阴性，肠鸣音每分钟 3 ~ 4 次。

辅助检查：2024–06–17 肝胆胰脾彩超见肝内实性占位性病变，建议进一步检查；其余声像图请结合临床。肝功能示亮氨酸氨基肽酶 131.70 U/L、ALP 203.00 U/L、GGT 235.60 U/L、AST 42.40 U/L。AFP 37.97 ng/mL。异常凝血酶原测定示 29 537.79 mAu/mL。

## 【诊断】

初步诊断：肝占位性病变；原发性高血压 3 级（很高危组）。

鉴别诊断如下：

（1）原发性肝癌：患者可有上腹疼痛、腹胀、食欲下降等症状，CT、MRI、彩超、甲胎蛋白等有助于诊断。此病可能性大。

（2）肝血管瘤：小的肝血管瘤可无任何症状，临床上多数是在体检时意外通过 B 超发现；当肿物增大到一定程度时，可压迫邻近脏器而出现症状，常见有食后饱胀、恶心、呕吐、右上腹不适和隐痛等；B 超有助于诊断。此病不除外。

（3）FNH：是一种肝脏良性占位，体积较小时无不适症状，肝脏 CT、MRI 有助于诊断。此病不除外。

## 【诊疗经过】

入院后完善相关检查，包括血常规、尿常规、肝肾功能、血糖、凝血常规、术前八项、乙肝病毒 DNA、肺部 CT、心脏彩超、双下肢静脉彩超及腹上区 MRI 平扫 + 增强待检查。乙型肝炎 DNA 测定为 $1.4\times10^2$ IU/mL。胸部 CT 见双肺少量炎症；动脉硬化改变；肝右叶占位，建议 MRI 平扫及增强扫描。肝胆脾胰平扫 + 增强扫描示肝右叶占位，考虑巨块型肝癌；右肾周围渗出。根据患者病史及辅助检查，诊断为肝癌、乙肝（小三阳）、原发性高血压 3 级（很高危组）。2024-06-21 在全身麻醉下行解剖性右半肝切除、胆囊切除，手术顺利，术后给予抗感染、抑酸、保肝、补液等对症支持治疗。病理回报（肝右叶）巨块型中 - 低分化肝细胞癌伴片状坏死，部分胞质透亮，癌组织与周围肝分界不清；癌肿大小 10 cm × 10 cm × 7 cm；距临床切缘最近处 1.5 cm，紧邻肝被膜；多处脉管内癌栓；癌组织未见明确肝被膜浸润，外科切缘未见癌；周边局灶区示中 - 重度慢性肝炎；免疫组化结果示 CD34（血管 +）、AFP（-）、HepPar-1（部分 +）、Glypican-3（-）、Ki-67（热点区 30%+）、HSP70（弱 +）、GS（大部分弱 +）、CD10（+）、SALL4（-）、Arginase-1（弱 +）、CK7（-）、CK20（小灶 +）、CK19（弱 +）、SATB2（-）、pan-TRK（-）、pan-TRK Neg（-）。胆囊标本见慢性胆囊炎伴糜烂。

## 【出院情况】

患者术后恢复良好，无腹痛、腹胀，无发热，无恶心、呕吐，大小便正常，饮食睡眠可。切口已甲级愈合，腹腔引流管均已拔除。

## 【讨论】

原发性肝癌主要包括肝细胞癌（HCC）、肝内胆管癌（ICC）和混合型肝细胞癌-胆管癌（cHCC-CCA）3种不同病理学类型。肝细胞癌，简称肝癌，是肝脏最常见的恶性肿瘤，约占原发性肝癌的90%。在我国，东南沿海地区发病率较其他地区高。肝癌发病与肝硬化、病毒性肝炎、黄曲霉毒素以及某些化学致癌物质等因素有关。

肝癌早期缺乏典型临床表现，一旦出现症状和体征，疾病多已进入中、晚期。临床表现可能有肝区疼痛、肝大或右上腹肿块，乏力、消瘦、食欲缺乏、黄疸、腹胀等症状。肝癌的实验室检查中，血清AFP是当前明确诊断和疗效监测的常用且重要的指标。血清AFP≥400μg/L，在排除妊娠、慢性或活动性肝病、生殖腺胚胎源性肿瘤及其他消化系统肿瘤后，高度提示肝癌；而血清AFP轻度升高者，应结合影像学检查或做动态观察，并与肝功能变化对比分析，有助于诊断。异常凝血酶原也可以作为肝癌早期诊断标志物，特别是对于血清AFP阴性人群。肝癌的影像学检查中，超声显像具有便捷、实时、无创和无辐射等优势，是临床上最常用的肝脏影像学检查方法。超声造影检查可以实时动态观察肝肿瘤血流灌注的变化，鉴别诊断不同性质的肝脏肿瘤。CT和MRI中，动态增强CT、MRI扫描是肝脏超声和（或）血清AFP筛查异常者明确肝癌诊断的首选影像学检查方法。肝癌影像学诊断主要依据为动态增强扫描的"快进快出"强化方式。肝癌的穿刺活检，可以明确病灶性质及肝癌分子分型。对于缺乏典型肝癌影像学特征的肝占位性病变，肝病灶穿刺活检可获得明确的病理诊断；具有典型肝癌影像学特征的肝占位性病变，符合肝癌临床诊断标准的患者，通常不需要以诊断为目的的肝病灶穿刺活检。

肝癌治疗的特点是多学科参与、多种治疗方法共存，其常见治疗方法包括肝切除术、肝移植术、消融治疗、介入治疗、放射治疗、系统性抗肿瘤治疗、中医药治疗等多种手段。各种治疗手段均存在其特有的优势和局限性，且适应证互有重叠。建议采用以手术切除为主的综合治疗，这是提高肝癌长期治疗效果的关键。

（李　鹏）

# 案例 9　肝门部胆管癌

## 【基本信息】

患者男，77 岁。

主诉：间断性右上腹疼痛及皮肤巩膜黄染 1 个月。

现病史：该患者 1 个月前无明显诱因出现间断性右上腹疼痛，呈钝痛，伴有腹胀，无肩背部疼痛，无恶心、呕吐，无发热，发现皮肤巩膜黄染，未到医院检查，在家口服“健胃消食片及护肝片”，未见好转。昨晚患者右上腹疼痛加重，今日为求进一步诊治来我院，经检查后急诊以“梗阻性黄疸、胆囊炎”收入我科。自述发病以来饮食欠佳，睡眠可，大便少，2 ~ 3 天 1 次，小便色黄。

既往史：原发性高血压史 30 余年，血压最高约 200/100 mmHg，口服“氨氯地平、坎地沙坦”等药物治疗，血压控制可。冠心病病史 10 余年，脑梗死病史 3 年，下肢活动欠灵活。

## 【查体】

专科检查：腹部平坦，未见胃肠型及蠕动波，无腹壁静脉曲张，腹软，右上腹略有压痛，无反跳痛及肌紧张，Murphy 征阴性，肝脾未触及，肝区叩击痛阴性，肾区叩击痛阴性，腹部未触及明显包块，叩诊鼓音，移动性浊音阴性，肠鸣音每分钟 3 ~ 4 次。

辅助检查：

2024-03-15　肝胆胰脾彩超见肝内外胆管普遍扩张；胆总管透声差，其内中等回声结构，建议进一步检查；胆囊炎症改变，胆囊壁增厚。

2024-03-15 12：40　肝炎八项定量：乙肝表面抗体 22.30 mIU/mL、乙肝核心抗体 1.25 S/CO。ALT 278.30 U/L、AST 289.80 U/L、GGT 1036.30 U/L、ALP 538 U/L、总胆红素（TBIL）153.38 μmol/L、直接胆红素（DBIL）105.68 μmol/L。

## 【诊断】

初步诊断：梗阻性黄疸；胆管扩张；肝功能损害；胆囊炎；原发性高血压 3 级

（很高危险组）；冠状动脉粥样硬化性心脏病。

鉴别诊断如下：

（1）胆总管结石：患者可有腹上区疼痛病史，向右肩背部放散，腹上区压痛，彩超、MRCP 可明确诊断。此病不除外。

（2）胆管癌：患者可出现腹上区疼痛、黄疸等症状，彩超、MRI、CT 有助于诊断。此病暂不除外。

（3）胰腺癌：患者可出现腹上区疼痛、黄疸、腹胀、消化不良、消瘦、乏力等不适症状，彩超、磁共振、CT、糖类抗原 19–9（CA19–9）有助于诊断。此病暂不除外。

## 【诊疗经过】

入院后完善相关检查，包括血常规、尿常规、肝肾功能、血糖、血凝常规、术前八项、肿瘤标志物、MRCP、腹上区增强 MRI、心脏彩超及双下肢静脉彩超等检查。胸部螺旋 CT 平扫 + 三维见双肺下叶少量炎症；主动脉、冠状动脉管壁钙化。肝胆脾胰 MRCP 见肝门区占位，建议增强检查，待除外胆管癌；胆囊炎伴囊壁水肿；胆泥淤积；肝门区及腹膜后多发淋巴结肿大，部分融合；少量腹水。肝胆脾胰增强扫描见肝门区胆管占位，考虑胆管癌；胆囊炎；肝门区及腹膜后多发淋巴结肿大，部分融合。肝功能示 ALB 33.10 g/L、TP 64.10 g/L、胆碱酯酶 4670 U/L、ALP 482.90 U/L、ALT 208.20 U/L、DBIL 154.13 μmol/L、TBIL 207.91 μmol/L、AST 192.70 U/L。肿瘤标志物检测见 CEA 10.77 ng/mL、CA19–9 526.49 U/mL。2024–03–20 在全身麻醉下行内镜下逆行胰胆管造影 + 十二指肠乳头切开 + 胆道支架植入术。手术顺利，术后给予抗感染、抑酸、保肝、补液等对症支持治疗。

## 【出院情况】

患者术后恢复良好，无腹痛、腹胀，无发热，无恶心、呕吐，大小便正常，饮食睡眠可；肝功能逐渐好转。

## 【讨论】

肝门部胆管癌是指累及肝总管、左右肝管及其汇合部的肝门部胆管黏膜上皮癌，也称高位胆管癌。肝门部胆管癌的发病率呈逐年增高的趋势，肝门部胆管癌占胆管癌的 40% ~ 60% 。肝门部胆管癌被认为是肝胆外科领域最具挑战性的难题之一。肝门部胆管癌的组织病理类型以腺癌居多（占 90% 以上），少见类型尚有透明细胞癌、印戒细胞癌、鳞癌、腺鳞癌和未分化癌等。按大体形态可分为硬化型、结节型和乳头型。目前肝门部胆管癌常用的分型和分期系统中，Bismuth-Corlette分型是经典的临床分型方法。该分型是以肿瘤累及胆管的解剖部位及范围为依据，对于手术方式的选择具有重要价值。但该分型没有体现对胆管癌切除和预后有影响的血管浸润、淋巴结转移和肝脏萎缩等因素。

肝门部胆管癌患者早期多无明显临床症状。中、晚期可出现上腹痛、黄疸等症状。实验室检查中，肝功能如ALT、AST、TBIL、DBIL、AKP、GGT、总胆汁酸（TBA）等可能出现异常。肿瘤标志物推荐CA19-9，联合CEA和CA125等多项肿瘤标志物，可提高其鉴别诊断的准确性。影像学检查中，超声检查显示肝内胆管扩张、肝外胆管壁增厚或胆管内肿物。超声内镜探头频率高且能避免肠气的干扰，可帮助判断胆管癌浸润深度，也可直接穿刺肿瘤活检。CT、MRI胆道成像能显示胆道梗阻的部位、病变性质等，还可以提供血管侵犯、肝叶萎缩及区域淋巴结转移和远处器官转移等信息。正电子发射计算机断层显像（PET/CT）对于诊断肿瘤淋巴结转移或远隔器官转移具有价值，但不建议常规应用于早、中期肿瘤的检查。

肝门部胆管癌的治疗包括根治性手术治疗、姑息性治疗、辅助治疗。根治性手术治疗是目前治疗肝门部胆管癌最为积极、有效的手段，可彻底清除所有癌组织，为患者提供唯一可能治愈和长期生存的机会。手术实施尽可能包括胆管、肝脏等多切缘阴性的完整的肿瘤切除，恢复残余肝功能足够的胆肠连续性。根治性手术切除范围应包括：肝门部及胰腺上肝外胆管、区域淋巴结、部分肝脏（包括尾状叶）的整块切除。姑息性治疗主要适用于不能切除的肝门部胆管癌，包括PTCD或放置内支架，ENBD或放置内支架引流胆汁以减轻黄疸。辅助治疗，对中晚期病例，可采用吉西他滨为基础的化疗方案，常与铂类和免疫药物联合。如基因检测发现有相应的靶点，免疫治疗联合靶向治疗可取得较好的效果。

（李　鹏）

# 案例 10 胰腺癌

## 【基本信息】

患者女，80 岁。

主诉：乏力、食欲减退 1 个月，伴皮肤巩膜黄染半个月。

现病史：患者 1 个月前无明显诱因出现乏力、食欲减退，近半个月发现皮肤巩膜黄染，无腹痛、腹胀，无恶心、呕吐，无胸闷、气短，偶有胸痛，曾到外院检查，诊断为“梗阻性黄疸、肝功能异常、胰腺占位性病变”，为求进一步系统诊治来我院，经检查门诊以“梗阻性黄疸”收入我科。自诉发病以来，饮食少，睡眠欠佳，大便正常，小便色黄。

既往史：原发性高血压史 1 年，最高 180/110 mmHg，口服硝苯地平治疗，血压控制尚可。冠心病病史 5 年，未系统治疗。发现血糖增高 5 天，予胰岛素治疗。脑血栓病史 1 年。格林巴利综合征病史 7 年。

## 【查体】

专科检查：腹部平坦，未见胃肠型及蠕动波，无腹壁静脉曲张，腹软，无腹部压痛，无反跳痛及肌紧张，Murphy 征阴性，肝脾未触及，肝区叩击痛阴性，肾区叩击痛阴性，腹部未触及明显包块，叩诊鼓音，移动性浊音阴性，肠鸣音每分钟 3 ~ 4 次。

辅助检查：

2023-09-15 外院相关辅助检查如下。

胰腺核磁共振平扫增强：符合胆道梗阻性病变，梗阻部位位于胰头部；梗阻原因占位性病变（胰头癌可能性大）伴胆总管受侵，请结合临床；继发性胆囊炎；胰头周围筋膜增厚、胰尾部少量积液，考虑轻度继发性胰腺炎；双肾周筋膜增厚；右肾囊肿；门腔间隙淋巴结改变。头颅平扫：见脑桥、双侧基底核、放射冠区及半卵圆中心多发腔隙性脑梗死；脑白质疏松、脑萎缩。胸部平扫：见右肺上叶、中叶结节影，建议定期复查，大血管及冠状动脉管壁钙化；胆囊体积增大。

## 【诊断】

初步诊断：胰腺癌；胰腺炎；梗阻性黄疸；肝功能异常；腔隙性脑梗死；脑萎缩；右肾囊肿。

鉴别诊断如下：

（1）胆管癌：患者可出现黄疸、胆囊肿大、右上腹疼痛、发热、寒战等不适症状，彩超、磁共振、CT 有助于诊断。此病可能性不大。

（2）壶腹周围癌：患者可出现腹痛、消瘦、黄疸等症状，MRCP、十二指肠镜、ERCP 有助于诊断。此病可能性不大。

## 【诊疗经过】

入院后完善相关检查，包括血常规、尿常规、肝肾功能、血糖、凝血常规、术前八项、肿瘤标志物、心脏彩超、肝胆胰脾彩超、双下肢静脉彩超等。肝肾功能等相关检查示 TBIL 35.63 μmol/L、DBIL 19.94 μmol/L、谷氨酸脱氢酶 64.80 U/L、ALT 397.60 U/L、AST 236.3 U/L、空腹 Glu 11.52 mmol/L、ALP 894.90 U/L、CHOL 6.77 mmol/L、TG 3.56 mmol/L、钾 3.21 mmol/L。CA19-9 448.11 U/mL。根据患者病史及辅助检查，诊断为胰腺癌、胰腺炎、梗阻性黄疸、肝功能异常、腔隙性脑梗死、脑萎缩、右肾囊肿、低钾血症、高脂血症、糖尿病、支气管炎、肺内结节。2023-09-23 在全身麻醉下行内镜下逆行胰胆管造影 + 十二指肠乳头切开 + 胆道支架植入术，手术顺利，术后给予抗感染、抑酸、保肝、抑制胰酶分泌、补液对症支持治疗。

## 【出院情况】

患者术后恢复良好，无腹痛、腹胀，无发热，无恶心、呕吐，大小便正常，饮食睡眠可。肝功能逐渐好转。

## 【讨论】

胰腺癌（pancreatic carcinoma）起病隐匿，治疗效果及预后极差。胰腺癌好发于 40 岁以上人群，男性多于女性，发病率和病死率近年来均呈上升趋势。胰腺癌多见于胰头、颈部，胰体、尾部次之，罕见弥漫性病变或多中心性病变。

胰腺癌恶性程度较高，进展迅速，但起病隐匿，早期症状不典型，临床就诊时大部分患者已属于中晚期。首发症状往往取决于肿瘤的部位和范围，如胰头癌早期便可出现梗阻性黄疸；而早期胰体尾部肿瘤一般无黄疸。主要临床表现包括：腹部不适或腹痛，是常见的首发症状。多数胰腺癌患者仅表现为腹上区不适或隐痛、钝痛和胀痛等。消瘦和乏力，80% ~ 90% 胰腺癌患者在疾病初期即有消瘦、乏力、体重减轻，与缺乏食欲、焦虑和肿瘤消耗等有关。黄疸，与胆道出口梗阻有关，是胰头癌最主要的临床表现，可伴有皮肤瘙痒、深茶色尿和陶土样便。消化道症状，如食欲缺乏、腹胀、腹泻或便秘等，部分患者可有恶心、呕吐。癌肿侵及十二指肠可出现上消化道梗阻或出血。胰腺癌的影像学检查，其中超声检查因简便易行、灵活直观、无创无辐射、可多轴面观察等特点，是胰腺癌诊断的初筛检查方法。常规超声可以较好地显示胰腺内部结构，观察胆道有无梗阻及梗阻部位，并寻找梗阻原因。CT 检查具有较好的空间和时间分辨率，是目前检查胰腺最佳的无创性影像检查方法，主要用于胰腺癌的诊断、鉴别诊断和分期。增强扫描能够较好地显示胰腺肿物的大小、部位、形态、内部结构及与周围结构的关系，并能够准确判断有无肝转移及显示肿大淋巴结。MRI 或磁共振胰胆管成像（MRCP），MRI 可清晰显示胰周肿大淋巴结和肝内转移病灶；MRCP 能够显示胰管、胆管梗阻部位及扩张程度。正电子发射计算机体层显像（PET/CT）显示肿瘤的代谢活性和代谢负荷，在发现胰外转移、评价全身肿瘤负荷方面具有明显优势。胰腺癌的血液肿瘤标志物检测，临床上常用的与胰腺癌诊断相关的肿瘤标志物有 CA19-9、CEA、CA125 等，其中 CA19-9 是胰腺癌中应用价值最高的肿瘤标志物，可用于辅助诊断、疗效监测和复发监测。

胰腺癌的治疗主要包括手术治疗、放射治疗、化学药物治疗、介入治疗和支持治疗等。手术切除是胰腺癌患者获得治愈机会和长期生存的唯一有效方法。然而，超过 80% 的胰腺癌患者因病期较晚而失去手术机会。外科手术应尽力实施根治性切除（$R_0$）。根治性手术：对于一般状况良好的可切除胰腺癌患者，优先选择根治性手术。根据肿瘤部位选择适合的手术方式。胰十二指肠切除术（Whipple 手术）是治疗胰头癌的经典手术方式，切除范围包括胰头（含钩突）、肝总管以下胆管（包括胆囊）、远端胃、十二指肠和部分空肠，并清扫相应区域的淋巴脂肪组织，然后行消化道重建，即作胰管空肠吻合、肝总管空肠吻合及胃空肠吻合。对于胰体尾癌，常采用胰腺远端切除联合脾切除术，同时应完成根治性淋巴结清扫。对无法切除的胰腺癌，可采取姑息性治疗。如合并胆道或十二指肠梗阻时可采用内镜下支架置入或行胆肠、胃肠吻合术。对于支架置入失败的胆道梗阻患者，可采用 PTCD 减轻黄疸。

（李　鹏）

# 案例 11　壶腹周围癌

## 【基本信息】

患者男，62 岁。

主诉：间断性上腹部疼痛 1 年。

现病史：该患者近 1 年无明显诱因出现间断性上腹部疼痛，呈钝痛，不伴有后背部疼痛，偶有腹胀，有反酸，有恶心，无呕吐，无胸闷、气短，偶尔发热，有寒战，体温最高 39℃，曾到外院就诊，考虑“胆总管末端占位、胆囊结石、胆囊炎、胆总管结石”，自行口服“罗红霉素、利胆消石片、胃药（具体药物不详）”等药物，可见好转，但反复发作。今为求进一步系统诊治，来我院就诊，经检查门诊以“胆总管末端占位性病变、胆囊结石、胆囊炎、胆总管结石”收入我科。自诉发病以来，饮食、睡眠正常，大小便正常。

既往史：原发性高血压史 10 年，血压最高 170/95 mmHg，口服“尼群地平”控制血压，血压控制尚可。糖尿病病史 15 年，使用胰岛素控制血糖，血糖控制尚可。

## 【查体】

专科检查：腹部平坦，未见胃肠型及蠕动波，无腹壁静脉曲张，腹软，无腹部压痛，无反跳痛及肌紧张，Murphy 征阴性，肝脾未触及，肝区叩击痛阴性，肾区叩击痛阴性，腹部未触及明显包块，叩诊鼓音，移动性浊音阴性，肠鸣音 3 ~ 4 次 / 分。

辅助检查：2023-06-17 外院 MRCP+ 增强核磁见胆总管末端占位，考虑肿瘤性病变，累及邻近胰腺组织；肝内外胆管扩张，胆总管远端结石；胆囊多发结石、胆囊炎；双肾小囊肿。

## 【诊断】

初步诊断：胆总管末端占位性病变、胆总管结石、胆囊结石、胆囊炎、原发性高血压 2 级（高危组）、2 型糖尿病、双肾囊肿。

鉴别诊断如下：

（1）胰腺癌：患者可出现腹上区疼痛、黄疸、腹胀、消化不良、消瘦、乏力等不适症状，彩超、磁共振、CT、CA19-9 等检查有助于诊断。此病暂不能排除。

（2）胆管癌：患者可出现黄疸、胆囊肿大、右上腹疼痛、发热、寒战等不适症状，彩超、磁共振、CT、CA19-9 等检查有助于诊断。此病暂不除外。

（3）壶腹周围癌：患者可出现上腹痛、消瘦、黄疸等症状，MRCP、十二指肠镜、ERCP 有助于诊断。此病暂不除外。

## 【诊疗经过】

入院后完善相关检查，血常规、尿常规、肝肾功能、血糖、凝血常规、术前八项、肿瘤标志物、肺部 CT、MRCP、腹上区增强 MRI、心脏彩超、十二指肠镜等检查。MRCP 及上腹增强 MRI 见肝内外胆管扩张、胆总管扩张、胆总管末端近十二指肠开口处占位，考虑肿瘤性病变，建议十二指肠镜检查；胆囊增大，胆囊结石；肝实质动脉期异常强化影，考虑异常灌注；右肾异常信号影，考虑肾囊肿。肺部 CT 见右肺下叶间质性改变；动脉硬化改变；肝内胆管扩张；胆总管扩张；胆囊体积增大，建议进一步检查。十二指肠镜回报壶腹部占位。病理显示高 - 中分化腺癌。根据患者病史及辅助检查，诊断为壶腹周围癌，2023-11-15 在全身麻醉下行胰头十二指肠根治性切除术，手术顺利，术后给予抗感染、抑酸、抑制胰酶分泌、保肝、补液等对症支持治疗。病理回报十二指肠乳头、壶腹部及胰管内隆起型肠型绒毛管状腺瘤伴高级别上皮内癌变，其中十二指肠乳头处伴多处小灶状癌变（中分化），癌组织侵及固有肌浅层，肿物大小 4 cm × 2.5 cm × 2 cm；肿物距十二指肠断端 13 cm；小肠、胃及胰腺及各手术断端（-）；脉管及神经（-）；急性化脓性胰腺炎伴小脓肿形成，腺泡萎缩，间质纤维组织增生伴大量浆细胞浸润，小叶间导管上皮呈非典型性；慢性胆囊炎伴糜烂；胆总管及胆囊结石；胆囊颈淋巴结 1 枚示反应性增生；轻度慢性萎缩性胃炎；小肠黏膜慢性炎；淋巴结未见癌转移（0/19：胃旁 0/4；肠周 0/12；另送淋巴结 0/3）。A2 免疫组化结果示 CK7（-）、CK20（+）、Villin（+）、CDX-2（+）、SATB2（部分弱 +）、Ki-67（40%+）、EGFR（2+）、MLH1（+）、MSH2（+）、MSH6（+）、PMS2（+）、Ventana Her-2（4B5）（2+）。

## 【出院情况】

患者术后恢复良好，无腹痛、腹胀，无发热，无恶心、呕吐，大小便正常，饮食睡眠可。切口已甲级愈合，腹腔引流管均已拔除。

## 【讨论】

壶腹周围癌（periampullary carcinoma）主要包括壶腹癌、胆总管下端癌和十二指肠癌，其恶性程度低于胰头癌，手术切除率和5年生存率都明显高于胰头癌。壶腹周围癌的组织类型主要是腺癌，其次为乳头状癌、黏液癌等。壶腹周围癌常见临床症状为黄疸、消瘦和腹痛，易与胰头癌混淆。

诊断主要包括实验室检查和影像学检查。

（1）实验室检查。生化检查：胆道梗阻时，血清总胆红素和直接胆红素升高，碱性磷酸酶、转氨酶也可升高。肿瘤标志物检查：常用的肿瘤标志物有CA19-9、CEA、CA242、CA125等，其中CA19-9是最重要的肿瘤标志物，常用于辅助诊断及治疗随访。

（2）影像学检查。CT：胰腺薄层扫描增强CT及三维重建是首选影像学检查，能清晰显示肿瘤大小、位置、密度及血供情况，并判断肿瘤与血管、邻近器官的关系，评估肿瘤可切除性。MRI或磁共振胰胆管成像（MRCP）：MRI可清晰显示肿瘤周围肿大淋巴结和肝内转移病灶；MRCP能够显示胰管、胆管梗阻部位及扩张程度。正电子发射计算机断层成像（PET/CT）：可显示肿瘤的代谢活性，在评估有无远处转移和评价全身肿瘤负荷方面具有优势。对无手术禁忌和转移的患者可行Whipple手术。对于已有转移、肿瘤不可切除或不能耐受大手术的患者，可行姑息性手术，如胆肠吻合术、胃空肠吻合术，以解除胆管和十二指肠梗阻。

（李　鹏）

# 案例12　结肠癌

## 【基本信息】

患者女，64岁。

主诉：直肠癌术后2个月。

现病史：患者因“便血1年”于2022-01-17到我院胃肠外科就诊。完善胸部+全腹增强检查，诊断考虑直肠癌可能，请结合临床；肝右叶异常强化灶，考虑血管瘤可能，2022-01-18 常规超声心动图检查诊断为三尖瓣少量 - 中量反流，二尖瓣少量反流，左室舒张功能减低。排除手术禁忌后于 2022-01-20 行腹腔镜下直肠全系膜切除术、肠粘连松解术、区域淋巴结清扫术、回肠造口术。术后病理见（直肠）中分化腺癌，侵及肠壁达深肌层，两侧切缘及送检切圈未见癌组织，肠周淋巴结（0/10）未见癌转移。分子病理结果示 EBER（-）。免疫组化结果示 MLH1（2+）、MSH2（2+）、HER2（0）、MSH6（3+）、PMS2（2+）、Ki-67（70%+）、CD34、D2-40（脉管内可见癌栓）、VEGF（1+）。术后恢复可，2022-02-18 予“OXA/Xeloda”方案化疗 1 个周期，上次化疗出院后，于外院查血常规提示重度中性粒细胞减少合并发热。今入我院进一步检查和治疗。病程中，患者无发热，无胸闷、胸痛，无声音嘶哑、吞咽困难、头痛、四肢活动不灵，饮食睡眠可，大小便无异常。

月经史：14 岁初潮，经期 3 ~ 5 天周期 28 ~ 35 天，末次月经不详，月经量中等，颜色正常。无痛经、月经不规则的情况，白带正常。

既往用药史：未述药物依赖史，无镇痛药物应用史。

家族史：无结核、肝炎、性病等传染性疾病，无血友病等遗传性疾病。家族中无类似患者。

伴发疾病与用药情况：无。

过敏史：否认食物过敏史、药物过敏史。

药物不良反应及处置史：无。

诊断：直肠癌术后（$T_2N_0M_0$ Ⅰ期）。

## 【化疗方案分析】

“卡培他滨 + 奥沙利铂”方案化疗。具体为卡培他滨片 1500 mg 口服，每日 2 次，第 1 ~ 14 天 + 注射用奥沙利铂 150 mg。

根据 2020 年版《CSCO 结直肠癌指南》，术后辅助化疗一般在 3 周左右开始，不应迟于 2 个月，首选联合化疗方案为 FOLFOX/CAPEOX；患者选择术后辅助化疗一线方案为“卡培他滨 + 奥沙利铂”，此方案合理。但是值得注意的是，指南中提到，在术后辅助化疗中，除临床试验外不推荐使用所有靶向药物，包括贝伐珠单抗、西妥昔单抗、帕尼单抗、瑞戈非尼、呋喹替尼等。

## 【用药监护方案】

“卡培他滨 + 奥沙利铂”方案。

（1）手足综合征的监护。卡培他滨可引起手足综合征，1级手足综合征定义为出现下列任一现象：手或足的麻木、感觉迟钝/感觉异常、麻刺感、红斑或不影响正常活动的不适。2级手足综合征定义为手或足的疼痛性红斑和肿胀或影响患者日常生活的不适。3级手足综合征定义为手或足湿性脱屑、溃疡、水疱或严重的疼痛或使患者不能工作或进行日常活动的严重不适。出现2级或3级手足综合征时应暂停使用卡培他滨，直至恢复正常或严重程度降至1级。出现3级手足综合征后，再次使用卡培他滨时应降低剂量，临床药师需认真询问患者是否有指（趾）发热、疼痛、红斑性肿胀、脱屑、溃疡等症状，建议患者可以适当应用凡士林软膏和尿素软膏等护肤品，保持手足皮肤湿润，预防手足综合征。

（2）胃肠道反应的监护。卡培他滨可引起恶心、呕吐、腹泻等。半数接受卡培他滨治疗者会出现腹泻，对发生脱水的严重腹泻者应严密监测并给予补液治疗。患者也可能出现恶心呕吐等反应，可预防性使用止吐药物，例如5-$HT_3$受体阻滞剂、甲氧氯普胺及$H_2$受体阻滞剂或质子泵抑制剂等。另外，还需注意有无腹泻或便秘症状。临床药师嘱患者平时食用清淡易消化食物，少食多餐。

（3）黏膜损伤的监护。服用卡培他滨可引起口腔炎、黏膜炎症、黏膜溃疡、口腔溃疡。临床药师建议患者忌辛辣刺激食物，尽量喝温水，减少对黏膜的刺激。

（4）骨髓抑制的监护。患者在已接受过的化疗中，出现过轻度骨髓抑制，本次化疗再次出现骨髓抑制的风险升高，需要在给药期间严密监测血常规变化。临床药师建议患者在化疗前、化疗中和化疗后1周内，每周检查2次血常规。

（5）神经毒性的监护：急性神经毒性反应作为奥沙利铂的常见表现，主要指用药后末梢神经出现的感觉障碍或感觉异常等，常见表现以咽喉部感觉障碍、指甲末端麻木、舌部感觉异常、腿痛性痉挛、强直性肌肉收缩、语言障碍等为主，通常表现为速发型感觉，且这些症状出现的时间一般集中于用药后数小时之内，症状可持续数日，最后消失。这些症状出现的概率似乎与奥沙利铂应用时间有明显关联，临床中为避免咽喉部感觉异常，通常考虑在输液时间上延长，以此使奥沙利铂血浆峰浓度降低，有时可有口腔周围、上呼吸道和上消化道的痉挛及感觉障碍。尽管急性毒性反应发生的可能性较高，但这种症状反应本身有暂时性特征，可恢复，所以临床药师在用药前应做好健康教育工作。如果在2个疗程之间持续存在疼痛性感觉异常、功能障碍时，奥沙利铂用量应减少25%，调整剂量后若症状仍存在或加重，应停药。同时应注意，奥沙利铂，不要与碱性的药物或介质、氯化合物等一起使用。

（范　燕）

# 案例 13　胃癌

## 【基本信息】

患者男，58 岁。

主诉：腹上区不适 3 年，胃癌术后腹腔转移热灌注治疗后 1 个月。

现病史：患者自诉于 2021 年 10 月无明显诱因出现腹上区不适、乏力、食欲减退，偶有反酸等不适，就诊于外院，胃镜提示恶性肿瘤，胃潴留。全腹部 CT 见胃窦－幽门部胃壁增厚，考虑肿瘤；肝内小囊肿，盆腔少量积液。

2021–12–29 行远端胃癌根治术，术后病理显示，肿瘤大体类型为浸润性溃疡型，位于胃窦部后壁；肿瘤大小 8 cm × 7 cm，组织学类型以未分化为主，部分呈低分化腺癌及印戒细胞癌，肿瘤侵犯浆膜（$T_{4a}$），MSS 型；脉管侵犯；大弯侧淋巴结（2/22）、小弯侧（5/19）见癌转移；Her–2（0）。

术后行 6 个周期静脉化疗，化疗期间血小板减少，积极对症治疗后好转。

2024 年 3 月开始无明显诱因出现全腹部腹胀、腹痛等不适，伴有食欲减退、乏力等不适。

2024 年 4 月就诊于外院，腹盆腔 CT 显示胃癌术后复查，残胃胃壁增厚，建议结合临床；横结肠及升结肠管壁增厚，管腔狭窄，建议肠镜检查；左肾肾盂积水；腹盆腔大量积液，行腹腔穿刺引流；目前胃癌复发可能性较大，为进一步治疗建议转到上级医院。

2024–04–19　入住我科。患者胃癌术后复发、腹腔转移诊断明确，因胰腺酶指标偏高，暂不给予联合免疫治疗，于 2024–04–26 全身静脉化疗及局部腹腔灌注治疗，具体方案：紫杉醇 60 mg 静脉滴注，第 1 天、第 8 天 + 替吉奥 60 mg，每日 2 次，紫杉醇 30 mg 腹腔灌注，第 1 天、第 8 天。治疗期间贫血加重、癌性腹水合并低蛋白血症，积极对症处理，于 2024–05–05 出院。

返回外院就诊，于 2024–05 至 2024–08–21 行 4 个周期化疗联合免疫治疗，具体方案：紫杉醇 60 mg，第 1 天、第 8 天静脉滴注 + 替吉奥 60 mg，口服，每日 2 次，第 1 ～ 14 天 + 信迪利单抗 20 mL 免疫治疗。

出院后间断性腹痛不适，逐渐加重，2024 年 8 月无明显诱因腹胀逐渐加重。

2024-09-02　入住我科，腹水超声，腹水 8.9 cm。胃肠肝胰肿瘤组合：CA19-9 41.50 U/L；CA125 50.20 U/L。更换治疗方案，于 2024-09-04 行全身静脉化疗，具体方案：伊立替康 125 mg/m$^2$（按体表面积计算实际剂量为 160 mg）静脉滴注，第 1 天、第 8 天 + 信迪利单抗。针对腹水行腹腔穿刺引流，腹水为暗红色，腹水量控制欠佳，血性腹水，血红蛋白进行性下降，积极腹腔灌注（顺铂 50 mg）、靶向（恩度）、反复输血等治疗。效果不理想，故联系胃肠外科，建议转入拟行腹腔热灌注治疗。

2024-09-25　行“腹腔镜检查”，术中腹腔内可见广泛结节样新生物，考虑腹腔继发恶性肿瘤，决定留置腹腔引流管，术后行腹腔热灌注化疗（噻替哌 20 mg），术后积极对症处理好转出院。

今患者为求进一步诊治，于我院就诊，门诊以“胃恶性肿瘤”收住我科。病程中患者神志清醒，精神欠佳，睡眠好，食欲欠佳，大小便正常，近 3 月体重减少 5 kg，体力下降。

既往史：2021-12-29 行远端胃癌根治术。

## 【查体】

体格检查：体温 36.6℃，脉搏 81 次 / 分，呼吸 20 次 / 分，血压 105/70 mmHg；身高 165 cm，体重 50 kg，BMI 18 kg/m$^2$；疼痛 0 分；体表面积 1.51 m$^2$；营养 3 分；心理正常；VTE 评分 1 分，提示低风险。

专科检查：腹部可见 6 cm × 1 cm 手术瘢痕，ECOG 评分 2 分，腹部膨隆，有腹肌紧张，无压痛，无反跳痛，肝脏未触及，脾脏未触及，肝肾区无叩击痛，未闻及血管杂音。

辅助检查：2024-04-24，腹水细胞块，结合细胞形态及免疫组化结果诊断为低分化腺癌（印戒细胞癌），请结合临床。

## 【诊断】

初步诊断：胃癌 p$T_{4a}N_3M_1$ Ⅳ期；低分化腺癌；腹腔继发恶性肿瘤；恶性腹水；蛋白质 - 能量营养不良；肿瘤性贫血；胸腔积液；甲状腺功能减退症。

鉴别诊断如下：

（1）胃溃疡：典型 X 线表现为胃溃疡的龛影一般突出于腔外且直径较小，周围黏膜呈辐射状，皱襞柔软可扩张。进展期表现为溃疡型癌的龛影较大，位于腔内，常伴有指压痕、裂隙破坏，局部胃壁僵硬，胃腔扩张性差。

（2）胃平滑肌瘤：可发病于任何年龄，多见于50岁以下。瘤体多单发，呈圆形或椭圆形。常有上腹饱胀不适、隐痛或胀痛。胃镜检查可与胃癌相鉴别。

## 【诊疗经过】

患者入院后积极完善相关检查如下。

2024–11–21　胸腹部B超见腹水、双侧胸腔积液（内可见不张肺组织不宜定位）。双下肢动静脉B超见双下肢动脉轻度硬化。双下肢深静脉未见明显异常。

2024–11–22　游离甲功五项（发光）见游离甲状腺素9.96 pmol/L，促甲状腺激素8.46 mIU/L；甲功五项检查提示异常，申请内分泌斜会诊协助。2024–11–22急诊血糖乳酸（干化）+急诊血脂（干化）+急诊心肌酶（干化）+急诊电解质离子（干化）+急诊肝功能（干化）+急诊肾功能（干化）示钠130.37 mmol/L、钙1.98 mmol/L、总蛋白48.85 g/L、白蛋白25.28 g/L。CA125 96.20 U/mL，CA19–9 334.76 U/mL。

胸部平扫+腹盆增强CT示（与2024–09–03片比较）胃癌术后，术区吻合口管壁略增厚并强化，腹盆腔大量积液，较前减少；腹膜增厚并强化，较前进展；腹盆腔肠壁增厚水肿，较前进展；肝内胆管、胆总管及主胰管轻度扩张；慢性胆囊炎，大致同前；膀胱壁略增厚并粗糙，双侧精囊形态饱满且密度略减低，右侧精囊内钙化灶，前下腹壁及阴囊区皮下软组织水肿，较前进展；左肺上叶尖后段结节，较前相仿；心腔密度减低，考虑贫血可能；主动脉管壁钙斑，纵隔内及双肺门趋于钙化淋巴结；左肺上叶舌段及双肺下叶少许炎症，较前略进展；双侧叶间胸膜增厚，双侧胸膜腔积液合并盘状肺不张，较前新发。

既往已使用3种治疗方案，此次入住我科复查仍提示病情再次进展，体质欠佳，建议更换治疗方案。向患者及家属交代，呋喹替尼和紫杉醇白蛋白为自费药物，同时向患者及家属详细讲解治疗的必要性、可能出现的风险及并发症、采取的预防措施，患者（家属）表示同意，并签署相关知情同意书。

于2024–11–23行化疗联合靶向治疗，具体方案：紫杉醇白蛋白结合型第1天100 mg/m$^2$静脉滴注、第8天150 mg；3周1次+呋喹替尼4 mg，第1～21天连续口服。目前病情平稳，患者治疗结束后出院。

## 【出院情况】

患者一般情况尚可，食欲一般，间断性腹部不适，否认腹痛，有排便排气等不适。

出院查体：体温 36.6℃，脉搏 70 次 / 分，呼吸 19 次 / 分，血压 106/72 mmg，神志清醒，精神好，腹部膨隆，有腹肌紧张，无压痛，无反跳痛，肝脏未触及，脾脏未触及，肝肾区无叩击痛，未闻及血管杂音。VIE 评分 3 分，患者为胃癌术后复发，病情评估预后差。

## 【讨论】

胃恶性肿瘤是起源于胃黏膜上皮的恶性肿瘤，是常见的恶性肿瘤之一。在我国胃恶性肿瘤的发病率居恶性肿瘤的第 2 位，死亡率居第 3 位。全国年死亡率男性为 20.93/10 万，女性为 10.16/10 万，男女之比为（2.5 ～ 3）：1。胃恶性肿瘤可发生在任何年龄，但大多在 40 ～ 69 岁。

胃恶性肿瘤有家族集聚性，与血缘关系有关。胃息肉、胃溃疡、慢性萎缩性胃炎等，有学者认为此类疾病为胃恶性肿瘤的癌前病变。此外，与患者饮食习惯也有关，如高盐饮食、烟熏肉干、咸鱼、鱼露、蟹浆等，以及喜吃热烫饮食、进食过快、三餐不定时等。亚硝胺类化合物具有很强的致癌性，是胃恶性肿瘤的潜在致病因素之一。幽门螺杆菌感染也可使胃恶性肿瘤发病率增加。

早期胃恶性肿瘤多无症状或症状轻微，易被忽视。随着病情发展，可能出现腹上区不适、饱胀感、食欲减退、体重下降、黑便等非特异性症状。

注意观察患者的症状，尤其是腹上区不适、食欲减退、体重下降、黑便等持续不缓解的症状。胃镜检查是诊断胃恶性肿瘤的金标准，可直接观察胃黏膜的病变情况，并取活检进行病理诊断。X 线钡餐造影有助于发现胃轮廓、蠕动情况、黏膜形态等异常。CT、MRI 用于评估肿瘤大小、位置、浸润深度及淋巴结转移情况。

通过胃镜活检取得的组织样本进行病理学检查，明确肿瘤类型、分化程度及浸润深度。

治疗手段如下。

根治性手术：对于早期胃恶性肿瘤，首选根治性手术切除，包括胃部分切除术或全胃切除术，同时清扫淋巴结。

姑息性手术：对于晚期胃恶性肿瘤，由于肿瘤已发生转移或侵犯邻近器官，多采用姑息性手术以缓解症状、提高生活质量。

化疗：在胃恶性肿瘤治疗中占有重要地位，可用于术前新辅助化疗、术后辅助化疗以及晚期胃恶性肿瘤的姑息性治疗。

放疗：主要用于术后辅助治疗、局部晚期胃恶性肿瘤的综合治疗以及晚期胃恶性肿瘤的姑息性治疗。

免疫治疗：近年来在胃恶性肿瘤治疗领域取得了显著进展，为晚期胃恶性肿瘤患者提供了新的治疗选择。

其他治疗：包括靶向治疗、介入治疗、中医药治疗和支持治疗等。

胃恶性肿瘤的预后与肿瘤分期、治疗方式等因素有关。早期胃恶性肿瘤的术后 5 年存活率超过 90%，而晚期胃恶性肿瘤的预后较差。

胃恶性肿瘤治疗后需要定期复查，以监测病情变化，及时发现并处理复发或转移病灶。胃恶性肿瘤的诊疗需要综合考虑患者的症状、辅助检查结果以及病理诊断等信息，制订个性化的治疗方案。同时，关注患者的预后和随访也是提高胃恶性肿瘤治疗效果的重要环节。

（曹雷雨）

# 案例 14　食管癌

## 【基本信息】

患者女，56 岁。

主诉：确诊食管恶性肿瘤 8 个月，右侧颈部肿物切除术后 1 个月。

现病史：患者自诉 8 个月前进食后出现腹上区胀痛，持续数分钟，进食时疼痛发作明显，伴有进食噎感，无放射痛，伴反酸、胃灼热，无恶心、呕吐，有食欲降低，无腹泻，无呕血及黑便，无便血，故就诊于外院，完善胃镜提示慢性胃炎伴糜烂；食管肿物（性质待定）；经内镜色素检查，2024-02-03 在全身麻醉下行食管 ESD 手术。

2024-02-05 病理检查显示食管外生型低分化鳞状细胞癌伴坏死，部分上皮细胞坏死糜烂，肿瘤大小 2.5 cm × 1.7 cm × 1 cm，未见明显脉管内癌栓（手术口侧，肛侧，上、下切缘，基底均未见肿瘤累及），诊断为食管原位癌。患者 1 个月前无意中发现右侧颈部包块，可自行触及，无疼痛不适，门诊完善超声检查提示右侧颈部实性包块，建议超声引导下穿刺活检明确性质，故再次就诊于外院。

2024-09-29 在全身麻醉下行右侧锁骨上淋巴结活检术，2024-09-30 病理检查可见低分化癌转移，建议患者上级医院进一步系统诊治，故今日就诊我院门诊，拟以“食管恶性肿瘤”收住我科。病程中患者神志清醒，精神好，睡眠好，食欲好，大小便正常，体重无明显变化，体力下降。

## 【查体】

体格检查：体温 37.5℃，脉搏 60 次 / 分，呼吸 20 次 / 分，血压 115/70 mmHg；身高 175 cm，体重 60 kg，BMI 20 kg/m$^2$；疼痛 0 分；体表面积 1.73 m$^2$；营养 3 分；心理正常；VTE 评分 1 分，提示低风险。颈动脉搏动正常，颈静脉无怒张，右侧锁骨上可见一长约 4 cm 手术瘢痕。

专科检查：颈软，无抵抗，颈静脉无怒张，右侧锁骨上可见一长约 4 cm 手术瘢痕。无腹肌紧张，无压痛及反跳痛，肝脾未触及，肝肾区无叩击痛，未闻及血管杂音。直肠肛门未查，外生殖器未查。

辅助检查：2024-02-05 外院病理检查显示，食管外生型低分化鳞状细胞癌伴坏死，部分上皮细胞坏死，肿瘤大小 2.5 cm × 1.7 cm × 1 cm，未见明显脉管内癌栓（手术口侧、肛侧、上、下切缘、基底均未见肿瘤累及）。2024-09-30 病理检查显示可见低分化癌转移。

## 【诊断】

初步诊断：食管恶性肿瘤 $pT_{is}N_0M_1$ Ⅳ期；右侧锁骨上淋巴结继发恶性肿瘤；转移性癌。

鉴别诊断如下：

（1）食管良性肿瘤：症状相对较轻，进展缓慢。影像学检查可显示肿瘤边界清晰，无周围组织浸润。

（2）食管炎：主要表现为胸骨后疼痛、烧灼感，吞咽困难较轻。胃镜检查可见食管黏膜充血、水肿、糜烂等炎症表现。

（3）食管狭窄：先天性或后天性因素导致的食管管腔狭窄。钡餐造影可显示食管管腔狭窄，但无肿瘤征象。

（4）食管贲门失弛缓症：主要表现为吞咽困难、食物反流、胸骨后疼痛等。钡餐造影可见食管下端及贲门部呈鸟嘴状，边缘整齐光滑，食管体部有不同程度的扩张。

## 【诊疗经过】

2024–10–18　双下肢动静脉、甲状腺、颈部、锁骨上窝、腋窝、腹股沟区淋巴结超声示，甲状腺实质回声欠均匀，甲状腺双侧叶多发实性及混合性结节，TI–RADS–3 类（可能良性）。左侧颈部Ⅳ区多发异常结构淋巴结，建议复查。余双侧颈部未见异常淋巴结。右侧颈部Ⅳ区皮下软组织内低回声区，考虑术后改变可能。双侧腋窝未见明显异常淋巴结。双侧腹股沟区未见明显异常淋巴结。双下肢动脉轻度硬化。双下肢深静脉未见明显异常。患者被诊断为食管癌晚期。

2024–10–19　CT 示左侧基底核区脑实质密度升高，请结合临床；右侧苍白球钙化；左侧筛窦钙化灶；双侧颌下区散在淋巴结；左肺下叶背段肺气囊；左肺上叶舌段及右肺散在炎症；双肺下叶坠积性改变；心脏增大，纵隔散在淋巴结；胆囊炎，胆汁淤积可能；食管管壁厚薄不均，胃腔充盈差胃壁增厚，贲门周围可见肿大淋巴结，请结合内镜检查；盆腔 CT 平扫及增强未见明显异常。

2024–10–21　会诊外院病理科苏木精 – 伊红（HE）染色 ×3：（右颈部）淋巴组织及结缔组织内见转移 / 浸润性低分化癌，请结合临床。给予免疫联合化疗一线治疗，具体方案：卡瑞利珠单抗 200 mg，第 1 天 + 紫杉醇 240 mg，第 1 天 + 顺铂 60 mg，第 1 ~ 2 天。患者治疗结束后出院。

## 【出院情况】

确诊食管恶性肿瘤 8 个月，右侧颈部肿物切除术后 1 个月，双肺呼吸音正常，未闻及啰音。心脏相对浊音界正常，心率 60 次 / 分，心音正常，心律齐，各瓣膜听诊区未闻及心脏杂音，未闻及额外心音，未闻及奔马律，未闻及心包摩擦音。腹部平坦，无腹肌紧张，无压痛，无反跳痛，肝脏未触及，脾脏未触及，肝肾区无叩击痛，未闻及血管杂音。颈软，无抵抗，颈静脉无怒张，右侧锁骨上可见一长约 4 cm 手术瘢痕。无腹肌紧张，无压痛及反跳痛，肝脾未触及，肝肾区无叩击痛，未闻及血管杂音。直肠肛门未查，外生殖器未查。

2024–02–05　病理检查显示，食管外生型低分化鳞状细胞癌伴坏死，部分上皮细胞坏死，肿瘤大小 2.5 cm × 1.7 cm × 1 cm，未见明显脉管内癌栓，（手术口侧、肛侧、上、下切缘、基底均未见肿瘤累及）。

2024–09–30　病理检查可见低分化癌转移。患者出院时一般情况可，病情评估预后差。

## 【讨论】

食管癌是起源于食管黏膜上皮的恶性肿瘤，是一种常见的消化系统恶性肿瘤。

发病部位：颈段食管癌、胸段食管癌（胸上段癌、胸中段癌、胸下段癌）、腹段食管癌。分类：鳞状细胞癌、腺癌、神经内分泌癌（食管小细胞癌）、腺鳞癌等，罕见类型如腺样囊性癌、黏液表皮样癌等。

病因：①不良饮食习惯，长期食用过热、过烫的食物，经常食用腌制食品，如咸菜、咸鱼等。②吸烟与饮酒，吸烟和过量饮酒会增加食管癌的发病风险。③遗传因素，家族遗传倾向。④环境因素，微量元素缺乏、环境污染等。

早期症状为咽下食物后哽咽感或胸骨后异物感，常因吞咽固体食物而出现。中晚期症状为进行性吞咽困难，严重者饮水都会出现困难。伴随症状包括体重下降及严重消瘦、呕血及便血。当肿瘤侵犯相邻部位时，可引起不同的伴随症状，如声音嘶哑、饮水呛咳、呼吸困难、咯血等。

主要依赖以下检查手段：

胃镜＋病理检查：观察肿瘤的位置、大小、形态、表面的情况，以及食管有无狭窄，判断肿瘤浸润的深度。胃镜取活检进行组织病理学检查是诊断食管癌的金标准。

食管钡餐造影检查：观察肿瘤的位置、大小，以及与食管的关系，从而判断是否存在食管癌。

影像学检查：颈胸部增强 CT 检查可以明确食管癌的范围，以及与周围组织的关系；彩超协助筛查颈部、肝、胆、脾、腹膜后等部位是否存在转移；骨 ECT 协助筛查是否存在骨转移。

详细询问患者病史，包括饮食习惯、吸烟饮酒史、家族史等。进行体格检查，观察患者有无消瘦、贫血等体征。结合上述诊断方法，进行初步诊断。

根据患者的身体状况、肿瘤的病理类型、侵犯范围（病期）和发展趋向，进行病情评估，判断患者是否适合进行手术治疗、放疗、化疗等。

（1）手术治疗：对于早期食管癌患者，手术切除肿瘤可以达到根治的目的。手术方式包括传统的开胸手术和微创手术。

（2）放疗：放疗可以单独使用，也可以与手术、化疗等联合使用。适用于不同阶段的食管癌患者。

（3）化疗：化疗通常与手术或放疗联合使用，可以杀死癌细胞，减少肿瘤的复发和转移。常用的化疗药物有顺铂、氟尿嘧啶等。

（4）综合治疗：对于中晚期食管癌患者，通常采用综合治疗的方法，即手术、放疗、化疗、免疫治疗等多种治疗手段相结合，以提高治疗效果。

（5）营养支持：对于食管癌合并营养不良患者，应积极给予营养支持治疗。尚可进食的患者，可给予口服配方营养素进行营养支持。食管梗阻患者，可在内镜下放置食管支架，或留置空肠营养管行鼻饲。

（6）随访与复查：食管癌患者术后应定期进行随访和复查，以及时发现和处理复发或转移。复查项目包括颈、胸、腹部 CT，颈部及腹部超声及各项实验室检查等。

（7）心理治疗：食管癌患者常因病情严重而产生焦虑、抑郁等心理问题。应给予患者心理支持和治疗，帮助其树立战胜疾病的信心。

食管癌的诊疗需要综合考虑患者的具体情况，制订个性化的治疗方案，以提高治疗效果和患者的生活质量。

（曹雷雨）

# 案例 15　复杂性短肠综合征

## 【基本信息】

患者男，63 岁。

主诉：短肠综合征，小肠造瘘术后 1 年余。

现病史：患者 1 年前因小肠粘连在我院行“小肠部分切除术 + 肠粘连松解术 + 小肠造瘘术”。术后由于“短肠综合征”，患者长期行肠内及肠外营养支持治疗，间断性出现电解质紊乱，尤其是以“低钾血症、低钠血症、低蛋白血症”为主，因长期小肠造瘘状态，一直以来影响患者的生活质量；患者在家恢复期间自诉一直在当地社区门诊静脉补钾治疗，持续时间较长。若停止静脉补钾，患者自诉伴有疲乏无力等不适症状。因严重影响患者生活质量，此次入院为行“小肠造瘘还纳术”收治我科。

既往史：于2017年10月因“直肠破裂”行“乙状结肠造瘘术”。2018-04-06因造瘘还纳行“结肠造口闭合术+肠粘连松解术”。2018-05-04因肠梗阻行“小肠部分切除吻合术+肠粘连松解术+小肠造瘘术”。

## 【查体】

体格检查：体温36.6℃，脉搏78次/分，呼吸19次/分，血压120/70 mmHg；身高176 cm，体重54 kg，BMI 17 kg/m$^2$；营养评分2分。

专科检查：腹部平坦，呼吸运动正常，未见胃型、肠型，未见蠕动波，无腹壁静脉曲张。腹部正中可见10 cm陈旧性手术瘢痕。左耻区可见小肠造瘘口，造口黏膜红润，无造口脱出等情况。无疝，无腹肌紧张，无压痛，无反跳痛，未触及液波震颤，未闻及振水音，未触及腹部包块。

辅助检查：

2020-05-21与2020-05-18腹盆腔CT检查比较如下：

（1）患者系肠切除术后改变，术区及周围脂肪间隙混浊；术区、肝周、脾周及腹腔内积气积液，较前略减少。

（2）耻区及盆腔部分肠管扩张积气积液并气液平，考虑术后改变；部分肠管密度增高，考虑对比剂残留。

（3）腹腔脂肪间隙混浊，术区周围及腹膜后散在小淋巴结。

（4）双肺间质性改变；右肺中叶及左肺下叶背段结节。

（5）右肺中叶内侧段及两肺下叶索条影，考虑慢性炎症；双肺下叶局部肺组织不张。

（6）心包周围积液；纵隔内及双侧肺门稍高密度淋巴结；双侧背侧胸膜增厚。

2020-05-18　腹盆腔CT检查结果如下：

（1）患者系肠切除术后改变，术区及周围脂肪间隙混浊；术区、肝周、脾周及腹腔内积气积液。

（2）耻区及盆腔部分肠管扩张气积液并气液平，考虑术后改变；部分肠管密度增高，考虑对比剂残留。

（3）腹腔脂肪间隙混浊，术区周围及腹膜后散在小淋巴结。

（4）双肺间质性改变；右肺中叶及左肺下叶背段结节，同前（2020-05-11）变化不大。

（5）右肺中叶内侧段及两肺下叶索条，考虑慢性炎症，较前加重；双肺下叶局部肺组织不张，较前新发。

（6）心包周围积液；纵隔内及双侧肺门稍高密度淋巴结；双侧背侧胸膜增厚。

2020-05-11　腹盆腔 CT 检查结果如下：

（1）患者系结肠肿瘤术后，肠造瘘术后改变，直肠术区未见明显异常，左下腹见肠造瘘。

（2）胆囊体积缩小，壁增厚，考虑胆囊炎。

（3）腹膜后散在小淋巴结。

（4）双肺间质性改变；右肺中叶及左肺下叶背段结节，同前（2019-06-19）变化不大。

（5）右肺中叶内侧段及两肺下叶索条影，考虑慢性炎症。

实验室检查的结果如下（2020-05-11）：

（1）血常规：白细胞数目正常，血红蛋白降低。

（2）电解质：钾、钠、氯、钙、镁等多种离子浓度降低。

## 【诊断】

初步诊断：短肠综合征；小肠造口状态；营养不良。

鉴别诊断如下：

（1）结肠预防性造口：结肠预防性造口多见于耻骨区，一般情况下有明确手术病史。根据患者手术病史及 CT 等检查可鉴别诊断。

（2）结肠永久性造口：结肠永久性造口多见于耻骨区，患者有明确手术病史及相关病历，一般情况下直肠癌多见。肠镜可鉴别。

（3）回肠预防性造口：回肠预防性造口多见于耻骨区，患者有明确手术病史及相关病历，一般情况下低位吻合欠佳，直肠癌多见。肠镜可鉴别。

（4）腹部外伤：患者有明确外伤史，大多数切口可伴有感染，询问患者病史即可鉴别。①特发性溃疡性结肠炎：占误诊病例的 15%。②结肠癌：尤其是左半结肠乳头状癌或菜花状癌，病情发展到一定程度时，常可出现腹泻、黏液便、脓血便、大便次数增多、腹胀、腹痛、消瘦、贫血等症状，伴有感染者尚可有发热等中毒症状，这些都与特发性溃疡性结肠炎的症状相似。X 线检查时，两者也有相类似之处。故而在临床上很常见。③肠结核：肠结核在我国比较常见，其好发部位在回肠末端、盲肠及升结肠。临床最常见的症状有腹痛、腹泻、便秘交替出现，这在结肠癌患者中也较多见。特别是增生性肠结核与结肠癌有很多相似之处，如低热、贫血、消瘦、乏力，局部可以扪到肿块等。但肠结核的全身症状更明显，表现为午后低热或不规则发热、盗汗、消瘦乏力。故当临床上出现这些症状时，尤其是以腹泻为首诊症状时，常易从常见病、多发病的角度去考虑，首先想到是结核病。大约有 1% 的患者在术前将结肠癌误诊为肠结核。检查血常规却有特殊改变，血沉快，结核菌素试验呈强阳性。结合病史、年龄及全身表现，一般可明确诊断。

西医诊断：短肠综合征；空肠造口状态；肠粘连；胃潴留；十二指肠淤积；肠梗阻；肠吻合口狭窄；低钾血症；低氯血症；低蛋白血症；低钠血症；轻度贫血；社区获得性肺炎，非重症；肺不张；心包积液；慢性胆囊炎；慢性阑尾炎；胃肠道手术后腹泻。

中医诊断：泄泻（脾虚湿盛证）。

## 【诊疗经过】

患者于 2020–05–11 入院，入院后完善相关辅助检查，初步诊断为短肠综合征；空肠造口状态；营养不良。于 2020–05–14 在全身麻醉下行肠吻合术、肠切除术，术后预留回肠 150 cm。术后第 5 天出现无明显排气，伴恶心、呕吐等不适症状，完善腹盆腔 CT 提示耻区肠管扩张积气积液并气液平；行消化道造影检查对比剂下降迟缓。内镜下吻合口扩张术的疗效较差。

经积极保守治疗，疗效较差，梗阻症状呈进行性加重。于 2020–05–30 在全身麻醉下行腹部探查术：术中发现腹腔内粘连严重，无法继续分离，遂关闭腹腔。术后 1 周开始出现排气，术后第 10 天开始出现水样便，排便次数每日 6 ~ 8 次，排便次数呈进行性增多，最多排便次数可达每小时 3 次。生化检验提示低钾血症、低钠血症及低钙血症、低镁血症、低蛋白血症及高乳酸状态。考虑为术后短肠综合征的急性期。

治疗期间邀请临床营养科医师进行静脉营养和肠内营养支持，口服思密达、洛哌丁胺（易蒙停）、双歧杆菌、诺氟沙星（氟哌酸）、百普素等；由于短肠综合征处于急性期，腹泻次数较多，口服药物增减剂量和频次后腹泻次数无明显好转。自 2020–06–13 至 2020–06–29 出现明显的电解质紊乱，以低钾血症、低钠血症为主。自 2020–06–30，出现严重的低钾危急值，直至 2020–07–13 为腹泻急性期，连续出现低钾危急值，其间给予微量泵钾、静脉补钾、口服补钾等对症支持治疗，钾离子、镁离子水平仍未恢复至正常水平，前期保守治疗疗效较差，电解质紊乱持续时间较长。其间，邀请临床营养科、中医内科、康复科医师会诊，进行多学科协作，给予静脉及肠外营养支持等对症治疗。

2020-07-18 以后，由于前期的治疗及肠道的代偿功能较前改善，电解质紊乱情况较前好转。但治疗期间短肠综合征仍诱发心慌、心前区不适、手颤、四肢末梢麻木、口苦、口干等症状；完善心电图、动态心电图及 CTA 等检查未见明显异常。考虑为短肠综合征导致的病情变化。

治疗期间患者的治疗原则是优化饮食方案：①静脉补钾，口服补钾，肠内、肠外营养相结合，口服蒙脱石散并调节肠道菌群。②少食多餐，加强营养，充分利用消化道功能，能量以糖类和蛋白质为主。鼓励患者摄入较高热量的饮食，改善肠道吸收不良状况下的能量供给。

自 2020-07-14 以来，患者的低钾血症情况得到改善，低钠、低钙血症也逐渐得到改善。在此期间患者的病情也反复出现好转—恶化—好转等情况。经过我院临床营养科、中医内科、针灸推拿科的协同合作，在短肠综合征的同时期出现的复杂病情变化，逐渐得到改善和控制。

8 月至 9 月期间，患者病情逐渐进入功能代偿期，患者逐渐通过口服进食，调整肠内营养及静脉营养等综合治疗方案，病情逐渐得到改善。直至出院前患者已可完全自主进食普通膳食，无明显的电解质紊乱，腹泻次数逐渐减少为每日 2 ~ 3 次，体重明显增加，短肠综合征的并发症得到了有效控制。患者于 2020-09-04 顺利出院。

## 【出院情况】

治疗效果：患者于 2020-09-04 顺利出院，总住院天数 116 天。出院前患者无电解质紊乱及酸碱失衡，腹泻症状得到明显的改善，营养状况得到明显的改善，饮食睡眠较前明显改善，体重增加 16 kg。

预后情况：

（1）综合患者整体病情，腹泻症状已得到明显的改善，出院时体重增加了 16 kg。但术后应定期复查血常规及生化指标变化，预防再次出现电解质紊乱及酸碱失衡；预防术后出现粘连性肠梗阻的可能。

（2）短肠综合征患者的预后需要积极预防腹泻、贫血、骨质疏松、尿路结石等相关并发症。术后患者通过积极的饮食结构的优化及调整，依靠肠外营养可获得良好的生活质量。

随访情况：

（1）患者出院后分别于第 1、2、3 个月进行电话随访，患者伴有腹泻症状，每日 1 ~ 2 次 / 天；复查电解质未出现电解质紊乱及酸碱失衡，体重较前明显增加。第 4、

5、6 个月连续随访，病情明显好转。

（2）睡眠状况较前明显好转，精神状况良好。饮食状况良好，少食多餐，以蛋白质和粗纤维食物为主。

（3）患者出院后一直在我院门诊随访和电话随访，病情一直较稳定，至今无因并发症再次入院的记录。

## 【讨论】

短肠综合征（short–bowel syndrome，SBS）是指因各种原因引起广泛小肠切除，导致肠道有效吸收面积显著减少，出现腹泻、水电解质紊乱以及各种营养物质吸收和代谢障碍的综合征。据统计，国内发病率有逐年上升的趋势，病死率为 18% ~ 25%。因此短肠综合征患者病情的不稳定性仍是治疗的重点和难点。短肠综合征的治疗包括肠外 / 肠内营养支持治疗、改善症状与促进肠道适应的药物治疗、增加肠道有效吸收面积、针对并发症的手术治疗，以及出现严重肠外营养支持并发症时的小肠移植。面对个体差异巨大的短肠综合征患者，临床医师对于如何制订合理有效的个体化治疗方案往往存在很多困惑。

该患者的病情特点如下：

（1）既往病史长，术前伴有短肠综合征，需要长期静脉补液来维持；术后早期出现肠梗阻，增加了疾病诊断和治疗的难度。

（2）治疗难度大：术后出现严重的电解质紊乱，进食后出现严重的腹泻，病情复杂。前期补钾、肠内、肠外支持治疗疗效较差，病情无明显改善。电解质紊乱持续时间长，病情反复。腹泻及电解质紊乱反复出现好转 – 恶化 – 好转。

（3）诱发其他脏器病变及神经功能异常：治疗期间短肠综合征可诱发心慌、心前区不适、手颤、四肢末梢麻木不适、乏力、口苦等症状；严重者可引起一系列代谢障碍和器官功能障碍。

该例患者根据短肠综合征的分期来判断，病情在发展过程中经历了以下几个阶段：

（1）急性反应期：一般在术后 3 ~ 4 周，失水和电解质紊乱最为明显，脂肪、蛋白质和糖类等营养物质吸收不良的表现逐渐明显。由于术后应激状态和肠抑胃肽、胰泌素、缩胆囊素分泌减少而引起胃酸分泌在短期内显著增加，可加重吸收不良和并发症消化性溃疡。临床上表现为程度不同的吸收不良性腹泻和脂肪泻。

（2）功能代偿期：术后 1 个月到 1 年，本期腹泻仍然常见。由胆盐、高渗性和吸收不良等多种因素造成。水和电解质的吸收可因结肠功能的代偿增强而有所好转。但营养物质吸收不良的表现趋向明显，除了腹泻以外，尚有体重减轻、乏力、倦怠和全身衰弱等表现，其表现与吸收不良综合征相似。

短肠综合征的治疗是比较困难和复杂的，也是世界性难题。短肠综合征的营养治疗原则：早期采用完全肠外营养，待症状改善后逐步过渡至肠内营养，短肠综合征的营养治疗应根据不同阶段，采用不同方式方法。短肠综合征患者最佳的个体化营养治疗和饮食设计应首先对自身的胃肠道解剖进行详细的个体化评估，包括剩余肠段长度、剩余的是哪一段肠管、自最后一次肠切除的时间，以及肠道是否保持连续性。营养治疗应根据肠功能恢复情况，循序渐进，不宜操之过急。早期采用完全肠外营养，待症状改善后逐步过渡至肠内营养。需要定期地、阶段性地评估饮食的变化、热量的摄入，以维持目标体重。同时行肠内营养渐进式治疗模式。

（1）等渗葡萄糖液、口服补液盐试食，避免低渗低钠的液体、高渗的液体。

（2）无蛋白、无脂肪流质饮食作为过渡，少量多餐。

（3）首选含中链脂肪酸的氨基酸类作为经肠营养剂，通过鼻肠管或造口输入，用输液泵控制速度，逐渐过渡到短肽类，每换一种营养剂坚持 1 周。

（4）最后可过渡到经口摄入高蛋白质、高糖、低脂饮食。

结合该患者的特点，在短肠综合征的急性期，应注意防止感染，维持水、电解质和酸碱平衡，给予足够的营养支持。在急性期采用全肠外营养，注意监测生化指标，及时纠正水、电解质及酸碱失衡，同时控制腹泻。适应期采取肠外营养和逐步增加肠内营养相结合的治疗方法，早期恢复经口进食；对于不能耐受经口进食的患者，采取肠外营养支持。维持期逐步过渡到肠内营养，需定期测定维生素、矿物质、微量元素浓度，并予相应补充治疗。剩余肠道产生肠适应后，部分短肠综合征患者病情相对稳定，可定期门诊随访。随访内容应包括病史询问、体格检查、影像学检查（肝胆及泌尿系超声、骨密度等）和相关实验室检查（肝肾功能及各类营养学指标）。如短肠综合征患者无法摆脱肠外营养支持，目前在国内还很难有效开展长期家庭肠外营养支持，建议此类患者住院接受规范的营养支持及相关药物治疗。

同时，在短肠综合征的诊治过程中，也可依托多学科协作模式制订符合患者自身特点的综合治疗方案。该患者治疗过程中，我科室联合相关科室协作为患者提供治疗方案，达到了预期的治疗效果。

（1）针灸推拿科会诊纠正胃瘫，针灸、穴位贴敷等方法以宣通理气，舒筋活络。

（2）中医内科会诊，通经活络，促进胃肠功能的恢复。

（3）临床营养科会诊，启动肠功能，纠正术后营养不良及电解质紊乱。

（4）康复理疗科急性肠道康复治疗，促进短肠综合征患者残留肠道的适应能力，增加对水、电解质和营养物质的吸收，最终逐步减少甚至摆脱对肠外营养的依赖。同时，此次我科室与营养科进行了密切的科室协同合作，制订了临床营养科主管医师“一对一”的诊疗模式，出院后临床营养科医师每天都与患者保持联系和随访，时刻根据患者的病情制订相应的个性化的营养方案。

（5）住院治疗期间进行每日进食指导，不同时期给予不同的营养指导。肠内营养与肠外营养相结合的方式，同时积极预防了电解质紊乱及酸碱失衡。多学科协作的重点在于如何改善短肠综合征患者术后的电解质紊乱；如何从实际的诊疗过程中摸索出一条好的治疗方案。目前在一定范围内使用替度鲁肽可用于改善短肠综合征患者的吸收功能，被美国 FDA 批准用于成人短肠综合征的治疗，但该药可促进肠上皮的增生，可能有潜在的促进肿瘤增殖的作用。

综上所述，短肠综合征患者由于残存的功能性肠管不能维持机体营养需要，机体存在着一系列的代谢改变，进而伴随着水、电解质代谢紊乱以及各种营养物质吸收障碍。临床实践中，应根据短肠综合征患者的代谢特点，选择合理的营养支持和肠道康复治疗来挽救 SBS 患者的生命，促进残余肠道的代谢和康复，提高生活质量。

（李春兴）

# 案例 16　腹茧症

## 【基本信息】

患者男，52 岁。

主诉：餐后腹胀、呕吐、反酸 3 年。

现病史：患者于 3 年前无明显诱因出现腹胀、反酸不适，伴呕吐，呕吐物为胃内容物。患者曾至外院就诊，行胃镜检查未见明显异常，予以抑酸药物对症治疗，治疗效果尚可。随后症状间断出现，患者服用中药及消化道动力药物，效果尚可，但停药后，呕吐症状依然出现，伴闻及刺激性气味后呕吐，故患者于外院就诊，行胃镜检查示反流性食管炎 LA–C 级、慢性萎缩性胃炎伴糜烂、十二指肠溃疡伴梗阻。给予口服抑酸药物及促消化道动力药物后，症状稍缓解。近期上述症状反复出现，再次于外院就诊，完善检查示“慢性胃炎，十二指肠壶腹部溃疡并瘢痕性狭窄，继发幽门不全性梗阻”，给予对症治疗后病情稍缓解。因上述症状反复发作，呈进行性加重，故于我院门诊就诊，门诊诊断为幽门梗阻，收入院治疗。患者发病以来，精神可，食欲差，小便正常。

既往史：儿时行肠梗阻手术，1998 年再次行手术治疗，具体不详。

## 【查体】

体格检查：体温 36.5℃，脉搏 66 次 / 分，呼吸 17 次 / 分，血压 115/77 mmHg；身高 176 cm，体重 80 kg，BMI 21 kg/m$^2$；疼痛 0 分；体表面积 1.68 m$^2$；营养 0 分；心理 0 分；康复阴性；VTE 评分 1 分；经济正常；社会因素正常。双肺呼吸音正常，未闻及干湿啰音。心脏相对浊音界正常，心率 66 次 / 分，心音正常，心律齐，各瓣膜听诊区未闻及心脏杂音，未闻及额外心音，未闻及奔马律，未闻及心包摩擦音。腹部平坦，可见腹部陈旧性瘢痕，无腹肌紧张，无压痛及反跳痛，肝脏未触及，脾脏未触及，肝肾区无叩击痛，未闻及血管杂音。直肠肛门未查，外生殖器未查。

辅助检查：

2023–11–14　外院胃镜见慢性胃炎，十二指肠壶腹部溃疡并瘢痕性狭窄，继发幽门不完全性梗阻。

2023–11–22　外院胸腹盆 CT 平扫 + 增强检查示右肺下叶后基底段钙化结节；双肺下叶坠积性改变；右肺中叶及左肺上叶舌段散在索条；主动脉钙化斑；双侧背侧胸膜增厚；增强扫描右侧颈静脉内见条状低密度，血栓可能，请进一步检查；胆囊炎；右肾结石；胃腔充盈欠佳，胃体近胃窦部大弯侧可见局限性向外隆起，局部胃壁略增厚，请结合内镜检查；前列腺钙化灶。

2023–11–22　外院胃镜检查见食管散在纵行浅溃疡，余黏膜光滑柔软，血管纹理清晰，扩张度好。贲门黏膜粗糙，见糜烂灶，齿状线清晰。胃底黏膜光滑，黏液湖清，见大量胃液潴留。胃体黏膜光滑，色泽潮红，未见溃疡及出血。胃角弧度存在，黏膜光滑柔软，蠕动可。胃窦黏膜光滑，红白相间，以红为主，未见出血及溃疡，蠕动尚可，色泽淡红。幽门变形，内镜无法通过。

## 【诊断】

初步诊断：幽门不全梗阻；慢性萎缩性胃炎；十二指肠溃疡。

鉴别诊断如下：

（1）粘连性肠梗阻：患者多有腹腔手术病史，以往有慢性肠梗阻症状和多次急性发作病史，有典型的腹痛、腹胀、呕吐、停止排气排便等症状，可有电解质紊乱，临床以机械性肠梗阻为表现，腹部平片可见脐周多发小液平。本患者若排除其他原因导致肠梗阻，需考虑该病因。

（2）急性坏死性肠炎：有不洁饮食史，以青少年常见，起病急，腹痛为持续性伴阵发性加重，有发热、恶心、呕吐、腹泻、解腥臭大便，腹部X线检查有助于诊断。

（3）急性假性肠梗阻：多见于50岁以上老年人，有脑血管意外、心力衰竭、产后及手术史者。腹胀、腹痛较明显，恶心、呕吐少，X线检查无机械性肠梗阻征象。

（4）结肠癌伴梗阻：多见于老年人，平素多有大便异常，临床表现以低位机械性肠梗阻为主，腹部平片可见腹部宽大液平，行结肠镜及腹部CT等可协助诊断。

（5）肠石性肠梗阻：平素多有便秘病史，粪块多阻塞于乙状结肠或小肠，根据粪块阻塞部位有相应临床表现及影像学表现，本例患者所进行的腹部CT检查等可协助诊断。

最终诊断：腹茧症；手术后肠粘连；肠梗阻；幽门不完全梗阻；胃潴留；手术后胃肠功能紊乱；十二指肠溃疡；慢性萎缩性胃炎；营养风险；低蛋白血症。

## 【诊疗经过】

患者于11–20因“幽门梗阻”收住我科。患者既往手术史2次，儿时因肠梗阻行手术治疗，具体手术方式不详；1998年因肠梗阻再次行手术治疗，具体手术方案不详。术前完善相关辅助检查并诊断明确后于2023–11–23行胃空肠吻合术。术中探查发现腹腔内粘连严重，腹腔内肠管、网膜组织及结直肠粘连成团；术中行肠粘连松解术，后行胃空肠吻合术。术后出现肠梗阻症状，伴有恶心、呕吐，呕吐物为胃液+胆汁，完善腹盆腔CT提示胃潴留严重，近端空肠扩张水肿明显，考虑高位空肠梗阻可能。经积极保守治疗，疗效较差，在数字检影室导丝引导下置入空肠营养管，过程中造影显示顺利通过吻合口后距离吻合口远端30～40 cm肠管处导丝无法通过。于2023–12–09在全身麻醉下行腹部探查术，术中探查发现腹腔内肠管粘连极其严重，全腹部无法进行肠粘连松解，吻合口无异常、输出袢及输入袢顺序良好，未见成角及扭转现象。尝试术中引导及胃镜引导下空肠营养管置入，通过吻合口30～40 cm处，肠管闭塞无法通过，多次尝试均失败。术中继续留置胃管后关闭腹腔；术后给予胃肠减压、静脉营养支持、抗感染、针灸理疗等方案对症支持治疗，病情较稳定。于2023-12-20邀请外院基本外科教授进行远程会诊，会诊后给出的治疗建议如下。

病因调查：如有可能调取既往2岁时及1998年肠梗阻手术病历及病理报告。复查内镜检查，除外恶性肿瘤、炎性肠病及消化性溃疡等疾病。明确诊断，建议2周后复查上消化道（泛影葡胺）造影观察胃肠道蠕动及梗阻恢复情况，决定肠内营养是否可行；应用抑酸药或生长抑素，口服麦滋林（谷氨酰胺）及益生菌，保护胃肠黏膜，减少吻合口发生消化性溃疡的风险或消化液丢失过多，致菌群紊乱；经PICC全肠外营养热卡25 ~ 30 kcal/（kg·d），氨基酸1 ~ 1.2 g/（kg·d），补充电解质、水溶性维生素、脂溶性维生素及微量元素，可加用静脉用谷氨酰胺双肽注射液20 g/d（静脉液配置），每天输液2500 ~ 3000 mL，输液时间12 ~ 20小时；每周复查血常规、肝肾功能；每月复查肝胆胰脾彩超，铁四项、叶酸、维生素$B_{12}$；记录出入量，尿量1000 ~ 1500 mL/d为宜。鼓励患者下床活动。术后1 ~ 2个月，如胃肠功能恢复，可在医生指导下进行部分肠内营养。

遵会诊意见给予患者对症及支持治疗，肠道功能较前明显好转，间断性出现排气后排便。后逐渐少量给予肠内营养支持。2024-01-01患者胃肠道功能恢复较前明显好转，患者自诉排气排便，给予流质饮食后无腹痛、腹胀等不适症状。向患者家属告知出院注意事项后出院。术后通过电话、微信等方式持续随访4个月，无恶心、呕吐及腹痛等不适症状，排气排便良好，目前已正常工作和生活。

## 【出院情况】

病情评估：患者病情稳定，生命体征平稳，通气、通便较前明显好转。

2024-01-01　患者胃肠道功能恢复较前明显好转，患者已排气排便，给予流质饮食后无明显不适症状。出院前复查各项指标无异常，患者未诉特殊不适，向患者家属告知出院注意事项后办理出院。术后通过电话、微信方式连续随访4个月，并向患者家属交代，如有不适及时到当地医院就诊或来我院就诊。

另外指导患者居家时需注意以下几点。

（1）规律生活，保持排便排气通畅，避免疾病复发。

（2）运动时应避免动作幅度过大或体位变换过急，以防因肠袢曲度异常增大或扭转风险升高，进而引发腹胀、腹痛及肠蠕动减弱等症状。

（3）继续进行肠内营养支持治疗，在当地医院营养科定期跟踪随访。定期复查血常规、生化等指标变化。

（4）出院后前 2 周每周 1 次电话随访，出院 1 个月时提前电话通知患者门诊复诊。

## 【讨论】

腹茧症（abdominal cocoon），因其特征是腹腔内部分或全部小肠被一层致密纤维膜包裹，形似蚕茧，故而得名。该病最早于 1907 年被 Owtschinnikow 等描述为纤维包裹性腹膜炎，而 Foo 等人于 1978 年首次命名其为“腹茧症”，并沿用至今。腹茧症因临床表现缺乏特异性，很难与其他原因引起的肠梗阻相鉴别，导致其术前诊断困难。

腹茧症主要表现为间断腹痛腹胀、排气排便不畅等肠梗阻症状，缺乏特异性临床表现。腹茧症根据病因可以分为原发性和继发性两类，前者多为先天腹膜或血管发育畸形所致，后者可能是由一些后天因素造成，比如腹腔感染、慢性腹膜透析、腹腔结核、肠梗阻、阑尾炎手术、自身免疫性疾病等。所有这些因素均可导致腹膜的炎性反应，造成间皮细胞减少，间皮转移生长因子持续表达，使腹膜成纤维细胞增生，纤维蛋白大量渗出，继而机化形成纤维包膜。结合该患者既往阑尾炎手术病史，很可能是其腹茧症发病的重要诱发因素（图 6-1）。

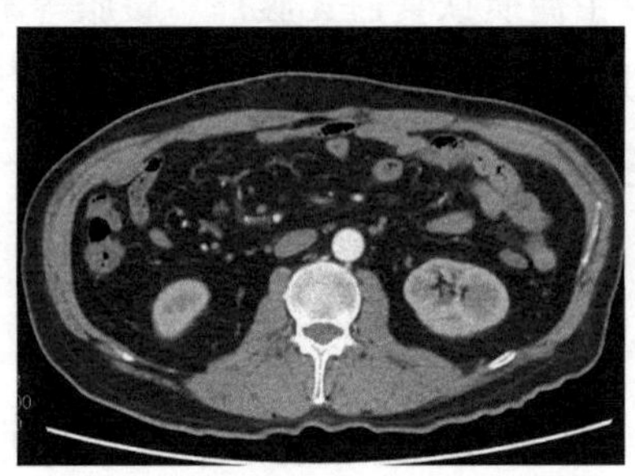

图 6-1　手术前 CT 检查结果

同时，连续两次手术是术后形成腹茧症的另一重要诱因。CT（图 6-2）可清晰显示腹部部分或全部小肠聚集成团，边缘可见纤维包膜，呈茧样，其内肠管扩张积液，肠壁增厚（也可不增厚），增强扫描纤维包膜可轻度强化，肠管壁明显强化；包膜入口区可见肠系膜及血管影进入。

治疗上，腹茧症一般分为局限型和弥漫型两类，对临床治疗有一定指导意义，从该患者疾病的发展过程来看，其分型为弥漫型。

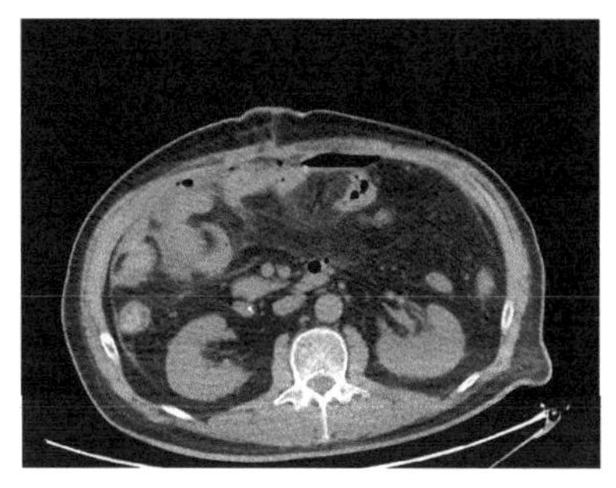

图 6-2　手术后 CT 检查结果

一般认为，腹茧症有保守治疗和手术治疗两种，其中保守治疗很难彻底治愈本病，且容易反复发作。国外相关参考文献认为，腹茧症的首选或主要治疗方式是手术。手术治疗也有不同的类型，但手术总的原则是将全小肠分离后，切除茧膜，解除梗阻，再做适当的内、外排列，通畅肠道，如 Nobel 法（外排列）、White 法（内固定）等。而对于复杂性小肠梗阻的病例，目前多数学者均建议行小肠内置管排列术。内置管排列术优点如下：

（1）固定减压，减少渗出，减轻肠袢水肿，降低吻合口瘘的发生风险。

（2）术后早期营养支持，防止肠黏膜萎缩。

（3）不损伤肠壁，不影响血运，小肠蠕动恢复快。

但是肠粘连本身是机体的一种防御反应，术后小肠的麻痹扩张，仍会产生大量渗液和纤维素渗出，很容易再次形成粘连性不全性肠梗阻，需要很长的时间和综合疗法去治疗调理，极个别患者也可再次形成完全性梗阻或绞窄性梗阻，甚至腹腔高压症。因此若采用手术治疗的方式，手术探查的时机及手术方式的选择仍然需要根据临床实际去判断。

本例患者术后再次行腹部探查术发现腹腔内茧膜较厚，包裹较严重，从分型来讲属于弥漫型，术中无法松解粘连而关腹，不适合再次行手术治疗，更不适合采用肠排列的方式，若术中强行松解，存在发生肠破裂的风险，对于此患者应首选保守治疗。对于腹茧症患者，术后早期的肠外营养支持治疗也是至关重要的一环，结合目前国内外对腹茧症术后肠外营养支持的治疗经验，主要策略是采用个体化营养支持策略和精准化营养支持管理。本例患者在院治疗期间，本科室邀请北京协和医院专家会诊后制订的治疗方案及营养支持方案也是患者术后逐渐康复的重要一环。患者术后定期测量体重、人体成分，结合患者血液检查结果综合评估患者的营养支持效果，了解患者术后身体成分变化，为动态调整营养支持方案提供精准的客观依据。医护人员动态调整营养治疗方案，实施了精准化营养支持管理。此外，系统的延续性家庭肠内营养支持，密切监测院外病情变化，也是促进患者院外康复的重要保障。此例患者出院后以肠内营养支持为主，并在当地医院营养科持续随访。为患者提供个体化、精准化的序贯营养护理和管理，是本案例成功的重要基础。

（李春兴）

# 案例 17　肾癌

## 【基本信息】

患者男，61 岁。

主诉：检查发现右肾占位 10 余天。

现病史：10 余天前，在外院体检行彩超示双肾结石、右肾下极肾盂实性团块（肾盂肿瘤？）、左肾囊肿。进一步行泌尿系统增强 CT 检查见右肾盂旁占位，左肾囊肿，双肾结石，前列腺增生。无畏寒、发热、腰痛、尿频、尿急、尿痛、肉眼血尿等症状。为求进一步治疗，今来我院就诊，门诊以“右肾肿瘤”收入我科。

起病以来，患者精神、食欲、睡眠可，大小便正常，体力、体重无明显变化。

既往史：原发性高血压病史 20 年，冠心病病史 2 年余，采取口服药物治疗（沙库巴曲缬沙坦片 100 mg，每日 1 次；酒石酸美托洛尔片 50 mg，每日 2 次；硝苯地平缓释片 20 mg，每日 1 次）。

## 【查体】

体格检查：体温 37℃，脉搏 66 次 / 分，呼吸 20 次 / 分，血压 158/81 mmHg。神志清，步入病房，活动自如。头颅无畸形，皮肤、巩膜无黄染，浅表淋巴结无肿大。双侧瞳孔等大等圆，对光反应灵敏。颈软，甲状腺不大，两肺呼吸音清，未闻及干湿啰音。心率 66 次 / 分，律齐，未闻及病理性杂音。腹平软，无压痛、反跳痛，肝脾肋下未触及，肠鸣音正常。神经系统未见异常。

专科检查：双肾区无叩痛，双下肢不肿。

辅助检查：2024-02-06 外院彩超示双肾结石、右肾下极肾盂实性团块（肾盂肿瘤？）、左肾囊肿。肾上腺彩超示双侧肾上腺未见明显异常。心脏彩超示升主动脉增宽；左房扩大；主动脉瓣钙化；二尖瓣钙化。2024-02-07 泌尿系统增强 CT 示右肾盂旁占位；左肾囊肿；双肾结石；前列腺增生。

## 【诊断】

初步诊断：右肾恶性肿瘤 $pT_{1a}N_0M_0$。

诊断依据：患者因“检查发现右肾占位 10 余天”入院。无肉眼血尿病史。

## 【诊疗经过】

患者于 2024-02-17 入院。入院后完善相关检查。心电图提示窦性心律；完全性右束支传导阻滞。下肢静脉彩超未见明显血栓。血常规未见明显异常。肾动脉 CTA 见腹主动脉及分支硬化；右肾肿块并与右肾下前段动脉关系密切。胸部 CT 平扫见右肺中叶散在感染性病变；右肺下叶钙化灶；主动脉、冠状动脉壁多发钙化斑。血清肌钙蛋白 T、凝血功能无明显异常。尿液分析示蛋白质 2+。血生化提示，钾 3.36 mmol/L，白蛋白 37.54 g/L，肝肾功能无明显异常。BNP 306 pg/mL。肺功能测定示肺通气功能正常，小气道功能异常，最大自主通气量正常，通气储百分比 95%，肺弥散功能正常。$FEV_1$ 2.44 L，1 秒率 103%，FVC 3.10 L。血气分析示血氧饱和度 98.7%，氧含量 20.9 mL/dL，钙 0.6 mmol/L，钾 3.4 mmol/L，氯 111 mmol/L。痰涂片见白细胞＞25/LP，上皮细胞＜10/LP，未找到真菌，见较多革兰氏阳性球菌，见少量革兰氏阴性杆菌。2024-02-21 尿液细胞学镜下查见少许淋巴细胞，少量尿路上皮，未见恶性细胞。冠状动脉 CTA 提示冠状动脉散在斑块并多发轻中度狭窄；左冠前降支中段壁冠状动脉（纵深型肌桥）。复查电解质正常。痰培养阴性。肾脏 MRI 平扫＋增强见右肾盂肿瘤，癌症的可能性大；双肾多发复杂囊肿。经完善术前准备，于 2024-02-23 行机器人辅助腹腔镜下右侧肾输尿管根治性切除术，术后行抗感染、补液等对症支持处理。术后患者出现谵妄、腔隙性脑梗死、肾功能不全，请相关科室会诊，予以抗凝、护肾等处理。术后病检显示右侧肾、全程输尿管及输尿管口周围部分膀胱壁肾细胞癌，结合形态学及免疫组化，符合嫌色细胞性肾细胞癌，ISUP 分级 2 级，肿瘤大小为 3.4 cm × 3.2 cm × 2.3 cm，未累及肾盂及肾窦脂肪，未累及肾被膜及肾周脂肪，未见脉管内癌栓及神经侵犯，周围肾实质间质内见少量淋巴细胞浸润；肾盂、输尿管及部分膀胱黏膜慢性炎；膀胱壁断端及血管断端均阴性；肾周脂肪囊内未寻及肾上腺组织。

免疫组化结果，CAIX（-）、CD10（-）、CD117（+）、CK20（-）、CK7（+）、EMA（+）、Ki-67（3%+）、p504 s（+）、PAX8（弱+）、RCC（酶）（-）、TFE-3（-）、Vimentin（-）、WT-1（-）、FH（+）、P53（强弱不等+）、SDHB（+）、GATA-3（-）。于2024-03-06治愈出院。

## 【出院情况】

患者精神饮食可，无畏寒、发热、腰痛等不适。查体一般情况可，心肺未见异常，腹平软，肝脾肋下未触及，移动性浊音阴性，肠鸣音正常。双肾区无叩击痛，双下肢不肿。切口愈合可。

## 【讨论】

患者右肾占位，考虑右肾盂恶性肿瘤可能性大，但不排除右肾癌可能，保守治疗无效，确诊有待病检；手术适应证明确，术前检查无手术绝对禁忌证。

术前肾动脉CTA及肾脏MRI见图6-3。

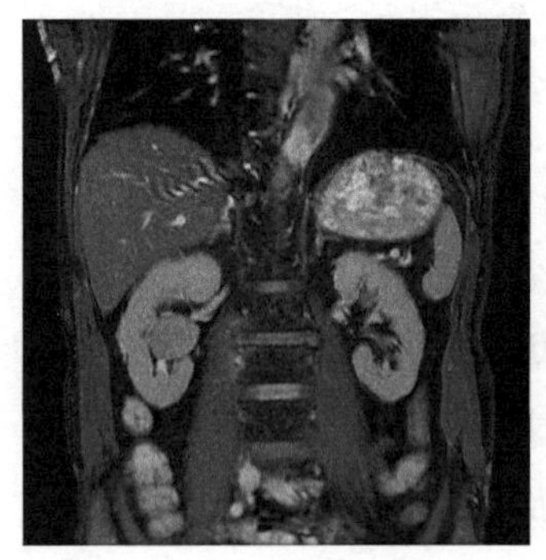
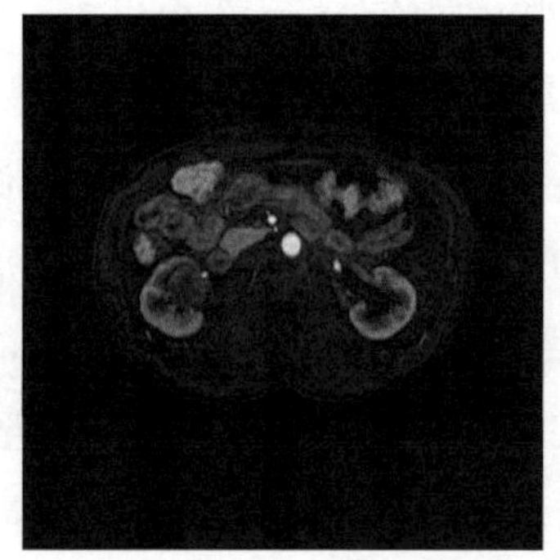
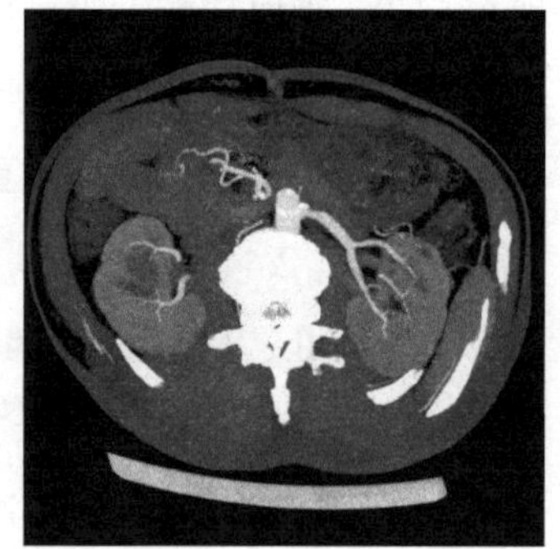

图6-3　患者术前肾动脉CTA及肾脏MRI

（杨二江）

# 案例 18　膀胱癌合并右肾积水

## 【基本信息】

患者男，80 岁。

主诉：间发肉眼血尿 5 年余。

现病史：5 年前，无明显诱因出现肉眼血尿，为全程肉眼血尿，尿色淡红，有血凝块，伴尿频，无畏寒、发热、腰痛、尿急、尿痛等，曾于我院其他院区行膀胱镜活检示膀胱黏膜慢性炎，尿路上皮呈乳头状生长；局灶游离少许上皮细胞团，细胞排列拥挤、紊乱，核浆比增大，中度异型增生。建议患者住院手术治疗，但患者拒绝。患者间发肉眼血尿，1 年前出现尿急、尿痛，在我院复查泌尿系彩超提示膀胱实性占位病变，双肾、输尿管未见明显异常。未进一步诊治。5 天前，在我院行泌尿系统 CT+CTU 检查，考虑膀胱肿瘤可能并右侧肾、输尿管积水；双肾囊肿；前列腺钙化；肝脏多发囊肿；盆腔少量积液。进一步行膀胱镜活检示膀胱浸润性高级别乳头状尿路上皮癌，行抗感染、留置导尿等处理。为进一步治疗，今来我院就诊，门诊以“膀胱肿瘤”收治入院。

起病来，患者精神、食欲、睡眠可，大便正常，排尿如上述，体力、体重无明显变化。

既往史：2016-03-09 行经尿道膀胱肿瘤电切术，术后病检提示膀胱低级别非浸润性尿路上皮癌。

## 【查体】

体格检查：体温 36.6℃，脉搏 83 次 / 分，呼吸 20 次 / 分，血压 148/71 mmHg。

专科检查：双肾区无叩痛，输尿管走行区无压痛，双下肢不肿。尿道留置双腔气囊尿管 1 根，固定通畅，尿色淡黄。

辅助检查：

2019-12-18　我院行膀胱镜活检示膀胱黏膜慢性炎，尿路上皮呈乳头状生长；局灶游离少许上皮细胞团，细胞排列拥挤、紊乱，核浆比增大，中度异型增生。

2023-05-14　我院泌尿系彩超示膀胱实性占位病变，双肾、输尿管未见明显异常。前列腺彩超提示前列腺增大并有不均质改变，膀胱残余尿约 10 mL。

2024–05–17　颅脑 CT 示双侧基底核、放射冠区多发腔梗；脑萎缩、脑白质稀疏症。泌尿系统 CT+CTU 示膀胱肿瘤可能并右侧肾、输尿管积水；双肾囊肿；前列腺钙化；肝脏多发囊肿；盆腔少量积液。胸部 CT 示慢性支气管炎并感染，右肺下叶感染较前吸收；肺气肿；双肺散在小结节、纤维灶；主动脉壁钙化。心脏彩超示三尖瓣少量反流，左室舒张功能减退，EF 70%。下肢静脉及髂静脉彩超示双下肢深静脉未见明显血栓，髂总、髂外静脉未见明显血栓。颈动脉、椎动脉彩超示双侧颈动脉内中膜增厚并双侧斑块形成，双侧椎动脉未见明显异常。心电图示窦性心律，偶发室性期前收缩。血常规示 WBC、PLT 无明显异常，HGB 97 g/L，HCT 31.9%。凝血功能、肝肾功能、电解质、PSA、心肌酶谱、BNP、肌钙蛋白基本正常。尿分析提示白细胞 2+。

2024–05–21　膀胱镜活检示膀胱浸润性高级别乳头状尿路上皮癌。

## 【诊断】

初步诊断：

（1）膀胱恶性肿瘤。诊断依据：患者因“间发肉眼血尿 5 年余”入院。2016–03–09 在外院行经尿道膀胱肿瘤电切术，术后病检示膀胱低级别非浸润性尿路上皮癌。2023–05–14 我院泌尿系彩超示膀胱实性占位病变。2024–05–17 泌尿系 CT+CTU 示膀胱肿瘤可能并右侧肾、输尿管积水。2024–05–21 膀胱镜活检结果示膀胱浸润性高级别乳头状尿路上皮癌。

（2）右肾积水。诊断依据：根据患者外院泌尿系 CT+CTU，右肾积水诊断成立，考虑膀胱肿瘤侵犯右侧输尿管下段所致。

最终诊断：膀胱恶性肿瘤；右肾积水。

## 【诊疗经过】

患者于 2024–05–22 入院。

入院血气分析示实际碳酸氢盐 28.5 mmol/L，细胞外液缓冲碱 4.3 mmol/L，全血剩余碱（BE）3.9 mmol/L，乳酸（LACT）1.5 mmol/L，HCT 24%，Glu 3.7 mmol/L。肺功能测定示轻度阻塞性肺通气功能障碍，小气道功能异常，最大自主通气量轻度下降，通气储量百分比 81%，弥散功能正常。$FEV_1$ 1.50 L，1 秒率 76%，FVC 2.73 L。动态心电图示：①窦性心律，最小心率 55 次 / 分，发生于 21：05；最大心率 137 次 / 分，发生于 07：28；平均心率 72 次 / 分。②频发房性期前收缩有 585 个（全程），成对房早 16 次，部分呈三联律，短阵房性心动过速 12 阵次。③频发室性期前收缩有 536 个（全程），成对室早 1 次，部分呈二联律。④监测中未见 ST–T 异常改变。⑤心率变异性正常。尿培养阴性。粪便常规提示微稀便，隐血试验阴性。复查肌钙蛋白、BNP 无明显异常。痰涂片示白细胞＞ 25/LP，上皮细胞＜ 10/LP，未找到真菌，见少量革兰氏阳性球菌。大便培养阴性。复查胸部 CT 示慢性支气管炎并感染、肺气肿，大致同前；双肺散在小结节、纤维灶，大致同前；主动脉硬化。完善术前准备，于 2024–06–03 在全身麻醉下行腹腔镜下膀胱根治性切除 + 双侧输尿管皮肤造口术，术后予以抗感染、补液等对症支持处理，术后病检示（膀胱、前列腺及精囊）浸润性乳头状尿路上皮癌，高级别。肿瘤大小为 4.2 cm × 4 cm × 3.8 cm，浸润至膀胱固有肌层，可见多处脉管内癌栓，未见神经侵犯；未累及前列腺；前列腺尖部切缘阴性，双侧输精管断端及双侧精囊均阴性；左侧输尿管残端阴性；盆腔淋巴结寻及淋巴结 3 枚，阴性（0/3）。免疫组化结果示 CD44（+）、CDX2（–）、CK17（+）、CK20（局灶 +）、CK5/6（局灶 +）、CK7（+）、GATA–3（+）、HER–2（+）、Ki–67（25%+）、NKX 3.1（–）、P40（+）、P504s（局灶 +）、P53（–）。于 2024–06–13 治愈出院。

## 【出院情况】

患者精神饮食可，无畏寒、发热、腹痛、腹胀、腰痛等不适。查体生命体征平稳，心肺未见异常，腹平软，全腹无压痛、反跳痛，肠鸣音正常，切口愈合良好。回肠膀胱造口黏膜红润，血运良好，双侧输尿管支架管固定通畅，尿色清亮，双下肢不肿。

## 【讨论】

患者膀胱恶性肿瘤诊断明确，临床分期为 $T_{3b}N_0M_0$，保守治疗无效，需手术治疗，从而控制肿瘤生长，延长患者生命，手术适应证明确，术前检查无手术绝对禁忌证。术前 CT 平扫、术前泌尿系统 CTU 及术前增强 CT 见图 6–4。

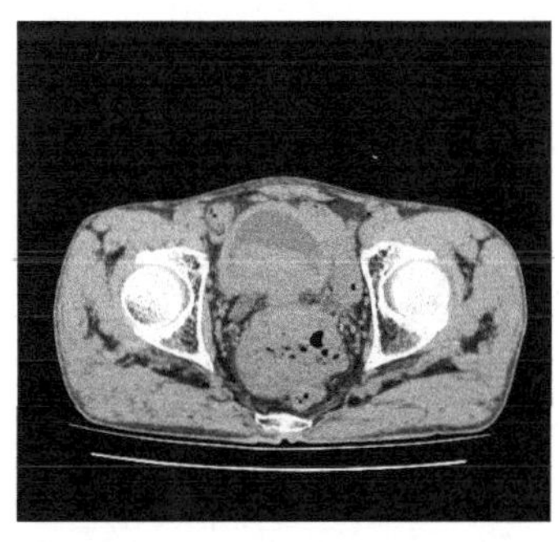
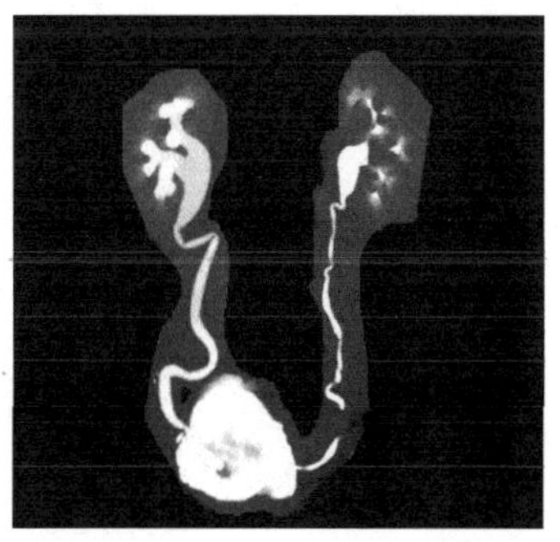

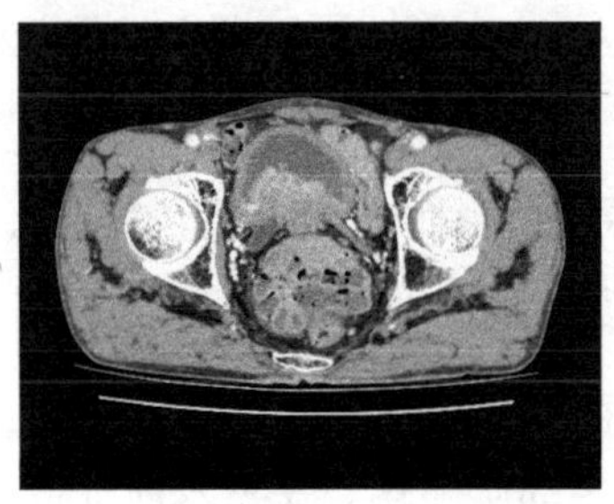
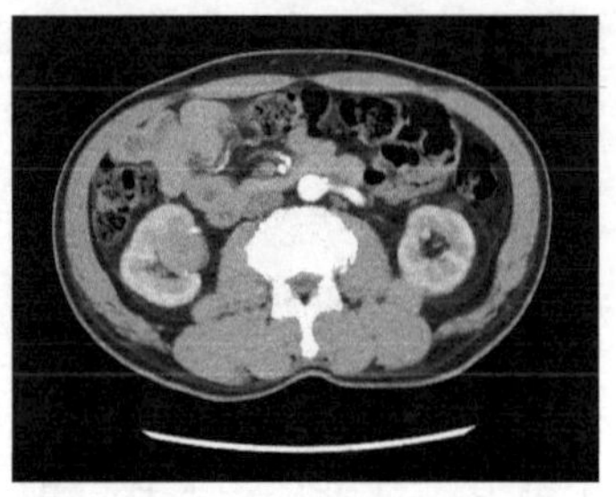

图 6-4　患者术前 CT 平扫、术前泌尿系统 CTU 及术前增强 CT

（杨二江）

# 案例 19　膀胱癌行电切除术

## 【基本信息】

患者男，54 岁。

主诉：膀胱肿瘤电切术后 10 余天。

现病史：10 余天前，因膀胱颈部及三角区肿瘤在我院行经尿道膀胱肿瘤电切术（术中见肿瘤浸润较深，电切不能完全切除肿瘤），术后病检示（膀胱新生物）浸润性癌，结合免疫组化结果，腺癌或尿路上皮癌伴腺样分化首先考虑，侵及固有肌层。术后病情稳定出院，院外无畏寒、发热、腰痛等症状。1 天前，在我院门诊行前列腺 MRI 提示膀胱癌术后改变；前列腺增生首先考虑；左侧精囊异常强化（炎性病变？）。今患者为求进一步诊治，再次来我院就诊，门诊以“膀胱肿瘤”收治入院。起病以来，患者精神、食欲、睡眠可，大便正常，小便受电切术后影响，体力、体重无明显变化。

既往史：10 天前患右侧附睾炎，行抗感染治疗。

## 【查体】

体格检查：体温 36.4℃，脉搏 55 次 / 分，呼吸 18 次 / 分，血压 133/87 mmHg。

专科检查：双肾区无叩痛，输尿管走行区无压痛，双下肢无水肿，外生殖器未见异常。

辅助检查：

2024-04-06　胸部CT示右肺上叶磨玻璃小结节；左肺下叶少许条索灶。

2024-04-07　心脏彩超示左房扩大，三尖瓣少量反流，EF 62%。膀胱肿瘤电切术前前列腺彩超提示前列腺增大并不均质改变；膀胱三角区局限性异常（考虑腺性膀胱炎？膀胱肿瘤？）；膀胱内强回声团（膀胱结石可能）；残余尿约15 mL。BNP、肝肾功能、凝血功能、PSA无明显异常。

2024-04-08　泌尿系统CTU（术前）示膀胱后壁强化结节（膀胱肿瘤？前列腺增生？），左侧肾上腺增粗；左肾囊肿。

2024-04-09　心电图正常。

2024-04-18　术后病检示（膀胱新生物）浸润性癌，结合免疫组化结果，腺癌或尿路上皮癌伴腺样分化首先考虑，侵及固有肌层。免疫组化结果提示CK7（+）、CK20（局灶+）、P53（+）、Ki-67（60%+）、CD44（-）、CDX2（部分+）、Villin（+）、NKX3.1（-）、Desmin（+）、GATA-3（-）。

2024-04-22　前列腺MRI提示膀胱癌术后改变；前列腺增生首先考虑；左侧精囊异常强化，炎性病变?

## 【诊断】

初步诊断：膀胱肿瘤。

诊断依据：患者膀胱颈部及三角区占位，电切术后病检示膀胱新生物浸润性癌，腺癌或尿路上皮癌伴腺样分化首先考虑，侵及固有肌层。患者PSA正常，前列腺彩超及MRI未见明显前列腺占位性病变。故考虑膀胱肿瘤。

最终诊断：膀胱恶性肿瘤 $cT_2N_0M_0$。

## 【诊疗经过】

患者于2024-04-23入院。入院查阴囊彩超示双侧睾丸、附睾及精索静脉未见明显异常。血常规未见明显异常。尿常规提示隐血2+，尿培养阴性。完善术前准备，于2024-04-28在全身麻醉下行腹腔镜下膀胱、前列腺根治性切除术+回肠膀胱术，术后予以抗感染、补液等对症支持处理。术后病检（膀胱、前列腺及精囊）结合免疫组化结果，符合膀胱浸润性尿路上皮癌伴腺样分化，部分细胞烧灼变形，可见坏死及炎症细胞浸润，局灶多核巨细胞聚集，周围黏膜呈腺性膀胱炎。肿瘤侵及膀胱固有肌层外脂肪组织，未见脉管内癌栓及神经侵犯，未累及双侧前列腺及精囊；双侧输精管断端阴性。病理分期（$pT_{3a}N_0$）免疫组化结果提示 HER-2（2+）、CK7（+）、CD44（-）、CK17（部分 +）、CK20（部分 +）、Ki-67（约 70%+）、NKX3.1（-）、P53（+）、P63（-）、PSA（-）、GATA-3（+）。（左、右侧输尿管切缘）阴性；（阑尾）慢性阑尾炎；（盆腔淋巴结）未见淋巴结癌转移（0/9 枚）。于 2024-05-11 治愈出院。

## 【出院情况】

患者精神饮食可，无畏寒、发热、腹痛、腹胀、腰痛等不适。查体：生命体征平稳，心肺未见异常，腹平软，全腹无压痛、反跳痛，肠鸣音正常，切口愈合可。回肠膀胱造口黏膜红润，血运良好，双侧输尿管支架管固定通畅，尿色清亮，双下肢不肿。

## 【讨论】

患者膀胱肿瘤诊断明确，不排除前列腺癌膀胱转移的可能，需手术治疗，控制肿瘤，延长生命，手术适应证明确，术前检查无手术绝对禁忌证。术前增强 CT 检查见图 6-5。

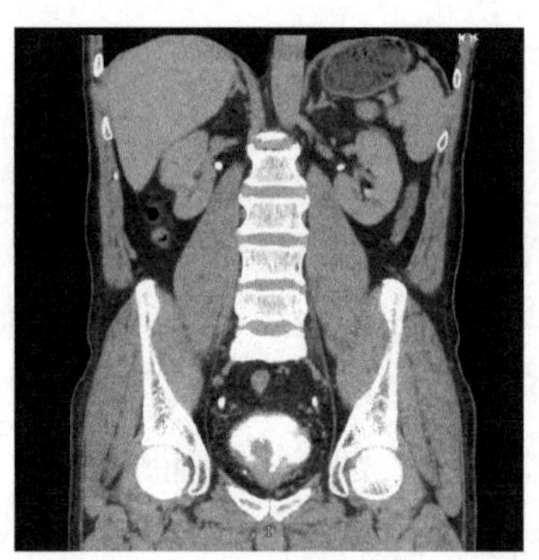

图 6-5　患者术前增强 CT

（杨二江）

# 案例 20　前列腺癌

## 【基本信息】

患者男，71 岁。

主诉：排尿困难 4 年，确诊前列腺癌 10 余天。

现病史：4 年前，无明显诱因出现排尿困难，表现为排尿等待、费力、尿线细、尿滴沥等，伴尿频、尿急、尿痛，夜尿 5 ~ 6 次 / 晚，无畏寒、发热、腰痛、肉眼血尿等。曾于当地医院就诊，口服药物治疗（具体不详），但无效。为求进一步诊治，半个多月前于我院门诊查前列腺特异性抗原示 tPSA 248 μg/L、fPSA 37.1 μg/L、fPSA/tPSA 0.15，遂住院治疗。10 天前，行经会阴前列腺穿刺活检。6 天前，病检示前列腺腺泡腺癌。为进一步治疗，今再次来我院就诊，门诊以“前列腺恶性肿瘤”收入院。起病以来，患者精神、食欲、睡眠一般，大便干燥，排尿如上述，体力、体重无明显变化。

既往史：原发性高血压史 6 年，目前口服硝苯地平缓释片降压（20 mg，每日 2 次）。10 余天前诊断为冠心病、频发室性期前收缩，目前口服瑞舒伐他汀钙片（10 mg，每晚 1 次）、倍他乐克（23.75 mg，每日 1 次）、参松养心胶囊（2 粒，每日 3 次）。2008 年因左侧腹股沟疝行手术治疗。否认糖尿病、肝炎、结核等病史，否认外伤及输血史，否认食物、药物过敏史。

## 【查体】

体格检查：体温 36.5℃，脉搏 68 次 / 分，呼吸 20 次 / 分，血压 117/71 mmHg。

专科检查：直肠指检示肛门括约肌张力可，直肠未触及肿块，前列腺饱满增大，中间沟变浅，质地柔韧，右侧叶可触及多发米粒大小结节，无明显触痛，指套退出无血染。

辅助检查：

2023–01–31　我院泌尿系彩超示膀胱壁毛糙，双肾未见明显异常。前列腺彩超示前列腺增生，膀胱残余尿约 184 mL。tPSA 248 μg/L，fPSA 37.1 μg/L，fPSA/tPSA 0.15。尿分析提示隐血 2+。心电图示窦性心律，室性期前收缩。

2023-02-01　心脏彩超示升主动脉瘤样增宽，双房扩大，左室壁增厚，主动脉瓣退行性变并少量反流，三尖瓣少量反流，EF 63%。下肢静脉彩超示双下肢深静脉未见明显血栓。胸部CT平扫示双肺散在微、小结节、纤维灶、钙化灶；肺气肿；左心增大；升主动脉及肺动脉干增宽；主动脉、冠状动脉硬化。血常规示PLT $97 \times 10^9$/L，RBC $3.82 \times 10^{12}$/L，HB 119 g/L。血生化示氯 114.8 mmol/L，总蛋白 61.61 g/L，白蛋白 37.88 g/L，尿酸 520.8 μ mol/L，肌酐 126.63 μ mol/L，肝功能无明显异常。BNP 417.4 pg/mL。纤维蛋白原 4.13 g/L。心肌酶谱、心肌钙蛋白 I 未见明显异常。

2023-02-02　动态心电图示：①窦性心律，最小心率57次/分，发生于04：18；最大心率103次/分，发生于23：31。平均心率70次/分。②偶发房性期前收缩36个（全程），成对房早2次，短阵房性心动过速1阵次。③频发室性期前收缩14 722个（全程），成对室早4次，部分呈三联律，短阵室性心动过速1次。④监测中未见ST-T异常改变。⑤心率变异性正常。

2023-02-03　前列腺MRI提示前列腺增生，肿瘤性病变不排除。2023-02-05冠状动脉CTA提示冠状动脉硬化，左冠状动脉前降支轻中度狭窄；EF 58.7%。全身骨扫描提示颈椎、$T_{3\sim4}$及$L_3$椎上缘骨质代谢活跃；全身骨显像余骨未见明确肿瘤骨转移征象；双侧胸锁关节及膝关节骨质代谢稍活跃，多考虑良性骨病可能性大。

2023-02-07　血液相关检查示WBC 10.64 g/L，NE 9.57 g/L，HGB 120 g/L。

2023-02-10　前列腺穿刺活检组织提示（右1）前列腺腺泡腺癌，GLeason评分4+4=8分，分级分组4，含筛状型成分，肿瘤线性占比90%；（右2）前列腺腺泡腺癌，GLeason评分4+4=8分，分级分组4，含筛状型成分，肿瘤线性占比70%；（右3）前列腺腺泡腺癌，GLeason评分4+5=9分，分级分组5，肿瘤占比90%；可见神经侵犯；（右4）前列腺腺泡腺癌，GLeason评分3+4=7分，分级分组2，GLeason 4级占比5%，肿瘤线性占比40%；（右5）前列腺腺泡腺癌，GLeason评分4+4=8分，分级分组4，含筛状型成分，肿瘤线性占比80%；（右6）前列腺腺泡腺癌，GLeason评分4+5=9分，分级分组5，肿瘤线性占比70%；（左9）前列腺腺泡腺癌，GLeason评分4+4=8分，分级分组4，肿瘤线性占比80%；（左13）前列腺腺泡腺癌，GLeason评分4+3=7分，分级分组3，肿瘤线性占比2%；（左7、10、11）良性的前列腺组织；（左8、12）局灶腺体见非典型导管上皮增生。免疫组化结果1、2、3、6、7、8、9、12、13号蜡块示CK（+），CK5/6（基底细胞-），NKX 3.1（+），P504s（弱+）。

## 【诊断】

初步诊断：前列腺恶性肿瘤。

## 【诊疗经过】

患者于 2023-02-16 入院。入院后查心电图正常。下肢静脉彩超示双下肢深静脉未见明显血栓。血常规示 RBC $3.76 \times 10^{12}$/L，HB 117 g/L，HCT 0.36。血气分析示 pH 7.46、氧分压 70 mmHg、氧含量 20.5 mL/dL。尿分析无异常。肺功能测定示肺通气功能正常，肺弥散功能正常，通储百分比 89%。完善术前准备，于 2023-02-20 在全身麻醉下行腹腔镜下前列腺根治性切除术 + 双侧睾丸切除术，术后予以抗感染、补液等对症治疗。术后病理检查示（前列腺及精囊）前列腺腺泡腺癌，GLeason 评分 4+5=9 分，分级分组 5，肿瘤约占前列腺标本的 70%，可见神经侵犯，累及双侧精囊及前列腺外纤维脂肪组织，前列腺可见脉管内癌栓，右侧输精管断端未见癌累及，左侧输精管断端、膀胱颈切缘、远尿道口切缘、双侧基底切缘、双侧尖部切缘及前列腺右侧外界切缘均见癌累及。（盆腔淋巴结）镜下见淋巴结 2 枚，未见癌转移；（双侧睾丸）老年睾丸组织，未见癌累及。免疫组化，34βE12（-）、CK5/6（-）、NKX3.1（+）、P504s（+）、P63（-）、CK（P）（淋巴结内 -）、CD31、D2-40（见脉管癌栓）。

于 2023-03-01 治愈出院。

## 【出院情况】

患者无畏寒、发热等不适。查体一般情况可，心肺未见异常，腹平软，移动性浊音阴性，肠鸣音正常，双下肢无水肿。

## 【讨论】

患者前列腺癌诊断明确，临床分期为 $T_{2c}N_0M_0$，需手术治疗，延长生命，手术适应证明确，无手术绝对禁忌证。术前 MRI 见图 6-6。

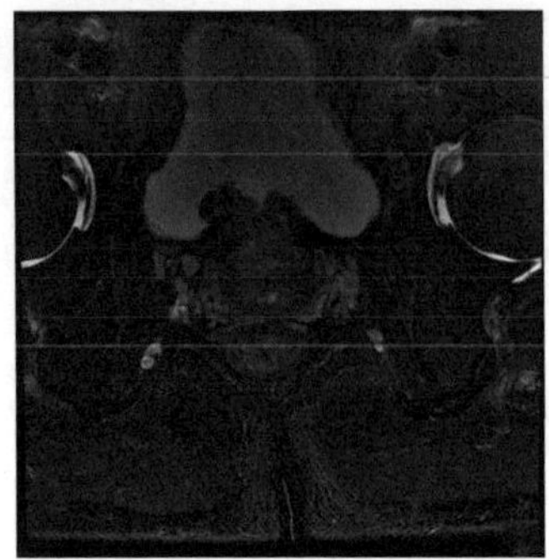
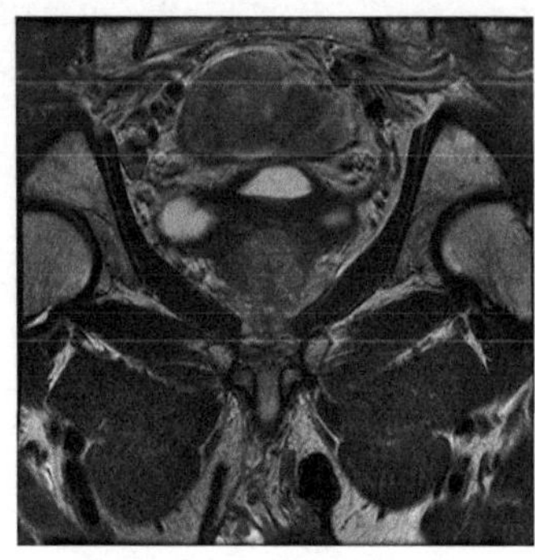
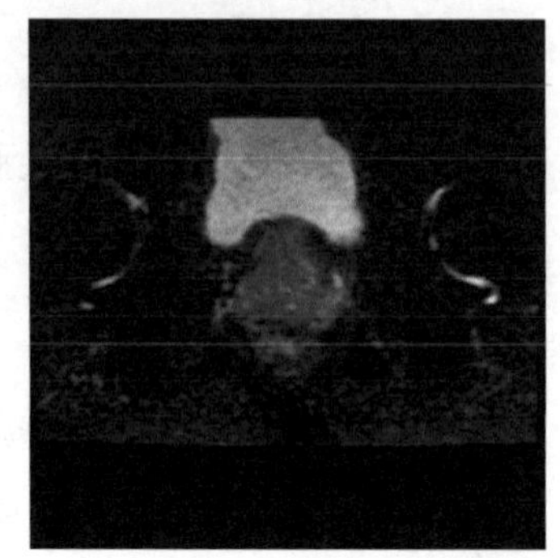

图 6-6　患者术前 MRI

（杨二江）

# 参考文献


[1] 曲修胜. 临床常见肿瘤综合诊治与放疗应用［M］. 北京：中国纺织出版社有限公司，2023.

[2] 宋洁，李亚楠，周波. 肿瘤科实用技术与疾病诊治［M］. 上海：上海交通大学出版社，2024.

[3] 王晖. 现代肿瘤放射治疗临床实践指导［M］. 长沙：湖南科学技术出版社，2021.

[4] 娄春，贺云龙，张帅. 临床常见肿瘤诊断思维与治疗技巧［M］. 北京：中国纺织出版社有限公司，2021.

[5] 仲琦. 临床肿瘤疾病诊断与治疗［M］. 长沙：湖南科学技术出版社，2021.

[6] 李洪振，王皓. 泌尿系统肿瘤放射治疗［M］. 北京：中国科学技术出版社，2024.

[7] 杨忠光. 肿瘤综合治疗学［M］. 西安：陕西科学技术出版社，2021.

[8] 周睿. 泌尿系统肿瘤综合治疗［M］. 北京：中国纺织出版社有限公司，2021.

[9] 王国民. 泌尿及生殖系统常见恶性肿瘤防治［M］. 上海：复旦大学出版社有限公司，2020.

[10] 李玉，曲宝林. 肝癌治疗的基础与实践［M］. 天津：天津科技翻译出版有限公司，2021.

[11] 陈海泉. 胸部肿瘤个体化治疗［M］. 上海：上海科学技术出版社，2023.

[12] 李爱华，杨鑫，何昊. 临床常见肿瘤诊疗精要［M］. 北京：中国纺织出版社有限公司，2023.

[13] 方庆亮. 临床肿瘤放射治疗技术及进展研究［M］. 汕头：汕头大学出版社，2022.

[14] 张军. 常见消化系统肿瘤诊治与预防［M］. 汕头：汕头大学出版社，2022.

[15] 韩正祥，杨阳，蔡东焱. 消化系统肿瘤［M］. 南京：东南大学出版社，2024.

[16] 徐瑞华，邵志敏，王风华，等. 肿瘤靶向治疗［M］. 天津：天津科技翻译出版有限公司，2021.

[17] 许林，张勤. 疑难胸部肿瘤手术学［M］. 南京：江苏凤凰科学技术出版社，2021.

[18] 李言冰，张世豪. 临床肿瘤诊断与治疗实践［M］. 汕头：汕头大学出版社，2022.

[19] 杨相辉. 临床肿瘤诊疗技巧［M］. 武汉：湖北科学技术出版社，2022.

[20] 刘振华，孙红. 常见恶性肿瘤合理用药与药学监护［M］. 福州：福建科学技术出版社，2023.